Dr. Drew Ramsey

# MOOD FOOD

Wie du mit dem richtigen Essen
zu innerer Balance findest

Aus dem amerikanischen Englisch von
Rita Gravert und Cornelia Stoll

HOFFMANN UND CAMPE

Das vorliegende Buch enthält Informationen aus dem Bereich der Gesundheitsvorsorge. Alle darin enthaltenen Ratschläge wurden vor Erstveröffentlichung sorgfältig erwogen und geprüft. Wenn Sie wissen oder befürchten, dass Ihre Gesundheit beeinträchtigt ist, sollten Sie sich in jedem Fall ärztlichen Rat einholen, ein Buch kann eine medizinische Diagnose nie ersetzen. Eine rechtliche Haftung von Autor oder Verlag für gesundheitliche Schäden ist daher ausgeschlossen.

Sollte diese Publikation Links auf Websites Dritter enthalten, so übernehmen wir für deren Inhalte keine Haftung, da wir uns diese nicht zu eigen machen, sondern lediglich auf deren Stand zum Zeitpunkt der Erstveröffentlichung verweisen.

Die Originalausgabe erschien 2021 unter dem Titel
*Eat to Beat Depression and Anxiety* bei Harper Wave,
einem Imprint von HarperCollins Publishers, LLC.

1. Auflage 2023

*www.hoffmann-und-campe.de*
Umschlaggestaltung: © Chris Campe
Satz: Dörlemann Satz, Lemförde
Gesetzt aus der Apollo MT
Druck und Bindung: C. H. Beck, Nördlingen
Printed in Germany
ISBN 978-3-455-01556-0

HOFFMANN
UND CAMPE

*Ein Unternehmen der*
GANSKE VERLAGSGRUPPE

*Für meine Kolleginnen und Kollegen*
*im mentalen Gesundheitswesen*

*Kämpft weiter für das Gute!*

# Inhalt

# Einleitung

Die psychiatrische Medizin und die mentale Gesundheitsversorgung stehen vor einem Riesenproblem. Experten aus aller Welt, von der Weltgesundheitsorganisation bis hin zum Pew Research Center, sind sich einig: Wir befinden uns inmitten einer mentalen Pandemie. Die Diagnosen Depression und Angststörung haben sich im letzten Jahrzehnt vervielfacht und werden vermehrt bei Kindern und Jugendlichen festgestellt. In dieser Zeit ist auch die Zahl der Selbstmorde in den USA sprunghaft angestiegen und liegt in einem Bereich, den man mehr als tragisch nennen muss. Jeder, der die Nachrichten verfolgt, weiß, dass sich der Suchtmittelmissbrauch ebenfalls auf einem Dauerhoch eingependelt hat. Rund einer von vier Menschen wird im Laufe seines Lebens an einer psychischen Erkrankung wie Depressionen oder Angststörungen leiden. Die Chance, dass du oder jemand, der dir nahesteht, bereits mit einem psychischen Problem zu kämpfen hatte, ist hoch.

In gewisser Weise dürften diese Statistiken nicht weiter überraschen. Unsere Gesundheit wird in einer Härte auf die Probe gestellt, wie wir sie uns vor ein paar Jahren noch gar nicht vorstellen konnten. Heutzutage ist unsere Gesellschaft überarbeitet, gestresst und von den vielen Anforderungen des Alltags überreizt. Wir essen zu viel, schlafen zu wenig, sitzen zu lange und sparen an dem, was unser Körper wirklich zum Leben braucht. Der moderne westliche Lebenswandel hat unsere physische Gesundheit verwüstet und zu einem Anstieg von Herz-Kreislauf-Erkrankungen, Diabetes und Krebs geführt. Aber nicht nur: Dieser Lebenswandel hat auch große Auswirkungen auf unsere mentale Gesundheit. Immer mehr Menschen schleppen sich mit aufgebrauchten Energiereserven durch den Tag, leiden unter Hoffnungslosigkeit und sind von Sorgen geplagt, die alles andere überschatten. Es scheint, als wären wir abhängig von der Gnade unserer Smartphones und sonstiger Geräte und verbrächten viel zu viel Zeit damit, uns von Fremden zerstreuen zu lassen, statt enge Verbindungen mit den Menschen in unserer Nähe einzugehen. Mit der Zeit summieren sich all diese Faktoren zu einer seelischen Krise – und vielleicht sogar zu einer klinischen Diagnose.

Angesichts des andauernden Kampfes um Amerikas mentale Gesundheit müssen Patienten, Familien und Ärzte zu allen Mitteln greifen. In den vergangenen Jahrzehnten hat das Forschungsfeld der Psychiatrie erstaunliche Einblicke in biologische Faktoren erhalten, die Stimmungsschwankungen und gesteigerter Angst möglicherweise zugrunde liegen. Nun sind wissenschaftliche Studien aufgetaucht, die nahelegen, dass sich eines der mächtigsten – und am wenigsten eingesetzten – Instrumente im Kampf gegen Depressionen und Angststörungen am Ende deiner Gabel befindet.

## Das fehlende Puzzlestück

Heute kennt man mich als Ernährungspsychiater. Doch mir war nicht immer bewusst, welch wichtige Rolle unsere Ernährung für ein gesundes Gehirn spielt.

Als praktizierender Psychiater, der sich auf Affekt- und Angststörungen spezialisiert hat, ist es mein Job, mir die vollständige Krankheitsgeschichte meiner Patienten genau anzusehen, um psychischen Problemen auf den Grund zu gehen. Meine Berufserfahrung hat mir gezeigt, dass die physische und die mentale Gesundheit eng miteinander verbunden sind. Beispielsweise kann ein körperliches Problem wie eine Störung der Schilddrüsenfunktion große Auswirkungen auf die Stimmung haben oder übersteigerte Ängste hervorrufen. Um diese Faktoren aufzuarbeiten, wird der Psychiater dem Patienten im Erstgespräch viele Fragen stellen, von denen einige sicher unerwartet kommen. Auf diese Weise sammelt er die nötigen Informationen, um zu verstehen, was die Ursache eines Stimmungstiefs oder gesteigerter Ängste sein könnte. Als ich neu in meinem Beruf war, lernte ich viele Fragen über die Krankheitsgeschichte, den familiären Hintergrund und mögliche Schlüsselerlebnisse im Arbeitsumfeld oder zu Hause zu stellen.

Doch niemand brachte mir bei, die Patienten zu fragen, was sie aßen.

Schon damals kam mir dieser Umstand etwas seltsam vor. Das liegt wahrscheinlich an meinem persönlichen Hintergrund. In den späten Siebzigern zog meine Familie von Long Island in New York auf eine Farm in Crawford County, Indiana. Damals war ich fünf Jahre alt. Meine Eltern begannen dort rund fünfzig Hektar Farmland zu bewirtschaften. Sie pflanzten, pflegten und ernteten eine große Vielfalt an Obst, Gemüse, Blattgemüse, Bohnen und Kräutern. Bis heute lebe ich auf derselben Farm mit meiner Frau, meinen Kindern und meinen Eltern und pendle jede Woche zu meiner Klinik in New York City. An den Wochenenden kämpfe ich mit dem schweren Lehmboden, dem Wetter und dem Ungeziefer – und bestaune mit meinen Kindern das Wunder, wenn die Samen sprießen und zu nahrhaften Lebensmitteln heranwachsen. Vielleicht war es mir damals noch nicht bewusst, doch schon als Kind verstand ich offenbar, dass mir frische, vollwertige Lebensmittel einfach besser taten – meinem Körper, meinem Geist und meiner Seele.

Als ich Jahre später Medizin an der Indiana University studierte, ließ sich das wenige, was ich über Ernährung lernte, mit »Fleisch und Milchprodukte sind schlecht, Gemüse ist gut« zusammenfassen. Das unterscheidet sich wahrscheinlich nicht sehr von dem, was du über die Jahre rund um das Thema gesunde Ernährung gelesen hast. Und da ich glücklicher und gesünder leben wollte, entschied ich mich für eine fettarme, vegetarische Ernährung. Tatsächlich verzichtete ich zwölf Jahre lang auf jegliche Fleischprodukte einschließlich Seafood (Fisch und Meeresfrüchte).

Während aus den Daten klar hervorgeht, dass eine Ernährung aus überwiegend pflanzlichen Produkten wichtig für unseren allgemeinen Gesundheitszustand ist, war ich so darauf konzentriert, meinem Vorsatz, kein bisschen Steak oder Lachs zu essen, treu zu bleiben, dass ich nicht innehielt, um zu überlegen, ob mein Körper – und damit auch mein Gehirn – wirklich die Nährstoffe erhielt, die er benötigte. Meine Ernährung bestand unter anderem aus Veggie-Burgern, Makkaroni mit Käse und jeder Menge Pizza. Erst als neue Studien aufkamen, die den Anteil von Omega-3-Fettsäuren – speziellen mehrfach ungesättigten Fettsäuren, die vor allem in Seafood zu finden sind – mit der Gesundheit des Gehirns in Verbindung brachten, kamen mir erste Zweifel, ob meine Ernährung wirklich so gesund war, wie ich angenommen hatte.

Ich fragte mich: Gibt es Lebensmittel, die die Gesundheit des Gehirns und damit unsere mentale Gesundheit besser unterstützen als andere? Und wenn ja, warum reden wir nicht über sie und darüber, welche Auswirkungen sie auf unsere Stimmung haben?

## Ein neues Rezept – zum Essen

Das klassische Behandlungsprotokoll für Depressionen und Angststörungen sieht Gesprächstherapie und Medikamentengaben vor. Diese beiden Instrumente, sei es einzeln oder in Kombination, können, sofern sie zur Verfügung stehen, vielen Menschen helfen. Anderen verschaffen diese beiden beliebten Interventionen hingegen nicht die erhoffte Erleichterung. Oder aber die Medikamente gehen mit einer Vielzahl schlimmer Nebenwirkungen einher, darunter Gewichtszunahme, Benommenheit, sexuelle Probleme und Verstopfungen. Für Patienten, die ohnehin damit kämpfen, sich auch nur ein klein wenig besser zu fühlen, kann das entmutigend sein.

Als Arzt, der einen Eid schwor, kein Leid zuzufügen, ist es mir wichtig, alle Möglichkeiten auszuschöpfen, um meinen Patienten zu helfen. Und als Teil dieses Schwurs will ich auch sichergehen, dass nichts, was ich verschreibe, ein gesundheitliches Problem durch ein anderes ersetzt. Während Antidepressiva und Neuroleptika die Psychiatrie grundlegend verändert und vielen Menschen das Leben gerettet haben, können und dürfen sie nicht die einzigen Instrumente sein, die dem Psychiater zur Verfügung stehen. Jede sichere und effektive Erweiterung unseres Repertoires, um psychischen Erkrankungen vorzubeugen, sie zu behandeln oder zu verkürzen, sollte mehr als willkommen sein.

Bei einer gesunden Ernährung handelt es sich um ein solches Instrument. Dennoch wurden gute, nahrhafte Lebensmittel, die die Grundlage einer ausreichenden Nährstoffversorgung unseres Gehirns bieten und für seine optimale Funktion sorgen, im mentalen Gesundheitswesen weitestgehend übersehen. Warum, ist zu diesem Zeitpunkt kaum noch nachvollziehbar; die Wissenschaft spricht jedenfalls eine deutliche Sprache. Wir wissen seit mehr als einem Jahrzehnt, dass unsere Ernährungsweise, also die Menge und Vielfalt an Lebensmitteln, die wir regelmäßig zu uns nehmen, direkt mit der Gehirnfunktion zusammenhängt und im weiteren Sinne auch mit unserem Risiko, eine psychische Erkrankung zu entwickeln. Eine gesunde Psyche hängt ebenso wie ein gesunder Körper von einer guten Ernährung ab. Wenn uns einige grundlegende Vitamine oder Mineralstoffe ausgehen, laufen wir eher Gefahr, in Stimmungsschwankungen oder übermäßige Sorgen zu verfallen. Warum also konzentrieren wir uns nicht darauf, wie wir diese lebenswichtigen Nährstoffe erhöhen können?

Als ich schließlich anfing, mit meinen Patienten darüber zu sprechen, was sie aßen, war das Ergebnis, gelinde gesagt, überraschend. Nicht nur mangelte es der Mehrheit von ihnen in ihren täglichen Mahlzeiten an gesunden Nährstoffen, sie nahmen auch aktiv Nahrungsmittel zu sich, von denen wir wissen, dass sie unserer Gesundheit schaden. Mir wurde klar, dass wir Ärzte es hier mit einem Feld zu tun haben, auf dem wir unsere Patienten im Zuge ihrer Behandlung besser unterstützen und ihnen zugleich die Möglichkeit geben können, eigenständig etwas zum Positiven zu verändern und ihre mentale Gesundheit zu verbessern.

Obwohl eine ganze Flut an jüngst veröffentlichten Studien belegt, dass gute, nährstoffreiche Lebensmittel sowohl für die körperliche als auch für die mentale Gesundheit tatsächlich eine Form von Medizin sind, gehen viele meiner Kollegen Depressionen und Angststörungen nach wie vor auf traditionelle Weise an. Das muss sich ändern. Doch zum Glück sind wir nicht auf einen Psychiater angewiesen, um die nötigen Umstellungen in unserer Ernährung vorzunehmen. Wir können eigenständig lernen, wie wir unser Gehirn – und uns selbst – am besten ernähren und auf diese Weise Depressionen und Angststörungen mit Hilfe unserer Ernährung den Kampf ansagen.

## Dies ist ein Buch für Esser

Du hast dieses Buch aus gutem Grund in die Hand genommen. Vielleicht wurde bei dir oder einem deiner Lieben eine Depression oder Angststörung diagnostiziert. Vielleicht merkst du, dass deine Motivation schwindet oder du dich mehr sorgst, als dir lieb ist. Im vergangenen Jahrzehnt haben wir gelernt, dass sowohl Depressionen als auch Angststörungen ganz unterschiedliche Ausgangspunkte haben können. In meiner Klinik haben wir jedoch beobachtet, dass Ernährung eine Schlüsselrolle dabei spielen kann, die Symptome dieser beiden verbreiteten klinischen Störungen zusammen mit Medikamenten, Psychotherapie und anderen Behandlungsmethoden in den Griff zu bekommen. Wenn du Müdigkeit, Bewusstseinstrübung, Stimmungsschwankungen und grundlose Sorgen bei dir beobachtest, kann es helfen, mehr hochqualitative Lebensmittel, die deinem Gehirn viele Nährstoffe liefern, in deine Ernährung aufzunehmen. Jeder, der ein Gehirn hat, sollte auch wissen, wie man es optimal versorgt. Mit diesem Buch möchte ich dir genau dieses Wissen an die Hand geben.

Ob du nun dein Energielevel steigern oder einfach nur deine Familie gesünder ernähren möchtest: Der erste Schritt auf deiner Reise zur »Selbsternährung« besteht darin, besser zu verstehen, warum Essen für unsere mentale Gesundheit eine so zentrale Rolle spielt. Wahrscheinlich hast du über die Jahre jede Menge widersprüchliche Informationen über Ernährung und ihre Auswirkungen auf die Gesundheit gehört. Alle paar Monate scheint eine neue Modediät die Runde zu machen. Diese Ernährungspläne tun oft so, als gäbe es einen einzigen »richtigen« Weg. Vielleicht fordern sie dich auch auf, dein Essen *niemals* auf diese oder jene Weise zuzubereiten – und, wo du schon mal dabei bist, diese oder jene Lebensmittel doch bitte vollständig von deiner Liste zu streichen. Vielleicht tragen sie dir auf, ein bestimmtes Nahrungsmittel ausnahmslos jeder einzelnen Mahlzeit beizugeben. Oder manche Lebensmittel nur in einer ganz bestimmten Kombination zu essen. Diese Ernährungspläne kommen oft mit komplizierten Rezepten daher, die du bis aufs i-Tüpfelchen zu befolgen hast. Vielleicht enthalten sie sogar eine Extraspalte mit Nahrungsergänzungsmitteln, die man dir verkaufen will.

Wie ein Uhrwerk kommt kurz darauf schon der nächste Ernährungstrend auf, und alles, von dem du dachtest, es wäre gut und gesund, wird wieder infrage gestellt. Die einzige Sache, die dieser Trend mit dem letzten gemein haben wird, ist die Botschaft, dass du dich vollkommen falsch ernährst. Angesichts so vieler widersprüchlicher Informationen – ist es da verwunderlich, dass viele von uns an einer Art Ernährungsmüdigkeit leiden? Während wir versuchen, uns einen Reim auf die vielen miteinander in Konflikt stehenden Studien und Ernährungspläne zu machen, lässt sich kaum noch herauslesen, was tatsächlich faktenbasiert und wissenschaftlich fundiert ist – und uns bei unseren Bemühungen um eine optimale Gehirngesundheit wirklich helfen kann.

Leider sind die Ratschläge, die man von anderen bezüglich der besten Behandlung von Depressionen und Angststörungen erhält, oft ähnlich verwirrend. Wenn du oder jemand, der dir nahesteht, an einer klinischen Depression oder Angststörung leidet, dann hast du sicherlich bereits deinen Anteil an Ratschlägen darüber, wie du am besten damit umzugehen hast, erhalten. Vielleicht hat dir jemand geraten, die Dinge positiver zu sehen – oder dich einfach zu beruhigen und aufzuhören, dir so viele Sorgen zu machen! Vielleicht wurdest du gefragt, ob du es schon mal mit Yoga oder Transzendentaler Meditation probiert hast. Möglicherweise hat dir jemand vorgeschlagen, dich mal an Ausmalbüchern oder ätherischen Ölen zu versuchen. Ein paar haben vielleicht sogar gewagt, dir ein bestimmtes Antidepressivum zu empfehlen. Immerhin hat es bei einem Bekannten Wunder gewirkt …

Deshalb möchte ich von vornherein darauf hinweisen, dass es sich bei diesem Buch weder um einen Ernährungsratgeber handelt noch um eines, das behauptet, Essen sei ein Allheilmittel für psychische Erkrankungen. Vielmehr habe ich ein Buch für Esser geschrieben, nicht mehr und nicht weniger. Da ich ein Psychiater bin, der sich für Lebensmittel interessiert, haben die Menschen oft Angst, ich würde über ihre Ernährung urteilen. Aber ich sage meinen Patienten immer wieder, dass es mir nicht darum geht, über sie zu urteilen. Keiner will, dass du dich schämst oder dir die Schuld an deiner Erkrankung gibst. Meine Arbeit mit Patienten hat mich gelehrt anzuerkennen, dass jeder Mensch hinsichtlich des Essens seinen eigenen Geschmack und eigene Vorstellungen hat, die ebenso individuell sind wie Erfahrungen mit Depressionen und Angststörungen. Ich verstehe gut, dass es schwer ist, tief sitzende Essgewohnheiten aufzugeben, noch dazu, wenn du dich nicht gut fühlst. Aus diesem Grund gibt es auf den folgenden Seiten kein einziges »Du musst«.

## Die ersten Schritte wagen

Ich will ehrlich zu dir sein. Es gibt nicht den einen richtigen Weg, um das, was du hier lernst, in die Tat umzusetzen. Du wirst auf diesen Seiten weder ein striktes Prozedere noch unnachgiebige Ernährungspläne finden. Ich werde noch nicht einmal anordnen, bestimmte Lebensmittel zu essen. Stattdessen werde ich, basierend auf neuesten wissenschaftlichen Erkenntnissen, verschiedene Lebensmittelkategorien beleuchten, in denen essenzielle Nährstoffe enthalten sind, die dein Gehirn zur Prävention oder Überwindung von Depressionen und Angststörungen benötigt.

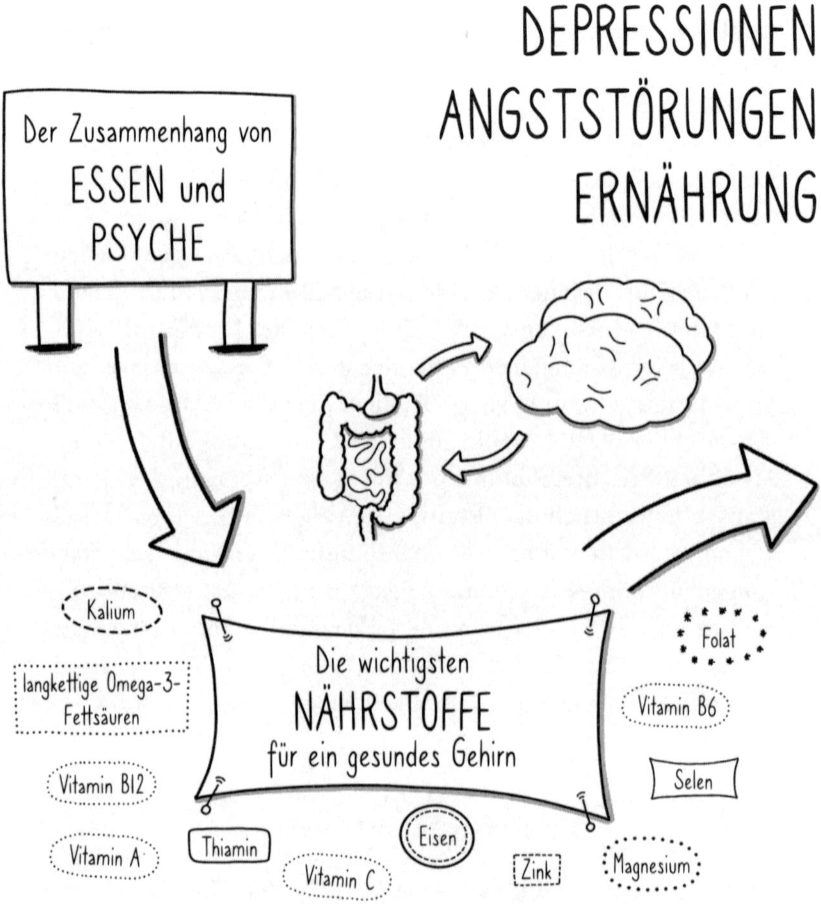
Der Zusammenhang von
ESSEN und
PSYCHE
DEPRESSIONEN
ANGSTSTÖRUNGEN
ERNÄHRUNG
Kalium
langkettige Omega-3-Fettsäuren
Vitamin B12
Vitamin A
Thiamin
Die wichtigsten
NÄHRSTOFFE
für ein gesundes Gehirn
Vitamin C
Eisen
Zink
Magnesium
Folat
Vitamin B6
Selen

In den folgenden Kapiteln wirst du wissenschaftlich fundierte Informationen darüber finden, wie Essen sich auf die Gesundheit deines Gehirns auswirken kann. Indem ich dir dieses Wissen mit auf den Weg gebe, hoffe ich, dass du genügend Zuversicht und Know-how gewinnst, um einige kleine Veränderungen oder Umstellungen vorzunehmen, die zu dir, deiner Familie und deinem Lebenswandel passen. Ob du es glaubst oder nicht:

# UND MIT GEZIELTER ÜBERWINDEN

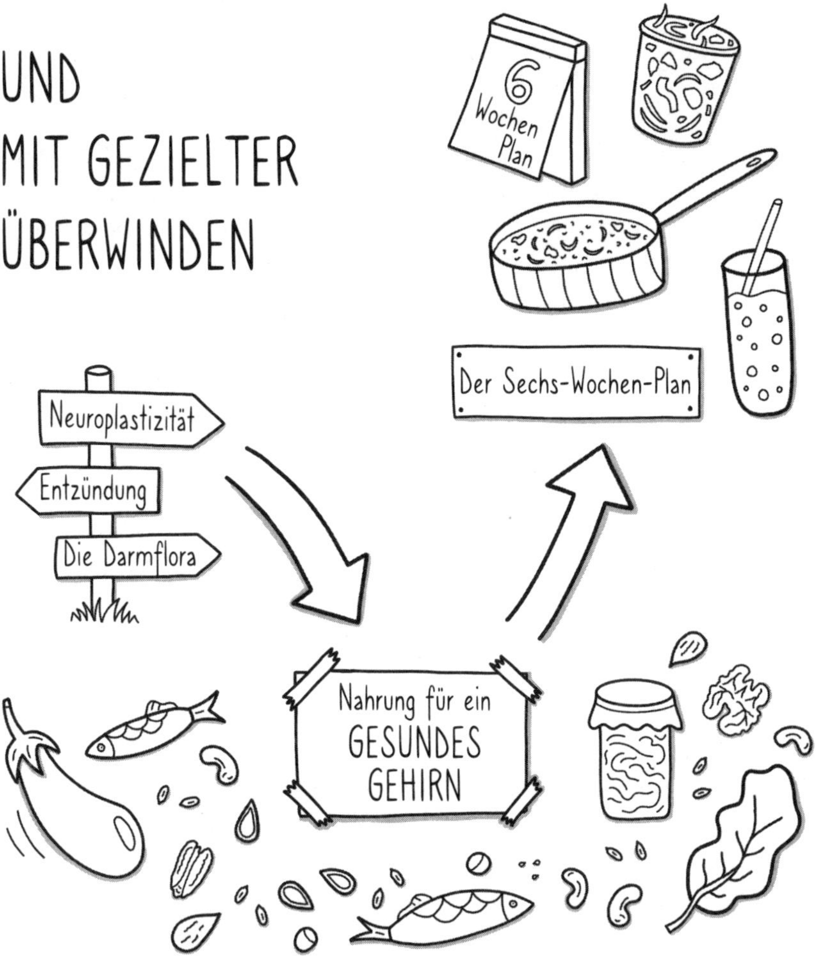


Wenn es um Stimmungsschwankungen und Angst geht, haben die kleinen Änderungen oft die größte Wirkung. In *Mood Food* geht es darum, den Zusammenhang zwischen deiner Ernährung und deinem Gehirn zu verstehen, zu lernen, wie du dein Gehirn mit einer großen Nährstoffdichte versorgen und einen eigenen Weg finden kannst, ein Meister der »Selbsternährung« zu werden.

Um dir den Anfang zu erleichtern, entwickle ich in diesem Buch einen Sechs-Wochen-Plan, der vorsieht, deinen Zugang zu deiner Ernährung zu vertiefen. Ich beginne, indem ich dich bitte, der Gesundheit deines Gehirns absolute Priorität einzuräumen. Schließlich ist das Gehirn das wichtigste Organ deines Körpers und sollte daher deinen Speiseplan am stärksten beeinflussen. Für viele Menschen beinhaltet eine gehirnbewusste Ernährung ein paar Änderungen, wie sie generell über Essen denken. Labels wie »gut« und »schlecht«, die du bestimmten Lebensmittelkategorien über die Jahre zugeordnet hast, müssen weichen. Vielleicht bedeutet es auch, einige Urteile zu revidieren, die du hinsichtlich verschiedener Lebensmittel pflegst. Und schließlich kann es bedeuten, dass du ein paar Lebensmittel probieren solltest, die du zuvor links liegen gelassen hast. Meine Frau hat beispielsweise vor kurzem sehr unerwartet ihre Liebe zu Rogen, also zu Fischeiern, entdeckt, nachdem sie zum ersten Mal welchen probiert hat. Das war eine große Überraschung. Doch am Ende liegt es ganz bei dir, was du isst.

Dieses Buch soll dir dabei helfen, dir den mächtigsten der Menschheit bekannten Akt der Selbstliebe zu erschließen: sich selbst zu ernähren. Auch wenn viele Schlagzeilen in Bezug auf Ernährungspsychiatrie einzelne Nährstoffe oder Lebensmittel hervorheben, geht es mir nicht darum, deine Ernährung um mehr Kohl oder Zinksupplemente zu erweitern. Sicherlich ist es fesselnd zu lernen, dass der regelmäßige Konsum von Blattgemüse die Entzündungswerte senkt, eine Immunreaktion, die eng mit Depressionen verbunden ist. Doch mir geht es auch darum, dass du dich und deinen Speiseplan genauer unter die Lupe nimmst und dir überlegst, welche Schritte du selbst einleiten kannst, um mehr Lebensmittel zu verzehren, die dein Gehirn unterstützen und mit mehr Nährstoffen versorgen. Erkrankungen wie Depressionen und Angststörungen können einen großen Einfluss darauf haben, wie wir uns und unsere Umwelt wahrnehmen – nicht weiter verwunderlich also, dass sie oft auch unsere Essgewohnheiten verändern. Indem wir die Nahrung jedoch gemeinsam mit anderen Instrumenten nutzen, um uns gegen Depressionen und Angststörungen besser zu rüsten und zu stärken, können wir den Heilungsprozess entscheidend beeinflussen.

In einer Ära, in der sensationslüsterne, oft verwirrende Ernährungstipps Hochkonjunktur feiern, möchte ich dir einen ausgewogenen und fundierten Einblick in Ernährungsfragen und ihre Auswirkungen auf das Gehirn geben. Von den Vor- und Nachteilen des Fleischverzehrs bis hin zu den besten gehirngesunden Fischgerichten ist es letztlich mein Ziel, dich mit der Zuversicht auszustatten, deiner mentalen Gesundheit mit jedem einzelnen Bissen etwas Gutes zu tun. Du isst, um dein Gehirn mit den Nährstoffen zu versorgen, die es benötigt, um optimal zu arbeiten. Du isst, um Depressionen und Angststörungen mit Hilfe von Mood Food etwas entgegenzusetzen und zu innerer Balance zu finden.

# TEIL I

# Nahrung für eine optimale mentale Gesundheit

# KAPITEL 1

## Die neue Wissenschaft für eine gesündere Psyche – durch Ernährung

### Was sollten Pete und Susan essen?

Im Laufe des vergangenen Jahrzehnts hat die »Essen ist Medizin«-Bewegung enorm an Zulauf gewonnen. Vor allem Pflegeärzte, Kardiologen und Onkologen haben inzwischen verstanden, dass alles, was wir bei jeder einzelnen Mahlzeit in den Mund nehmen, einen großen Einfluss auf unseren allgemeinen Gesundheitszustand hat. Es ist sogar relativ wahrscheinlich, dass dir bei deiner letzten Routineuntersuchung allgemeine Fragen zu deinen Essgewohnheiten gestellt wurden – oder du zumindest ein Merkblatt zu Ernährungsformen, die dein Herz gesund halten, bekommen hast. Doch trotz dieser Fortschritte in anderen Bereichen der Medizin ziehen die meisten Mediziner im mentalen Gesundheitswesen nicht nach. Obwohl wir wissen, dass alles, was unserem Körper guttut, auch gut für unser Gehirn ist, bilden Diskussionen rund um das Thema Ernährung bei der Einschätzung und Behandlung verbreiteter Erkrankungen wie Depressionen und Angststörungen die Ausnahme, nicht die Regel.

Bei dem aufstrebenden Feld der Ernährungspsychiatrie handelt es sich um eine neue, ständig wachsende Bewegung, die sich unsere Ernährung zunutze macht, um die Gehirngesundheit zu optimieren und zugleich psychischen Erkrankungen vorzubeugen und sie zu behandeln. Inzwischen legt eine Flut neuer aufregender wissenschaftlicher Studien nahe, dass unser Speiseplan nicht nur unsere körperliche, sondern auch unsere mentale Gesundheit beeinflusst. Sie zeigen auf, welche Rolle bestimmte Nährstoffe, darunter Omega-3-Fettsäuren, Zink und verschiedene pflanzliche Moleküle, für ein gesundes Gehirn spielen und lenken den Blick auf die komplexe Beziehung zwischen Entzündungsprozessen und der Hirnfunktion. Sie erklären, wie die Darmflora – die Billionen von Bakterien, die unser Verdauungssystem bevölkern – Einfluss auf unsere Stimmung, Kognition und das Risiko eines jeden Individuums nimmt, eine psychische Störung zu entwickeln. Dabei ist es wichtig zu wissen, dass sich darunter inzwischen auch mehrere sogenannte randomisierte klinische Studien befinden, die illustrieren, dass kleine zielgenaue Ernährungsumstellungen, die das Gehirn mit mehr Nährstoffen versorgen, helfen können, die Stimmung zu heben und Angstgefühle zu mindern.

Alles in allem wissen wir, dass die von uns gewählten Lebensmittel einen direkten Einfluss auf unser Risiko haben, eine Depression oder Angststörung zu entwickeln. Dieselben Lebensmittel können außerdem dabei helfen, verbreitete Symptome, die mit diesen Erkrankungen einhergehen, in Schach zu halten. Vor dem Hintergrund, dass Essen der grundlegendste Akt der Selbstfürsorge ist – und ein Feld, das uns dazu ermächtigt, unsere mentale Gesundheit eigenständig zu verbessern –, sind diese neuen Erkenntnisse der Ernährungspsychiatrie ein echter Gamechanger.

Nehmen wir Pete, einen jungen Mann in den Zwanzigern, der vor ein paar Jahren zu mir in Behandlung kam. Man könnte sagen, dass Pete unter Startschwierigkeiten litt, sich ein eigenständiges Leben aufzubauen. Nachdem er das College abgeschlossen hatte, fand er keine Arbeit und zog wieder bei seinen Eltern ein. Er hatte das Gefühl, dass er, während all seine Freunde im Leben vorangekommen und auf die eine oder andere Weise erfolgreich waren, »feststecke«. Bereits als Jugendlicher hatte er Depressionen entwickelt und nahm seit Jahren folgsam ein Antidepressivum ein. Als Pete in meinen Behandlungsraum kam, sagte er mir, er habe das Gefühl, dass seine Medikamente kaum noch Wirkung zeigten. Verständlicherweise machten seine Eltern sich große Sorgen.

In unserer ersten Sitzung erzählte mir Pete, er fühle sich meistens »down und ziemlich düster«. Er hatte das Gefühl, seine Eltern zu enttäuschen, sich selbst zu enttäuschen, und war ratlos, wie er es schaffen sollte, sich je wieder, wie er es ausdrückte, »normal« zu fühlen.

»Mir ist aufgefallen, dass ich nicht mehr hochgucke«, sagte Pete. »Das ist echt komisch. Ich blicke immer zu Boden.«

Im Laufe unseres Gesprächs erfuhr ich, dass Pete nur selten sein Zimmer verließ, geschweige denn das Haus. Er unternahm kaum noch etwas mit Freunden und Familie und hatte keine Energie mehr für Aktivitäten, die ihm früher Spaß gemacht hatten, beispielsweise Fußball und Quizabende. Sein Schlafrhythmus war auch so eine Sache. Meistens war er wach bis in die Puppen und stand am nächsten Tag erst um ein oder zwei Uhr mittags auf.

Als ich ihn bat, mir seine Essgewohnheiten zu schildern, wurde schnell klar, dass er von etwas lebte, das man als »Ernährung eines Zwölfjährigen« beschreiben könnte. Wenn er nachmittags aufstand, aß er einfach, was der Kühlschrank seiner Eltern so hergab, vor allem verarbeitete Lebensmittel, viel Zucker, viele Kohlenhydrate, viele Mikrowellenmahlzeiten mit viel Salz, vielen Farbstoffen und Transfetten – und natürlich einem geringen Nährwert. Während er erzählte, zeigte sich rasch, dass Ernährung ein Gebiet war, auf dem wir mit einigen kleinen Verbesserungen wahrscheinlich eine Menge bewirken konnten. Ich legte ihm ein paar einfache Ernährungsumstellungen nahe, beispielsweise sein mexikanisches Lieblings-Take-away-Gericht durch ein paar Fisch-Tacos zu ersetzen und seinem »Morgen«-Smoothie ein paar grüne Lebensmittel unterzumischen. Das würde Pete – und vor allem Petes Gehirn – helfen, die Nährstoffe zu erhalten, die es so dringend benötigte. Außerdem bat ich Pete, mit seiner Mutter zum Supermarkt zu gehen, ein bisschen mehr zu kochen und Chips und Cookies mal gegen ein paar Nüsse einzutauschen. Zunächst war Pete skeptisch, doch binnen weniger Sitzungen machte er kontinuierlich Fortschritte.

Monate später sagte er mir: »Inzwischen merke ich einfach, wenn ich nicht richtig esse, fühle ich mich nicht gut.« Heute achtet Pete darauf, dass sein Essen genug Fisch, Blattgemüse und Gemüse in allen Farben enthält, die seine Stimmung zu heben helfen. Innerhalb weniger Monate konnten wir die Dosis seiner Medikamente deutlich senken.

Vielleicht denkst du, mit ein paar einfachen Ernährungsumstellungen Petes Depression in den Griff bekommen zu haben, klingt etwas zu gut, um wahr zu sein. Aber geh die Sache doch mal von der anderen Seite an: Das Gehirn ist eine sehr teure Maschine, die in Gang gehalten werden muss. Obwohl es nur etwa 1,3 Kilogramm wiegt, verbraucht das menschliche Gehirn rund 20 Prozent der von uns täglich verzehrten Kalorien. Seine optimale Leistung hängt von Dutzenden essenziellen Nährstoffen ab: den Vitaminen, Mineralstoffen, Fetten und Proteinen (Eiweißen), die dem Gehirn die nötigen Bausteine und Moleküle liefern, um seine Zellen, Neurotransmitter und die schützende weiße Hirnsubstanz zu unterstützen. Aus diesem Grund sollte eine Einschätzung der individuellen Ernährung integrativer Bestandteil der Therapie und Prävention psychischer Störungen sein. Und aus diesem Grund hat es für Pete in Kombination mit seinen Medikamenten und therapeutischen Gesprächssitzungen so gut funktioniert.

Eine weitere Patientin, Susan, mag auf den ersten Blick wie die stereotype viel beschäftigte, nervöse Mutter mittleren Alters wirken. Mit Ende dreißig schulterte Susan bereits das Gewicht der Welt. Unaufhörlich trieb sie die Sorge um ihre Arbeit, ihre Ehe, die drei Kinder und eine kranke zweiundachtzigjährige Mutter um. Jeden Abend, wenn sie im Kabelfernsehen ihre Lieblingsnachrichtensendung schaute, spürte sie, wie ihr Herz angesichts der jüngsten politischen Scharmützel zu rasen begann. Wenn ihr Mann beim Abendessen eine Unterhaltung mit ihr aufnahm, konnte sie sich oft kaum auf das konzentrieren, was er sagte. Stattdessen grübelte sie über etwas nach, was früher am Tag geschehen war, und wälzte es in Gedanken wieder und wieder durch.

Wahrscheinlich erübrigt es sich zu erwähnen, dass Susan abends Mühe hatte, ins Bett zu gehen und die Nacht durchzuschlafen. Oft trank sie vor dem Schlafengehen ein paar Gläser Wein, um runterzukommen und, wie sie es ausdrückte, sich »ausgeglichener zu fühlen«. Doch dann fing sie an, sich Sorgen über ihren Alkoholkonsum zu machen und darüber, dass sie durch seine beruhigende Wirkung in eine Abhängigkeit rutschen könnte. »Abends liege ich einfach nur da und denke über all die Dinge nach, die ich tagsüber nicht geschafft habe«, erzählte sie mir. »Und dann mache ich mir Sorgen, was mit meinen Kindern passiert, meiner Mutter und überhaupt der ganzen Welt. Es ist ziemlich erdrückend.«

Susan kam zu mir, um Strategien zu finden, wie sie ihre Angst besser bewältigen könnte. Nachdem ich ihre medizinische Vorgeschichte abgeklärt hatte, begannen wir darüber zu sprechen, was sie in einer ganz normalen Woche so aß. Susan ist stolz auf ihre gesunde Ernährung – was für sie kalorien- und fettarm bedeutete –, doch die Planung der Mahlzeiten war in ihrem geschäftigen Familienalltag ein weiterer Punkt geworden, der ihr oft Kopfschmerzen bereitete.

»Ich habe das Gefühl, die ganze Zeit irgendwohin hetzen zu müssen«, sagte sie. »Deshalb gibt es für alle viel mehr Essen zum

Mitnehmen, als mir lieb ist. Zum Kochen fehlt uns oft einfach die Zeit.«

Als Susan mir aufzählte, was ihre wöchentlichen Mahlzeiten so enthielten, fiel mir auf, dass sie zwar versuchte, sich in ihren Augen gesund zu ernähren, indem sie beispielsweise nichts Frittiertes und keine gezuckerten Getränke zu sich nahm. Doch sie aß nur selten Eier, Nüsse oder Fischgerichte. Aufs Frühstück verzichtete sie ganz. Eine typische Mahlzeit bestand aus einem gewöhnlichen Eisbergsalat mit gegrilltem Hühnchen, ein paar Gurkenscheiben und einem simplen Rapsöl-Dressing. Genau wie bei Pete war es ein Leichtes für mich, ihr ein paar einfache, aber wirkungsvolle Änderungen ans Herz zu legen. Beispielsweise indem sie das Rapsöl durch Olivenöl ersetzte und ein paar nährstoffreichere Blätter unter ihren Salat mischte. Außerdem schlug ich vor, dass sie mehrmals pro Woche ein Ei zum Frühstück essen sollte und auf diese Weise sicherstellte, dass sie den Tag mit einer essenziellen Nährstoffversorgung aus Proteinen, B-Vitaminen und Cholin begann. Außerdem sprachen wir darüber, wie sie Mahlzeiten vorbereiten konnte, damit sie und ihre Familie auch in vollen Wochen eine gesunde Auswahl hatten. Innerhalb weniger Monate halfen diese leicht veränderten Essgewohnheiten zusammen mit einer Gesprächstherapie Susan, mehr Zuversicht und Ruhe in ihrem Leben zu finden. Auf diese Weise konnte sie die verschiedenen Strategien, die sie gelernt hatte, um ihre Ängste zu regulieren, besser anwenden.

Wären Pete oder Susan zu einem anderen Psychiater gegangen, dann wären sie wahrscheinlich nie gefragt worden, was sie aßen. Doch in beiden Fällen haben Fragen zu ihren Essgewohnheiten den Blick auf Bereiche eröffnet, in denen Pete und Susan eigenständig etwas für die Gesundheit ihres Gehirns tun konnten – und damit für ihre mentale Gesundheit. Das soll natürlich nicht heißen, dass Ernährung der einzige therapeutische Faktor ihrer Genesung war. Um Depressionen oder Angststörungen zu überwinden, benötigt man weitere Instrumente, etwa eine medikamentöse Einstellung und Psychotherapie. Doch bei vielen Menschen unterstützt eine gehirngesunde Ernährung die traditionellen Behandlungsmethoden und sorgt dafür, dass sie umso besser anschlagen.

Dies sind nur zwei von vielen Beispiele, wie die Grundprinzipien der Ernährungspsychiatrie meinen Patienten geholfen haben, mit ihrer Erkrankung besser umzugehen. In den Fallakten meiner Klinik finden sich unzählige mehr. Da sich die Hinweise auf eine Relation zwischen Ernährung und Affekt- und Angststörungen häufen, ist es zwingend erforderlich, den Patienten prüfende Fragen zu ihren Essgewohnheiten zu stellen. Und es ist an der Zeit, dass du als jemand, der möglicherweise mit Stimmungsschwankungen oder Ängsten zu kämpfen hat, lernst, welche Lebensmittel dein Gehirn am besten mit Nährstoffen versorgen. Wenn Essen Medizin ist, dann ist es schließlich auch Medizin fürs Gehirn.

## Depression und Angststörung definieren

Begriffe wie »Depression« und »Angst« werden in unserem Alltag in ganz unterschiedlichen Kontexten verwendet. Man liest und hört davon in Büchern, Filmen und Fernsehsendungen. Da beide Begriffe so breit Anwendung finden, ist es nicht weiter verwunderlich, dass sie für verschiedene Menschen verschiedene Bedeutungen haben. Dabei ist wichtig anzumerken, dass es sich sowohl bei Depressionen als auch Angststörungen um klinisch-psychische Störungen handelt. Die fünfte Ausgabe des *Diagnostic and Statistic Manual of Mental Disorders* (DSM-5), des Referenzbuchs, das zur Diagnose psychischer Erkrankungen herangezogen wird, listet eine ganze Reihe von Symptomen auf, die wir im mentalen Gesundheitswesen bei der Einschätzung unserer Patienten beachten. Doch wenn wir darüber nachdenken, Depressionen und Angststörungen mit Hilfe der Ernährung zu therapieren, ist es wichtig zu verstehen, was genau mit diesen Begriffen eigentlich gemeint ist.

Im Alltag versteht man unter Depression oft ein gleichbleibendes Gefühl der Traurigkeit oder Hoffnungslosigkeit. In der Psychiatrie und Medizin versuchen die Ärzte zu differenzieren, ob diese Gefühle aus einer bestimmten Situation im Leben heraus geboren sind – zum Beispiel einer traumatischen Trennung oder dem Verlust eines Familienmitglieds – oder durch eine körperliche Erkrankung ausgelöst wurden. Das DSM-5 definiert Depression als Symptomkomplex, unter dem eine Person mehr als zwei Wochen in Folge leidet. Dazu zählen Niedergeschlagenheit, Antriebslosigkeit, Konzentrationsmangel, Appetitveränderungen und abnehmendes Interesse oder nachlassende Freude an Aktivitäten, die der Erkrankte vorher genossen hat. Außerdem heißt es darin, dass eine Depression disruptiv ist, das heißt, es dem Erkrankten unmöglich macht, ein unbeschwertes Leben zu führen. Wer an einer Depression leidet, hat mitunter Schwierigkeiten, morgens aus dem Bett zu kommen, alltägliche Aufgaben zu erledigen und die Beziehung zu Freunden und Familie aufrechtzuerhalten. Einer meiner Patienten beschrieb Depression einmal als einen Zustand, in dem das Leben all seine Farbe verliert. Ich finde, das illustriert diese Krankheit sehr gut.

Angst hingegen wird oft als eine Art heftiger Anfall von Sorge beschrieben. Das trifft es im Großen und Ganzen ziemlich gut, aber die Menschen erleben Angst in verschiedenen Abstufungen. Das DSM-5 definiert eine generalisierte Angststörung, die am meisten verbreitete Angststörung, als »übermäßiges Erleben von Ängsten oder Sorgen« mit Symptomen wie Überdrehtheit, Gereiztheit, Müdigkeit und Schlafstörungen. Wenn eine Angststörung diagnostiziert wird, leidet der Erkrankte in einem Zeitraum von sechs Monaten an mehr Tagen an einigen dieser Symptome, als dass er symptomfrei ist. Wie bei Depressionen versuchen Psychiater, zwischen einer situationsbezogenen Angststörung, beispielsweise durch eine chaotische Phase bei der Arbeit oder eine herausfordernde Lebensveränderung, und einer neurobiologischen Ursache zu differenzieren.

Das möchte ich noch etwas genauer erklären: Das menschliche Gehirn hat ein wichtiges »Alarmsystem« entwickelt, das uns hilft zu überleben. Nehmen wir die grundlegendste Reaktion überhaupt, die sogenannte Kampf-oder-Flucht-Reaktion. Als Antwort auf eine Notsituation schüttet das Gehirn jede Menge Stresshormone, darunter Cortisol, aus, damit wir besser mit der Situation umgehen können. Ein bisschen Angst kann also eine gute Sache sein. Sie sorgt dafür, dass wir uns kognitiv anpassen, indem sie uns zwingt, uns auf eine wichtige Prüfung oder eine Sportveranstaltung oder auch einfach nur den Heimweg auf einer vereisten Straße vorzubereiten. Doch wenn das Alarmsystem immer wieder Fehlalarme auslöst und das Gehirn in Situationen mit Stresshormonen überschüttet, die diese heftige Antwort eigentlich gar nicht erfordern, verfestigt sich die Angst mitunter zu einer klinischen Angststörung. Dann häufen sich die Sorgen und mit den Schlafstörungen auch die Magen-Darm-Beschwerden. In einigen Fällen treten sogar körperliche Schmerzen auf. Genau wie Depressionen werden Ängste dann ein echtes Problem, wenn sie anfangen, unser alltägliches Leben zu unterwandern und unsere Arbeit und sozialen Beziehungen zu beeinträchtigen.

Diese Erkrankungen zu behandeln ist nicht so leicht, wie man mitunter annimmt. Es wurden zwar viele wirksame Antidepressiva und Neuroleptika entwickelt, doch diese schlagen nicht bei jedem Patienten in gleicher Form an. Vor mehr als zehn Jahren veröffentlichte das National Institute of Mental Health (NIMH) eine Studie, die einen Meilenstein darstellte: die »Sequenced Treatment Alternatives to Relieve Depression (STAR*D)«. In dieser Studie wurde die Wirksamkeit mehrerer verbreiteter

Therapieformen, darunter selektive Serotonin-Wiederaufnahmehemmer (SSRIs) wie Prozac und Zoloft und kognitive Verhaltenstherapie, untersucht. Sage und schreibe zwei Drittel der Probanden konnten nach der Verschreibung eines einzelnen Antidepressivums keinerlei Verbesserungen feststellen. Die meisten mussten mehrere Medikamente ausprobieren, bis ihre Symptome schließlich nachließen – doch bis sie dort angelangt waren, hatten ihre Ärzte meistens nach dem Trial-and-Error-Prinzip vorgehen müssen, also durch bloßes Ausprobieren, bis etwas wirkt. Und selbst nach diesem langen Prozedere schieden 62 Prozent der Patienten entweder aus der Studie aus oder fühlten sich trotz der Behandlung nicht besser.

Bei der Behandlung von Angststörungen zeigt sich ein ganz ähnliches Muster.[1] Zu oft führen Medikamente zu einer unvollständigen Remission der Symptome. Für mich als Arzt, der hart dafür arbeitet, dass es seinen Patienten besser geht, sind das alarmierende Zahlen. Zwar haben psychiatrische Medikamente Millionen von Menschen geholfen, doch sie sind bei weitem nicht der entscheidende Faktor, mit dem jede Behandlung steht und fällt.

Alles in allem zeigen uns diese Studien, dass wir mehr tun müssen, als lediglich ein Medikament zu verschreiben. Wir müssen einen komplementären Ansatz finden, der verschiedene Formen der Psychotherapie – besser bekannt als Gesprächstherapie – und auch eine sorgfältige Bestandsaufnahme verschiedener Lebensfaktoren wie Ernährung und körperliche Betätigung beinhaltet, um die Symptome von mehreren Seiten anzugehen.

Noch eine Bemerkung zu Angststörungen: In den folgenden Kapiteln wird dir vielleicht auffallen, dass viele der angeführten Studien untersuchen, wie sich verschiedene Nährstoffe oder Ernährungsinterventionen auf Depressionen auswirken – und zwar ausschließlich auf Depressionen. Wenn du dieses Buch aus Interesse an Angststörungen in die Hand genommen hast, verstehe ich, dass dich das womöglich enttäuschen wird. Die generalisierte Angststörung ist die am häufigsten diagnostizierte psychische Erkrankung in den USA. Als Arzt im mentalen Gesundheitswesen bin ich selbst bestürzt, dass der Zusammenhang zwischen Ernährung und Angst bisher so wenig untersucht wurde. Zum Glück ändert sich das. Dennoch möchte ich ergänzen, dass Depressionen und Angststörungen oft Hand in Hand gehen. Bei vielen Menschen werden beide Störungen diagnostiziert, und einige Symptome sind Teil beider Krankheitsbilder. Auch wenn man die Faktoren betrachtet, die diese beiden psychischen Erkrankungen verursachen und verschlimmern können, sind die Überlappungen kaum zu übersehen. Diejenigen, die wie ich in der Ernährungspsychiatrie arbeiten, haben aus erster Hand gelernt, dass Ernährungsumstellungen, die Depressionen vorbeugen oder lindern, die gleiche Wirkung auf Angststörungen haben. Wenn du weiterliest und mehr darüber erfährst, wie Entzündungen und die Darmflora mit dem Gehirn zusammenhängen, wirst du hoffentlich besser verstehen, warum das der Fall ist.

## Die wichtigsten Nährstoffe im Kampf gegen Depressionen und Angststörungen

Die Wissenschaft hat eine Menge über Depressionen und Angststörungen herausgefunden. Doch leider vergehen oft mehr als fünfzehn Jahre, bis die neuesten wissenschaftlichen Erkenntnisse Eingang in die klinische Praxis finden. So lange sollte keiner warten müssen.

Als ich Medizin studiert habe, waren sich die meisten Ärzte einig, dass sich unser Gehirn mit dem Eintritt ins Erwachsenenalter kaum noch verändert. Während sich die restlichen Zellen unseres Körpers ein Leben lang erneuern, haben wir lediglich einen Satz Gehirnzellen – rund hundert Milliarden –, und mit etwas Glück gelingt es uns, bis zum Alterungsprozess nicht zu viele von ihnen zu zerstören. So weit die frühere Annahme. Inzwischen haben Wissenschaftler jedoch erkannt, dass sich das Gehirn genau wie der Rest unseres Körpers ein Leben lang verändert und bis in unsere goldenen Jahre entwickeln und wachsen kann. Seine Fähigkeit, fortwährend neue Verbindungen zwischen den Zellen herzustellen, wird Neuroplastizität genannt. Darüber werden wir uns eingehender in Kapitel 3 unterhalten. Fürs Erste ist es lediglich wichtig zu wissen, dass Neuroplastizität ein Grund ist, warum wir essenzielle Nährstoffe für ein gesundes Gehirn aufnehmen sollten. Diese Vitamine und Mineralstoffe stellen dem Gehirn den nötigen Brennstoff für ein gesundes und dynamisches Wachstum zur Verfügung.

Ein zweiter Grund, warum unsere Gehirngesundheit stark mit unseren Essgewohnheiten zusammenhängt, besteht darin, dass unser Essen einen großen Einfluss auf die Entzündungswerte im Körper hat. Neueste Studien legen nahe, dass chronische Entzündungen – die Schutzreaktion unseres Immunsystems, um eine Verletzung oder Infektion abzuwehren – zu Depressionen und Ängsten führen können. Eine erstaunliche Zahl an Menschen, bei denen eine Depression oder Angststörung diagnostiziert wurde, hat erhöhte Werte entzündlicher Proteine vorliegen – und diese Moleküle können Anhedonie, also die Unfähigkeit, Freude zu empfinden, und Schlafstörungen verursachen.[2] Saisonal auftretende psychische Störungen wie Winterdepressionen wurden ebenfalls mit höheren Entzündungswerten in Verbindung gebracht.[3] Entzündungen haben einen starken Einfluss auf unsere Stimmung. Doch zum Glück ist Nahrung eines der mächtigsten Instrumente, um erhöhte Entzündungswerte zu senken. Lebensmittel mit entzündungshemmenden Eigenschaften können helfen, eine mögliche Entzündung im Gehirn abklingen zu lassen, und dementsprechend das Risiko, eine psychische Erkrankung zu entwickeln, senken.

Andere Studien verweisen zudem auf die für die Gehirngesundheit zentrale Rolle der Darmflora, also der vielfältigen Bakterien- und Mikrobenbesiedlung des menschlichen Darms. Möglicherweise hast du bisher angenommen, dass diese Bakterien lediglich dazu dienen, uns bei der Verdauung zu helfen und all die gute Energie aus unserer Nahrung zu ziehen. Doch inzwischen wissen wir, dass Gehirn und Darm beinahe ununterbrochen miteinander kommunizieren und die sogenannten guten Bakterien der Darmflora auch unsere Hirnfunktion beeinflussen. Auch hier gilt wieder: Eine nährstoffreiche Ernährung, die Probiotika aus fermentierten Lebensmitteln enthält, kann das Wachstum der guten Bakterien begünstigen – und zugleich Depressionen und Angststörungen vorbeugen.

Heutzutage empfehlen die meisten Ärzte ihren Patienten eine mediterran angehauchte Ernährungsweise. Iss wie die Griechen und Italiener! Das klingt einfach. Und sicherlich hat die mediterrane Ernährung in den letzten Jahren zu Recht viel Aufmerksamkeit erhalten, vor allem als Mittel, den Cholesterinspiegel zu senken und die Herz-Kreislauf-Gesundheit zu fördern. Im Laufe der Zeit hat die Wissenschaft uns gezeigt, dass Lebensmittel, die gut fürs Herz sind, auch dem Gehirn guttun. Wir wissen inzwischen, dass wichtige Bestandteile der mediterranen Ernährung wie Obst, Gemüse, Fisch, Vollkornprodukte und gesunde Fette uns essenzielle Nährstoffe bereitstellen, die Neuroplastizität fördern, entzündungshemmend wirken und ideale Wachstumsbedingungen für all die guten Bakterien schaffen, die unsere Darmflora besiedeln. Mit anderen Worten, sie fördern unsere mentale Gesundheit.

Doch ungeachtet der Popularität der mediterranen Küche möchte ich dir eine Ernährungsberatung an die Hand geben, die dabei hilft, Erkrankungen wie Depressionen und Angststörungen zu überwinden, ohne dass du dafür gleich deine gesamte Ernährung auf den Kopf stellen musst. Anfang 2016 starteten meine Kollegin Laura LaChance, MD, und ich ein Projekt, in dem wir konkrete gehirngesunde Nährstoffe identifizieren wollten, um Patienten, die an depressiven Störungen leiden, sozusagen mehr für ihr Geld zu geben: Wir wollten die Therapie ihrer depressiven Symptome erweitern.

Nachdem wir alle bisher veröffentlichten wissenschaftlichen Studien gesichtet hatten, erstellten Laura LaChance und ich die »Antidepressive Lebensmittelskala« (Antidepressant Food Scale, kurz AFS), in der wir die Lebensmittel mit der höchsten Konzentration an Gehirnboostern auflisteten. Unsere Analyse ergab zwölf entscheidende Nährstoffe, die entweder in die Entwicklung oder die Heilung von Depressionen involviert sind. Außerdem notierten wir die Spitzenreiter der pflanzlichen und fleischlichen Lebensmittel, die diese Nährstoffe in besonders hoher Konzentration liefern.

Im nächsten Kapitel werden wir tiefer in die AFS eintauchen, damit dein Teller während des Sechs-Wochen-Plans auch reich mit diesen zwölf wichtigsten Nährstoffen gedeckt sein wird. Doch fürs Erste stelle ich sie dir kurz vor:

- **Folat.** Dieser Nährstoff ist nicht nur für werdende Mütter wichtig, sondern unterstützt ganz allgemein die Zellbildung. Das B-Vitamin findet sich in Lebensmitteln wie Rinderleber, Rosenkohl, Orangen und Blattgemüse.

- **Eisen.** Um optimal zu arbeiten, benötigt das Gehirn rote Blutkörperchen. Zur Herstellung von Hämoglobin, einem wichtigen Protein dieser Blutzellen, das dabei hilft, Sauerstoff von der Lunge ins Gehirn zu transportieren, benötigt der Köper wiederum Eisen. Unseren Eisenbedarf decken wir vor allem mit Kürbiskernen, Austern und Spinat.

- **Langkettige Omega-3-Fettsäuren.** Diese langkettigen mehrfach ungesättigten Fettsäuren, zu denen auch Eicosapentaensäure (EPA) und Docosahexaensäure (DHA) zählen, werden in kleinen Mengen vom Körper hergestellt, müssen aber auch durch unsere Nahrung aufgenommen werden. Omega-3-Fettsäuren sind vor allem in Fisch, darunter Wildlachs, Sardellen und Austern zu finden.

- **Magnesium.** Magnesium hilft bei der Regulierung einiger wichtiger Neurotransmitter, darunter diejenigen, die die Stimmung aufhellen. Außerdem ist es bekannt dafür, die Schlafqualität zu verbessern. Dieser Mineralstoff ist in Mandeln, Spinat und Cashewkernen enthalten.

- **Kalium.** Für jeden einzelnen elektrischen Impuls, der durch eine Nervenzelle geleitet wird, benötigen wir Kalium. Dieser essenzielle Mineralstoff ist in vielen frischen Früchten und Gemüse enthalten, darunter Bananen, Brokkoli, Süßkartoffeln und weiße Bohnen.

- **Selen.** Selen hilft bei der Herstellung eines starken Antioxidans im Gehirn und ist unerlässlich für eine gute Schilddrüsenfunktion, die wiederum an der Regulierung von Stimmung, Energie und Angst beteiligt ist. Dieses Spurenelement findet sich in Pilzen, Paranüssen und Haferflocken.

- **Thiamin.** Thiamin, auch bekannt als Vitamin $B_1$, ist wichtig für die Gehirngesundheit, da es Energie bereitstellt. Es ist in Rindfleisch, Nüssen und Hülsenfrüchten enthalten.

- **Vitamin A.** Inzwischen sind mehrere Studien erschienen, die eine Verbindung von Vitamin A zur Neuroplastizität herstellen, der Anpassungs- und Wachstumsfähigkeit des Gehirns. Leber, Makrele und Wildlachs weisen einen hohen Vitamin-A-Gehalt auf.

- **Vitamin $B_6$.** Vitamin $B_6$ spielt eine entscheidende Rolle für Gehirnentwicklung und -funktion. Den Bedarf stellt man durch Vollkornprodukte, Schweinefleisch und Eier sicher.

- **Vitamin $B_{12}$.** Vitamin $B_{12}$ ist zentral bei der Herstellung stimmungsregulierender chemischer Stoffe im Gehirn wie Serotonin, Noradrenalin und Dopamin. Außerdem unterstützt es die Bildung von Myelin, einer Membranschicht, die die Gehirnzellen umgibt und die Geschwindigkeit der Erregungsleitung erhöht. Venusmuscheln, Rinderleber und Muscheln sind reich an Vitamin $B_{12}$.

- **Vitamin C.** Bei Vitamin C handelt es sich um ein starkes Antioxidans, das Schäden, die freie Radikale in den Gehirnzellen anrichten, ausgleichen kann. Kirschen, Chilis und Brauner Senf sind Lebensmittel, die uns, abgesehen vom täglichen Glas Orangensaft, mit Vitamin C versorgen.

- **Zink.** Bei Zink handelt es sich um einen weiteren Mineralstoff, der bei der Regulierung der Gehirnsignale und für die Neuroplastizität eine wichtige Rolle spielt. Unsere Zinkwerte lassen sich erhöhen, indem wir Kürbiskerne, Austern und Putenhackfleisch in unsere Ernährung integrieren.

Über all diese und noch ein paar weitere Nährstoffe werden wir uns eingehender in den Folgekapiteln unterhalten. Doch statt alle Energie darauf zu verwenden, mehr von einem speziellen Nährstoff oder dem »Superfood« der Saison zu essen, möchte ich deine Aufmerksamkeit darauf lenken, deine Ernährung um mehr Lebensmittelkategorien mit einem hohen Nährstoffgehalt für das Gehirn zu erweitern. Während es vergleichsweise leicht ist, ein einzelnes Superfood unterzubringen – schließlich bin ich nicht umsonst als der »reformierte Grünkohljünger« bekannt –, haben wir alle unterschiedliche Geschmacksvorlieben. Wenn wir etwas breiter gefasste Lebensmittelkategorien betrachten, wird dir bald auffallen, dass viele dieser essenziellen Nährstoffe tendenziell gehäuft auftreten. Und ich versichere dir: Es ist durchaus möglich, Depressionen und Angststörungen mit Hilfe deiner Ernährung den Kampf anzusagen, ohne auch nur ein einziges Kohlblatt zu essen.

Im weiteren Verlauf des Buches werde ich beleuchten, auf welch vielfältige Art und Weise diese verschiedenen Lebensmittelkategorien dabei helfen können, eine Spitzengehirngesundheit zu erlangen – und Depressionen vorzubeugen. Außerdem werden wir besprechen, warum dir Ballaststoffe, gute Bakterien und entzündungshemmende Nährstoffe ebenfalls den Rücken stärken können. Doch während wir uns in den folgenden Kapiteln weiter über diese Nährstoffe und ihre entzündungshemmenden und die Darmflora bereichernden Eigenschaften unterhalten, möchte ich eine ebenso entscheidende wie einfache Tatsache unterstreichen: Ernährung ist ein Faktor der mentalen Gesundheit, der allein deiner Kontrolle unterliegt. Am Ende musst du selbst entscheiden, welche nährstoffreichen Optionen am besten zu dir passen. Und du solltest nicht zuletzt diejenigen wählen, die dir am meisten Freude bereiten und am besten schmecken.

Essen ist Medizin. Die Ernährungspsychiatrie zeigt uns Studie für Studie, dass unsere mentale Gesundheit zu einem Großteil von unserer Nahrung abhängt. Indem du also durch nährstoffreiche Lebensmittel, deren Wirkung nachgewiesen ist und die dem Gehirn die nötigen Baustoffe zur Verfügung stellen, einige gezielte Änderungen an deiner Ernährung vornimmst, steht es in deiner Macht, deine mentale Gesundheit zu verbessern. Worauf wartest du noch?

## KAPITEL 1 – ZUSAMMENFASSUNG

- In den letzten Jahren haben Mediziner aus aller Welt festgestellt, dass die Ernährung eine Schlüsselrolle bei der Prävention und Behandlung körperlicher Beschwerden wie kardiovaskulären Erkrankungen und Diabetes spielt.
- Bei dem aufstrebenden Forschungsfeld der Ernährungspsychiatrie handelt es sich um eine neue, stetig wachsende Bewegung, die sich auf den therapeutischen Nutzen der Ernährung zur Optimierung der Gehirngesundheit konzentriert und damit ihren Beitrag zur Prävention und Behandlung psychischer Erkrankungen leistet.
- Das amerikanische Analysesystem DSM-5 (Diagnostic and Statistical Manual of Mental Disorders), das von Psychiatern zur Diagnose psychischer Störungen herangezogen wird, definiert Depression als einen multiplen Symptomkomplex, der Niedergeschlagenheit, Antriebslosigkeit, Konzentrationsmangel, Appetitveränderungen und abnehmendes Interesse oder nachlassende Freude an für gewöhnlich erfreulichen Aktivitäten über einen

Zeitraum von mehr als zwei Wochen beinhaltet. Außerdem wird festgestellt, dass Depressionen disruptiv sind, also den Erkrankten in seiner Lebensqualität einschränken.

- Das DSM-5 definiert eine generalisierte Angststörung, die am meisten verbreitete Angststörung, als »übermäßige Angst oder Sorge«. Zu den Symptomen zählen ein Gefühl der Überdrehtheit, Gereiztheit, Müdigkeit und Schlafstörungen. Wenn bei dir eine Angststörung diagnostiziert wird, erlebst du einige dieser Symptome über sechs Monate hinweg an mehr Tagen, als du symptomfrei bleibst.
- Um die Lebensmittel mit der höchsten Konzentration an gehirngesunden Nährstoffen gegen Depressionen zu identifizieren, haben meine Kollegin Laura LaChance, MD, und ich die Antidepressive Lebensmittelskala (Antidepressant Food Scale, kurz AFS) erstellt. Sie umfasst Folat, Eisen, langkettige Omega-3-Fettsäuren, Magnesium, Kalium, Selen, Thiamin, Vitamin A, Vitamin $B_6$, Vitamin $B_{12}$, Vitamin C und Zink.
- Angststörungen werden stark von unserer Ernährung beeinflusst. Zu Depressionen wurde bereits viel geforscht, die Ernährung spielt jedoch auch bei der Regulierung von Angstzuständen eine große Rolle. Obwohl es sich bei Depressionen und Angststörungen um unterschiedliche Erkrankungen handelt, haben sie eine große Schnittmenge in den therapeutischen Möglichkeiten der Ernährungspsychiatrie. Änderungen in den Bereichen Ernährung und Lebenswandel können beide Störungen lindern, weil sie die Gehirngesundheit verbessern.

- Wissenschaftliche Studien zeigen, dass Ernährungsformen wie eine mediterran inspirierte Küche, die sehr reich an gehirngesunden Nährstoffen ist, in der Lage sind, psychischen Erkrankungen wie Depressionen und Angststörungen vorzubeugen und sie zu bewältigen.

# KAPITEL 2

## Zwölf Nährstoffe für ein gesünderes Gehirn

### Die grundlegenden Bausteine mentaler Fitness

Hast du jemals darüber nachgedacht, woraus dein Gehirn eigentlich besteht?

Wir reden oft über das Gehirn, als wäre es ein Muskel. Wahrscheinlich hast du von dem einen oder anderen Experten schon gehört, dass dein Gehirn genau wie die Muskeln deines Körpers Ertüchtigung braucht, um gesund zu bleiben. Wer rastet, der rostet, heißt es – wir bräuchten mentale Stimulation, damit unser Gehirn schneller und stärker wächst und vor allem fit bleibt. Sowohl Gehirn als auch Muskeln bestehen aus speziellen Fasern, die ihre Funktion aufrechterhalten. Und natürlich fühlt sich dein Gehirn nach einem harten Workout – einer Abschlussprüfung oder einem schwierigen Kreuzworträtsel – möglicherweise ebenso erschöpft an wie deine Beine nach einer Fahrradtour oder einigen Kilometern auf dem Laufband.

Da sie so einfach ist, bietet sich diese Analogie hervorragend für alltägliche Unterhaltungen an. Es ist die Art von Vergleich, die Menschen dazu ermuntern soll, sich intellektuellen Herausforderungen wie Sudoku zu widmen oder in Lesekreise einzutreten. Und er leistet auch gute Dienste, um hervorzuheben, wie das Gehirn sich mit der Zeit verändern und verbessern kann.

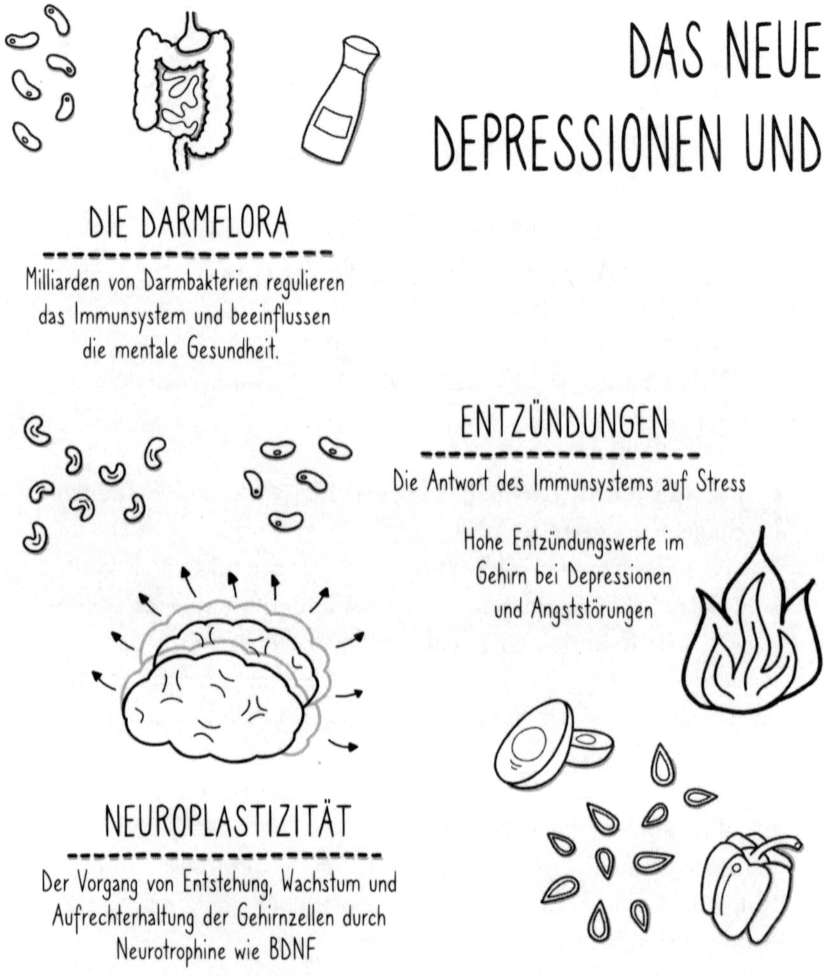
DAS NEUE
DEPRESSIONEN UND
DIE DARMFLORA
Milliarden von Darmbakterien regulieren das Immunsystem und beeinflussen die mentale Gesundheit.
ENTZÜNDUNGEN
Die Antwort des Immunsystems auf Stress
Hohe Entzündungswerte im Gehirn bei Depressionen und Angststörungen
NEUROPLASTIZITÄT
Der Vorgang von Entstehung, Wachstum und Aufrechterhaltung der Gehirnzellen durch Neurotrophine wie BDNF

Nichtsdestotrotz hat das Gehirn in Wahrheit nicht die geringste Ähnlichkeit mit einem Muskel.

Beim Gehirn handelt es sich um das komplexeste Organ des menschlichen Körpers. Es ist eine 1,3 Kilogramm schwere Kommando- und Kontrollzentrale mit mehr als 80 Milliarden Nervenzellen, die Nervenimpulse übertragen und Synapsen bilden, also

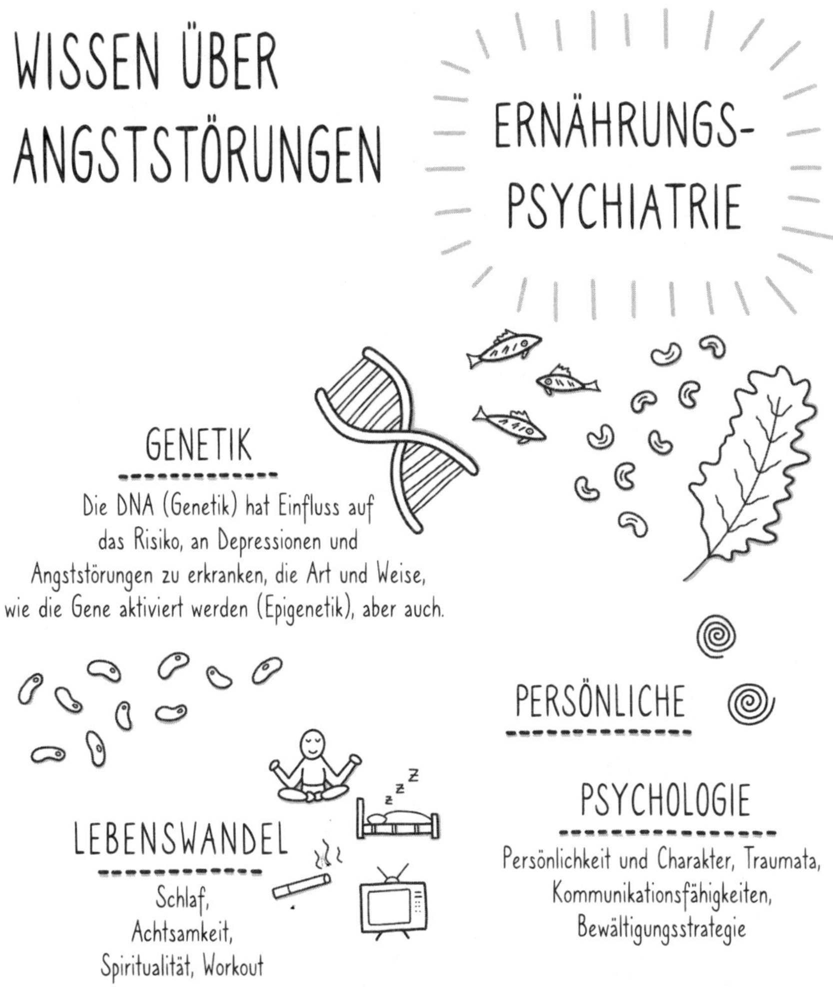
WISSEN ÜBER ANGSTSTÖRUNGEN
ERNÄHRUNGS-PSYCHIATRIE
GENETIK
Die DNA (Genetik) hat Einfluss auf das Risiko, an Depressionen und Angststörungen zu erkranken, die Art und Weise, wie die Gene aktiviert werden (Epigenetik), aber auch.
PERSÖNLICHE
PSYCHOLOGIE
Persönlichkeit und Charakter, Traumata, Kommunikationsfähigkeiten, Bewältigungsstrategie
LEBENSWANDEL
Schlaf, Achtsamkeit, Spiritualität, Workout

zentrale Verknüpfungen, die jeden Gedanken, jedes Gefühl und jede Handlung ermöglichen. Doch das Gehirn beherbergt noch eine weitere Kategorie einzigartiger Zellen, sogenannte Gliazellen, die eine fettige schützende Hülle um die Nervenzellen bilden. Einige Experten schätzen, dass es dreimal so viele Gliazellen wie Nervenzellen gibt. Durch ihren besonderen Aufbau haben sie indirekt Einfluss auf die Effizienz der neuronalen Signalübertragung im Kortex. Das Gewebe, das diese Nerven- und Gliazellen bilden, unterscheidet sich in Form und Funktion erheblich von den Muskelfasern.

Während das Gehirn mit diesen Milliarden über Milliarden von Zellen bereits ziemlich überfüllt scheint, sind hier zusätzlich noch Blutgefäße und Kapillaren beheimatet, die die Gehirnzellen mit dem sauerstoffreichen Blut versorgen, das sie für ihre volle Funktionsfähigkeit benötigen. Außerdem findet sich dort eine Fülle verschiedener Signalmoleküle, darunter Hormone und Neurotransmitter, die dabei helfen, neuronale Signale von Zelle zu Zelle zu leiten. Wahrscheinlich hast du bereits von Serotonin, Dopamin und Glutaminsäure gehört – alles Neurotransmitter, die mit Depressionen und Angststörungen in Verbindung gebracht werden. Wissenschaftler haben zudem herausgefunden, dass Botenstoffe wie NMDA (N-Methyl-D-Aspartat) und Endocannabinoide ebenfalls eine wichtige Rolle spielen. Ungeachtet dessen sollte ich nicht vergessen, die Zellrezeptoren zu erwähnen. Dabei handelt es sich um spezielle Proteine, die Botenstoffe »fangen« und damit Signalen ermöglichen, an der Synapse von Zelle zu Zelle zu gelangen. Und im folgenden Kapitel werden wir uns noch mit einem weiteren Gehirnmolekül namens BDNF beschäftigen, das von vielen Neurowissenschaftlern als »Gehirndünger« bezeichnet wird.

Das ist zugegebenermaßen eine Menge Lernstoff – dabei habe ich lediglich an der Oberfläche dieses außerordentlichen Organs gekratzt, ebenso wie an dem komplexen Zusammenspiel seiner Bestandteile, um eine optimale Gehirngesundheit zu fördern. Doch nun, da wir die Grundlagen grob umrissen haben, möchte ich, dass du eines verstehst: Dein Gehirn ist, was du isst, und sein allgemeines Wohlergehen ist stets eng mit deiner Ernährung verflochten. Das liegt daran, dass unser Gehirn, einfach ausgedrückt, aus Nahrung besteht.

Unser Gehirn verbraucht wie gesagt 20 Prozent unserer gesamten aufgenommenen Nahrung. Diese Nahrung stellt die Energie und Nährstoffe bereit, um jedes Element unserer Gehirnstruktur herzustellen und zu erhalten. Die entscheidenden Neurotransmitter und Rezeptoren bestehen aus speziellen Proteinen und Aminosäuren, die du mit deiner Nahrung aufnimmst. Analog dazu hängt der Zustand deiner Gliazellen davon ab, dass du ihnen genügend Omega-3-Fettsäuren zuführst. Mineralstoffe wie Zink, Selen und Magnesium liefern nicht nur die Bausteine für die Zellen und das Gehirngewebe, sie helfen auch lebenswichtige Neurotransmitter zu synthetisieren. Und B-Vitamine haben sich als unerlässliche Helfer beim Übertragen von Nervenimpulsen erwiesen. Wenn einer oder mehrere dieser gehirngesunden Nährstoffe fehlen, wirkt sich das negativ auf Kognition, Stimmung und die Funktionstüchtigkeit des gesamten Organs aus. Nehmen wir Serotonin, einen Neurotransmitter, der uns vor allem als Stimmungsmacher ein Begriff ist. Wenn wir keine Lebensmittel essen, die uns mit ausreichend Eisen, Folat und Vitamin $B_{12}$ versorgen, kann der Körper diesen stimmungsaufhellenden Stoff nicht in ausreichender Menge produzieren.

Bisher haben wir kaum einen Gedanken daran verschwendet, wie unser Speiseplan mit unserem Gehirn zusammenhängt. Doch so muss es nicht sein. Du kannst selbst bestimmen, welche Baustoffe du deinem Gehirn liefern möchtest. Du kannst qualitativ hochwertige, nährstoffreiche Zutaten und Lebensmittel essen, um es zu Hochleistungen zu bringen. Wenn dir das gelungen ist, hast du gute Aussichten, Affekt- und Angststörungen vorzubeugen und sie besser zu bewältigen.

Letztlich hast allein du die Macht zu entscheiden, woraus dein Gehirn bestehen soll – und kannst dementsprechend Wachstum, Resilienz und Gesundheit fördern. In Wahrheit werden bessere Gehirne nicht einfach so geboren – sie entstehen durch die Entscheidungen, die wir jeden Tag treffen, wenn es um unser Essen geht.

## Wie Essgewohnheiten die mentale Gesundheit verändern

Im Laufe des vergangenen Jahrhunderts hat sich unsere Esskultur drastisch gewandelt. Unsere Urgroßeltern haben sich von frischen, saisonalen und vollwertigen Lebensmitteln ernährt, die auf Bauernhöfen nur wenige Kilometer von ihrem Haus entfernt angebaut wurden. Heute steht insbesondere die amerikanische Essenslandschaft auf den Grundpfeilern der industriellen Landwirtschaftsunternehmen und vorverpackter Lebensmittel. Beinahe 60 Prozent der von uns konsumierten Nahrung fallen unter die Kategorie der verarbeiteten Lebensmittel mit hohen Bestandteilen an raffinierten Kohlenhydraten und Zucker, Farbstoffen, Transfetten und Konservierungsmitteln. Man kann kaum ein paar Häuserblocks fahren, ohne an einer Fast-Food-Kette oder einem Imbiss vorbeizukommen. Die zugänglichsten Nahrungsmittel – für die noch dazu am meisten geworben wird – stecken voller Inhaltsstoffe, vor denen Ärzte eindringlich warnen.

Als ich anfing, mich für die Schnittstelle zwischen Ernährung und mentaler Gesundheit zu interessieren, lernte ich, wie stark sich die amerikanischen Essgewohnheiten in den vergangenen Jahrzehnten im Schnitt gewandelt haben. Uns wurde geraten, anstelle von Milchfetten doch lieber Pflanzenöle und Margarine zu uns zu nehmen. Nebenbei waren diese Produkte einfach und billig in der Herstellung und haben im Gegensatz zu Milchprodukten ein langes Leben im Regal. Mit diesem einzelnen Wandel erhielt eine unglaubliche Menge an ungesättigten Transfettsäuren, von denen wir heute wissen, dass sie mit Herz- und Gehirnerkrankungen in Verbindung stehen, Einzug in die typische westliche Ernährung. Wir haben die Farbe von Lebensmitteln verändert, indem wir künstliche Farbstoffe voller krebserregender Eigenschaften hinzugegeben haben. Damit Geschmack und Textur die Zeit überdauern, haben wir unseren verarbeiteten Lebensmitteln hohe Mengen an Natrium und Zucker beigemischt. Lies mal die Inhaltsstoffe auf den Verpackungen im Supermarkt. Du wirst feststellen, dass viele Lebensmittel mehr Zusatzstoffe als natürliche Zutaten enthalten. Das erschwert uns nicht nur die Nährstoffaufnahme, um Depressionen und Angststörungen zu bekämpfen, die westliche Ernährungsweise liefert uns auch eine Vielzahl von Nährstoffen und Molekülen, die schädlich für unsere Gehirngesundheit sind. Deshalb steigt bei den meisten von uns das Risiko, an Depressionen oder Angststörungen zu erkranken.

So kann es nicht weitergehen.

Anstatt uns mit den lebenswichtigen Nährstoffen zu versorgen, die in vollwertigen Lebensmitteln von Natur aus enthalten sind und die Bausteine für ein gesundes Gehirn liefern, erhalten wir jede Menge Chemie und Konservierungsmittel. Mag sein, dass unser Magen von diesen Fertiggerichten gesättigt wird, doch unser Gehirn wird es nicht. Dem US-Landwirtschaftsministerium (USDA) zufolge stellt die große Mehrheit der Amerikaner ihren Tagesbedarf an grundlegenden Nährstoffen nicht sicher. Rund ein Drittel leidet unter Zinkmangel, 68 Prozent fehlt es an Magnesium, und erschreckende 75 Prozent nehmen zu wenig Folat auf. Wenn unser Gehirn aber nicht mit den nötigen Grundbaustoffen versorgt wird, kann es auch schlecht Bestleistungen abliefern.

Woher ich das weiß? Nun, während ich und viele meiner Kollegen im aufstrebenden Feld der Ernährungspsychiatrie schon lange einen Verdacht hegen, werden unsere Mutmaßungen inzwischen von einer Fülle übereinstimmender Nachweise gestützt. Es gibt jede Menge wissenschaftliche Studien, die zeigen, dass unsere Nahrung in direktem Zusammenhang mit unserer Stimmung und unseren Ängsten steht.

## Die Schnittstelle zwischen Ernährung und Gehirngesundheit

Vor fast sechzig Jahren haben epidemiologische Studien (Studien, die Gesundheits- und Krankheitstrends innerhalb bestimmter Bevölkerungsgruppen untersuchen) etwas Interessantes nachgewiesen. Individuen, die in mediterranen Regionen wie Spanien, Griechenland und Italien lebten, litten mit einer geringeren Wahrscheinlichkeit an Herz-Kreislauf-Erkrankungen als Menschen in anderen Teilen der Welt. Das machte die Wissenschaft neugierig. Lag es an der Bedeutung von Familie und Gemeinschaft in diesem Kulturraum? An regelmäßiger körperlicher Ertüchtigung? War es die Ernährung? Oder alles zusammen?

In den folgenden Jahrzehnten, in denen man versuchte, diese Fragen zu beantworten, erkannten die Wissenschaftler schnell, dass all diese Faktoren wichtig für unsere Gesundheit und unser Wohlbefinden im Laufe unseres Lebens sind. Doch ein Blick auf die dortigen Essgewohnheiten zeigte auch, dass die mediterrane Küche, die typischerweise viel frisches Obst und Gemüse, Fisch, Vollkornprodukte, Nüsse und Olivenöl auf den Tisch bringt, nicht nur gut fürs Herz, sondern auch fürs Gehirn ist. Studie um Studie wies nach, dass diese Ernährungsform das Risiko, einen Herzinfarkt oder einen Schlaganfall zu erleiden, senkt. Als die Wissenschaftler sich tiefer in die Daten gruben, fiel ihnen außerdem ein Zusammenhang zwischen einer mediterranen Ernährung und einem rückläufigen Auftreten von Demenz und Depressionen auf.[4, 5] Frühere Studien hatten bereits nachgewiesen, dass ein regelmäßiger Verzehr von Olivenöl an sich bereits hilft, Depressionen vorzubeugen und die Symptome derer, die bereits daran erkrankt waren, zu lindern. Doch offenbar reicht gesundes Fett allein nicht aus. Die mediterrane Vorliebe für Vollwertnahrung, Vollkornprodukte und Fisch ist Gesundheit und Wohlergehen ebenfalls zuträglich.

Man muss wissen, dass die mediterrane Ernährung nicht nur für ältere Menschen gesund ist. Eine meiner liebsten epidemiologischen Studien wurde von der spanischen Universität in Navarra durchgeführt. Die Wissenschaftler begleiteten im Rahmen der SUN-Kohortenstudie 10094 Universitätsstudenten, von denen zu Beginn des Studiums keiner von depressiven Verstimmungen oder der Einnahme von Antidepressiva berichtete, um die Rolle der Ernährung bei späteren Entwicklungen depressiver Störungen zu untersuchen. Wie du vielleicht weißt, sind die späten Teenager- und jungen Erwachsenenjahre oft die Lebensphase, in der Menschen zum ersten Mal mit depressiven Symptomen zu kämpfen haben. Wenn wir zielgerichtet eingreifen könnten, um Depressionen vorzubeugen, wäre dies ein hervorragendes Alter. Zu Beginn der Studie beantworteten die Probanden in einem Fragebogen, welche Lebensmittel sie regelmäßig zu sich nahmen. Dieser Bogen enthielt 136 Fragen, die den Wissenschaftlern helfen sollten, die Essgewohnheiten der Probanden zu verstehen und nachzuvollziehen, wie oft sie typisch mediterrane Lebensmittel wie frisches Gemüse, Fisch, Vollkornprodukte und gesunde Fette aßen. Als Nächstes analysierte ein ausgebildeter Ernährungsberater die Ergebnisse und wies jedem Probanden eine Wertung für die Befolgung der mediterranen Ernährung zu. Je mediterraner sie sich ernährten, desto höher fiel die Wertung aus.

Am Ende stellten die Wissenschaftler fest, dass die Probanden mit den höchsten Wertungen im Zeitraum der folgenden viereinhalb Jahre mit einer sehr viel geringeren Wahrscheinlichkeit Depressionen entwickelten. Tatsächlich war ihr Risiko, die Krankheit zu entwickeln, um 42 Prozent geringer. Inzwischen wird es dich wohl nicht weiter überraschen, dass die Probanden, die sich dagegen eher im westlichen Stil ernährten, also mit vielen Kohlenhydraten, Pflanzenölen und verarbeiteten Nahrungsmitteln, mit einer viel größeren Wahrscheinlichkeit an Depressionen erkrankten. Auch ihr Risiko, eine Affektstörung zu entwickeln, war ungleich höher. Diese Ergebnisse passen zu den Ergebnissen der früheren Studien, die der mediterranen Ernährung eine positive Rolle bei der Prävention von Herz- und Gehirnerkrankungen zuwiesen. In diesem Fall beobachteten die Wissenschaftler der Universität Navarra darüber hinaus, dass eine strenge Einhaltung dieser Ernährung vor Depressionen schützt.

Diese Art epidemiologischer Studien wurde inzwischen mehrfach in verschiedenen Bevölkerungsgruppen unterschiedlichen Alters, Geschlechts und unterschiedlicher Herkunft wiederholt. Betrachtet man sie alle zusammengenommen, ergeben sich weitreichende Schlussfolgerungen, wie wir die Bürde der Depressionen leichter machen können. Wir können sogar verhindern, dass es überhaupt zu depressiven Episoden kommt. Nichtsdestotrotz muss man im Hinterkopf behalten, dass der mediterrane Lebenswandel mehr Dinge umfasst als lediglich Ernährung. Menschen, die in Griechenland und Italien leben, verzehren zwar viel Olivenöl, doch im Schnitt laufen sie auch mehr, fahren mehr Fahrrad und schwimmen mehr als die Amerikaner. In der Tat stellte die SUN-Kohortenstudie fest, dass Probanden mit höheren Wertungen tendenziell auch körperlich aktiver waren.

Aber gibt es vielleicht auch Hinweise, die vermuten lassen, dass sich allein eine Änderung der Essgewohnheiten auf die Stimmung auswirkt? Die gibt es tatsächlich. Psychiater des University of Pittsburgh Medical Center (UPMC) führten eine Lebenswandel-Interventionsstudie an älteren Erwachsenen durch, die zuvor wiederholt depressive Episoden durchgemacht hatten. Sie baten 95 Probanden im Alter von fünfzig Jahren und älter, ihre Ernährung mit Hilfe einer Ernährungsberatung gesünder zu gestalten. Ironischerweise nahmen diese Psychiater zunächst gar nicht an, dass die Ernährungsumstellungen auch nur den kleinsten Unterschied machen würden. Sie wollten einfach nur eine gesunde, positive Intervention mit anderen Behandlungsmethoden wie der Psychotherapie vergleichen, um zu sehen, was älteren Patienten, die keine Antidepressiva nehmen wollten, am meisten half.

Die Ernährungsberatung, die diese Psychiater anboten, war nicht sonderlich kompliziert. Tatsächlich sammelten die Wissenschaftler einfach nur ein paar allgemeine Ratschläge von diversen Behörden für Krankenpfleger oder psychologische Berater zusammen, die sie mit den Probanden in sechs bis acht Sitzungen durchgingen. Die Interventionisten unterbreiteten ihnen einige allgemeine Ernährungsratschläge, überprüften die Nahrungsaufnahme und halfen den Probanden, Mahlzeiten zu planen und Einkaufslisten zu erstellen, die es ihnen erleichterten, sich auch an die Ernährung zu halten. Auch die Beratungsgespräche waren nicht sehr umfangreich. Die Erstbesprechung dauerte rund eine Stunde, die nachfolgenden Sitzungen jeweils nur etwa dreißig Minuten. Im Durchschnitt erhielt jeder Proband im Zeitraum von zwei bis drei Monaten lediglich acht Stunden Beratung. Die Wissenschaftler des UPMC waren dementsprechend schockiert, als sie feststellten, dass sich die depressiven Symptome bei den Probanden, die eine Ernährungsberatung erhalten hatten, im Zeitraum der Studie um 40 bis 50 Prozent verbesserten. Noch beeindruckender ist, dass diese Verbesserungen für mehr als zwei Jahre anhielten. Vor dem Hintergrund, dass die meisten Analysen von Gesprächstherapien auf Verbesserungen von 20 bis 25 Prozent kommen, sind die Ergebnisse des UPMC ein Grund zum Feiern.

Doch Wissenschaftler des UPMC beeilten sich festzuhalten, dass ihre Studie keine direkten Beweise liefern konnte, dass eine Ernährungsumstellung tatsächlich depressive Symptome lindert – obwohl verschiedene andere Ernährungsinterventionsstudien zu ähnlichen Ergebnissen gekommen waren. Um einen kausalen Zusammenhang herzustellen, also zu zeigen, dass eine bestimmte Intervention ein bestimmtes Ergebnis nach sich zieht, benötigt man jedoch eine randomisierte, kontrollierte klinische Studie. In dieser Art der Studie werden Menschen, die eine klinische Intervention erhalten, zufällig ausgewählt und mit einer Kontrollgruppe verglichen. Es handelt sich bei dieser Vorgehensweise um den Goldstandard der klinischen Forschung zur Erprobung aller möglichen Behandlungsformen. Jedes von der Food and Drug Administration (FDA), der US-amerikanischen Behörde für Lebens- und Arzneimittel, anerkannte Medikament, egal ob zur Behandlung von Ekzemen oder von Krebs, hat diese rigorose Testphase durchlaufen.

Da es sich bei der UPMC-Studie nicht um eine randomisierte Studie handelte – wie die Wissenschaftler selbst zugaben, hatten sie eigentlich nie im Sinn gehabt, Ernährungsberatung tatsächlich als Behandlungsmethode zu erproben –, besteht die Möglichkeit, dass irgendein anderer Faktor zumindest teilweise die beobachtete Verbesserung der depressiven Symptome erklärt. Es war höchste Zeit für eine klinische Studie, um zu ergründen, ob die Ernährungsinterventionen tatsächlich so effektiv waren, wie die Wissenschaftler zu ahnen begannen.

Es mangelt nicht an Daten, die zeigen, dass die Ernährung bei Depressionen und Angststörungen eine Rolle spielt. So kamen die Autoren einer relativ jungen Studie von der University of Delhi in Indien zu dem Schluss, dass sich die substanziellen Nachweise eines Zusammenhangs zwischen Ernährungsqualität, Nährstoffmängeln und der mentalen Gesundheit häufen und Psychiater und andere Ärzte im mentalen Gesundheitswesen hier leicht ansetzen könnten, um psychischen Erkrankungen wie Depressionen vorzubeugen oder sie zu behandeln.[6] Doch ohne eine klinische Studie, jenen »Goldstandard«, um eine spezifische Behandlungsmethode zu erproben, lässt sich kaum schlüssig argumentieren, dass man Patienten mit Depressionen und Angststörungen eine Ernährungsumstellung verschreiben sollte.

## Endlich ist der Goldstandard da

Jahrzehntelang haben sich Psychiater bei der Behandlung von Depressionen und Angststörungen auf Antidepressiva und Psychotherapie verlassen und Faktoren im Bereich Lebenswandel, darunter auch die Ernährung, weitestgehend ignoriert. Doch im Jahr 2017 veröffentlichten Wissenschaftler des australischen Mood and Food Centre an der Deakin University School of Medicine die erste randomisierte, kontrollierte klinische Studie einer Ernährungsintervention bei Erwachsenen, die unter einer Depression litten. Sie gaben ihr den passenden Namen SMILES-Studie (Supporting the Modification of Lifestyle in Lowered Emotional States).

Dieses Forschungsprojekt, das von zwei Vorreitern der Ernährungspsychiatrie, Felice Jacka und Michael Berk, durchgeführt wurde, untersuchte 176 Probanden, die an Depressionen litten und von denen viele bereits eine Behandlung in Form von Medikamenten oder Gesprächstherapie erhielten. Nach dem Zufallsprinzip wurde der Hälfte von ihnen eine Ernährungsintervention verschrieben, die sieben Ernährungsberatungen mit einem zertifizierten Ernährungsberater umfasste. Alle Sitzungen, die über einen Zeitraum von drei Monaten abgehalten wurden, dauerten jeweils etwa eine Stunde. In dieser Zeit lehrte der Ernährungsberater die Probanden alles über die mediterrane

Ernährung und half ihnen, eine modifizierte Version in ihrem Leben umzusetzen. Ein Großteil ihrer Arbeit bestand schlicht darin, den Probanden zu helfen, einige Umstellungen oder Ergänzungen ihrer Essgewohnheiten vorzunehmen – Butter durch Olivenöl zu ersetzen oder mehr Hülsenfrüchte unter ihre Lieblingsgerichte zu mischen. Bei der anderen Hälfte der Probanden wurden Kontrollbedingungen geschaffen, indem sie einem Besuchsprotokoll unterzogen wurden: Die Wissenschaftler verbrachten ebenso viel Zeit damit, sie, statt mit Ernährungstipps zu versorgen, im Grunde einfach nur zu besuchen.

»Es gab viele Daten, die auf einen Zusammenhang zwischen Ernährung und mentaler Gesundheit hinwiesen, aber Korrelation bedeutet nicht zwangsläufig Kausalität. Wir mussten prüfen, ob Ernährungsumstellungen tatsächlich Auswirkungen auf Depressionen haben«, sagte Jacka. »Darum haben wir uns entschieden, die Studie durchzuführen.«

Eine klinische Studie rund um Ernährungsinterventionen zu entwickeln ist keine leichte Aufgabe. Man kann der Kontrollgruppe beispielsweise nicht einfach eine »Junkfood-Diät« verschreiben. Das wäre unethisch. Daher kamen Jacka und ihre Kollegen auf die Idee mit dem Besuchsprotokoll.

»Besuchsprotokolle werden in psychotherapeutischen Studien oft angewandt, weil sie die Besuche bei einem Psychotherapeuten oder einem anderen Praktizierenden im mentalen Gesundheitswesen nachstellen, ohne dass darin eine Beratung stattfindet«, sagte sie. »Man bekommt soziale Interaktion und hat für eine Stunde ein Gegenüber, das zuhört und mit einem redet. Dass diese Form der Interaktion Menschen mit Depressionen hilft, wurde bereits nachgewiesen.«

Zu Beginn der Studie nahmen die Wissenschaftler eine grundlegende Einschätzung der depressiven Symptome eines jeden Probanden vor und kontrollierten diese nach drei und sechs Monaten. Sie stellten fest, dass die Individuen der Ernährungsgruppe eine Remissionsrate von rund 32 Prozent hatten. Mit anderen Worten: Rund ein Drittel der Menschen, die eine Ernährungsintervention erhielten, erholte sich vollständig von ihrer Depression. Die Wissenschaftler hatten so gut wie jeden anderen Faktor ausgeschlossen. Diese positive Entwicklung war nicht auf soziale Interaktion oder Bewegung zurückzuführen – auch wenn sich diese beiden Faktoren zugegebenermaßen ebenfalls positiv auf die mentale Gesundheit auswirken. Auch am Gewicht konnte es nicht liegen, da keiner der Probanden im Verlauf der Studie signifikant zu- oder abnahm. Am Ende waren es wirklich die kleinen, aber nachhaltigen Veränderungen in der Ernährung, die den großen Unterschied machten. Seither sind andere Studien zu ähnlichen Ergebnissen gekommen: Eine veränderte Ernährung kann helfen, depressive Symptome zu lindern oder gar vollständig zu heilen.[7]

»Wir hätten der Ernährung nie eine so große Wirkung zugeschrieben – wir haben mit viel subtileren Veränderungen gerechnet«, kommentiert Jacka. »Alles, was unsere Ernährungsberater getan haben, war, den Probanden etwas über eine gesündere Ernährung zu erzählen und einige Ratschläge zu geben, wie sie durch kleine Veränderungen dorthin kommen können. Diese Studie hat viele erstaunliche Dinge zutage gefördert, aber ich glaube, die größte Überraschung ist, dass selbst Menschen mit moderater bis schwerer klinischer Depression ihre Ernährung verbessern konnten. Trotz ihrer Symptome ist es ihnen gelungen, Veränderungen herbeizuführen und mehr gesunde Lebensmittel in ihre Ernährung mit einzubeziehen. Rund 30 Prozent der Probanden, die eine Ernährungsintervention bekommen haben, gingen in eine sogenannte klinische Remission über, was bedeutet, dass ihre Symptome so stark zurückgingen, dass sie klinisch nicht mehr als depressiv galten.«

Jacka fügte hinzu, dass der Rückgang der Symptome eng damit zusammenhing, wie sehr die Menschen ihre Ernährung verändert hatten. »Je mehr die Leute ihre Ernährung verbessern konnten, desto besser ging es ihnen«, sagte sie. »Es war wirklich erstaunlich.«

Jackas Ergebnisse sind außerordentlich und bieten uns Medizinern im mentalen Gesundheitswesen eine Orientierung, wie wir unsere Behandlung ergänzen können, um unsere Patienten zu stärken und ihre Depressionen zu überwinden. Aber was ist mit Angststörungen? Lässt die SMILES-Studie auch Rückschlüsse auf diese Symptome zu? Auf Rückfrage antwortete Jacka, dass ihr oberstes Anliegen die Untersuchung der Auswirkungen von Ernährung auf depressive Symptome gewesen war – doch sie hätten auch einen Rückgang von Angstzuständen beobachtet.

»Angststörungen waren ein untergeordnetes Resultat – uns ging es vor allem um Depressionen«, sagte sie. »Doch die Menschen der Ernährungsgruppe zeigten im Gegensatz zur sozialen Unterstützungsgruppe auch signifikante Verbesserungen hinsichtlich der Schwere ihrer Angstsymptome.«

Während es sich in diesem Fall lediglich um eine kleine Studie handelt, wurden Jackas Erkenntnisse inzwischen von verschiedenen weiteren Studien bestätigt, darunter eine im Jahr 2019 von Heather Francis und ihren Kollegen der australischen Macquarie University durchgeführte Interventionsstudie, die bei jungen Erwachsenen zu ähnlichen Ergebnissen kam. Francis unterzog 101 junge Erwachsene zwischen 17 und 25 Jahren, die an akuten depressiven Symptomen litten und keine sonderlich gesunden Essgewohnheiten hatten, einer dreiwöchigen Intervention. Die Hälfte der Probanden erhielt über ein dreizehnminütiges Video, das sie jederzeit erneut aufrufen konnten, eine Ernährungsintervention. Darin erteilte ihnen ein anerkannter Ernährungsberater Ratschläge, wie sie eine Ernährung im mediterranen Stil in ihren Alltag einführen konnten, und ermunterte sie, ihren wöchentlichen Verzehr von Gemüse, Vollkornprodukten, Nüssen, Fisch und Olivenöl zu erhöhen. Außerdem erhielten sie als Starthilfe einen kleinen Korb mit einigen dieser Lebensmittel und einen kurzen Anruf am Ende der ersten und der zweiten Woche, in dem sie schilderten, wie es ihnen ging. Der anderen Hälfte der Gruppe wurden keinerlei Anweisungen hinsichtlich ihrer Ernährung gegeben, sie wurden lediglich gebeten, nach drei Wochen wiederzukommen.

Genau wie Jacka stellte auch Francis fest, dass die jungen Erwachsenen, die eine Ernährungsberatung erhalten hatten, nach drei Wochen von einer signifikanten Linderung ihrer Depressionen und Ängste berichteten – ebenso drei Monate später, als die Wissenschaftler mit jedem von ihnen telefonierten.[8] Francis schrieb, dass die depressiven Probanden zu ihrer Überraschung nicht nur positive Veränderungen ihrer Ernährung vornahmen, sondern von deren Wirkung auch noch lange nach Ende die Studie profitierten. 70 Prozent der jungen Erwachsenen hielten sich weiterhin an mehrere wichtige Aspekte ihrer Ernährungsberatung. Einmal mehr zeigt sich: Ernährung ist wichtig, vor allem wenn es um Gehirngesundheit geht.

Diese randomisierten, kontrollierten klinischen Studien zeigen, dass Veränderungen der Ernährung tatsächlich unsere mentale Gesundheit beeinflussen können. Junk- und Fast Food durch Lebensmittel voller essenzieller Nährstoffe zu ersetzen kann also deine allgemeine Gehirngesundheit und Hirnfunktion verbessern.

## Die Antidepressive Lebensmittelskala

Meine Kollegin Laura LaChance ist Psychiaterin und klinische Forscherin am Centre for Addiction and Mental Health der University of Toronto. Genau wie bei mir weckte die Flut von Hinweisen, dass sich die Ernährung positiv auf die mentale Gesundheit auswirken kann, ihre Neugier, und wir beschlossen, gemeinsam tiefer in das Thema einzutauchen. Wir verstanden, dass es nicht ausreichte, den Patienten einfach nur aufzutragen, auf eine mediterran inspirierte Ernährung umzustellen. Wer depressiv oder ängstlich ist, hat oft Schwierigkeiten, Änderungen in seinem Lebenswandel vorzunehmen – auch wenn es, wie Jacka feststellte, durchaus gelingen kann. Um die Sache sowohl Medizinern als auch Patienten zu erleichtern, wollten wir konkrete Nährstoffe bestimmen, die laut Forschungsliteratur im Kampf gegen Depressionen am meisten Wirkung zeigen, und in welchen Lebensmitteln sie zu finden sind. Wir wollten Patienten die Lebensmittelkategorien mit dem höchsten gehirngesunden Nährstoffgehalt ans Herz legen, statt ihnen aufzutragen, die mediterrane Ernährung bis ins Kleinste zu imitieren.

(Vielleicht sagst du gerade laut zu dir selbst: »Moment mal! Aber ich nehme doch schon jeden Morgen eine Multivitamintablette! Reicht das nicht?« Offen gestanden höre ich diesen Satz sehr oft. Ich werde darauf näher in Kapitel 6 eingehen, aber die Kurzfassung lautet, dass Nahrungsergänzungsmittel nicht das A und O sind, wenn es darum geht, Körper und Gehirn mit den richtigen Nährstoffen zu versorgen. Der Körper ist darauf ausgelegt, lebenswichtige Nährstoffe aus der Nahrung aufzunehmen. Da können Nahrungsergänzungsmittel einfach nicht mithalten.)

Um die besten gehirngesunden Nährstoffe und die Lebensmittelkategorien, in denen sie enthalten sind, zu bestimmen, durchkämmten Laura LaChance und ich die verfügbare Forschungsliteratur. Wir listeten alle Forschungsergebnisse hinsichtlich essenzieller Vitamine und Mineralstoffe, die im Zusammenhang mit der Prävention und Behandlung von Depressionen stehen, auf und konnten auf diese Weise die bereits erwähnte Antidepressive Lebensmittelskala erstellen. Diese neue Skala listet außerdem Lebensmittel auf, die reich an Nährstoffen und voller verschiedener Vitamine und Mineralstoffe sind und Depressionen und wahrscheinlich auch Angststörungen lindern können.

## Was sind die essenziellen Nährstoffe für echtes Mood Food?

### Folat

Der menschliche Körper benötigt Folat, auch bekannt als Vitamin $B_9$, um DNA herzustellen und zu regulieren. Außerdem ist es entscheidend für die Bildung wichtiger Neurotransmitter wie Serotonin und Dopamin, die im engen Zusammenhang mit Depressionen stehen. Bei Neurotransmittern handelt es sich um spezielle chemische Botenstoffe, über die Gehirnzellen miteinander kommunizieren. Ein gesundes Gehirn ist voll von diesen Molekülen, die sicherstellen, dass die Zellen ihre Aufgabe erfüllen, ganz egal ob es nun darum geht wahrzunehmen, was in der Welt um dich herum geschieht, oder deine Stimmung zu regulieren.

Wahrscheinlich ist dir Folat schon vorher einmal untergekommen. Es wird Schwangeren oft in Form von Folsäure verschrieben, um das Rückenmark und die Gehirnentwicklung des Fötus zu unterstützen. Es sollte wohl nicht weiter überraschen, dass das, was gut für die fetale Gehirnentwicklung ist, auch die Gehirngesundheit von Erwachsenen fördert. Folat unterstützt die Stimmungsregulierung, die Fähigkeit, Freude zu empfinden, und ein klares Denkvermögen.

Bei Folat handelt es sich um die natürliche Form der synthetisch hergestellten Folsäure. Das Wort Folat kommt von *folium*, dem lateinischen Wort für »Blatt« – was eine einfache Eselsbrücke liefert, wo dieses Vitamin vor allem zu finden ist: in Blattgemüse. Wegen seiner unverzichtbaren Rolle beim Bau wichtiger

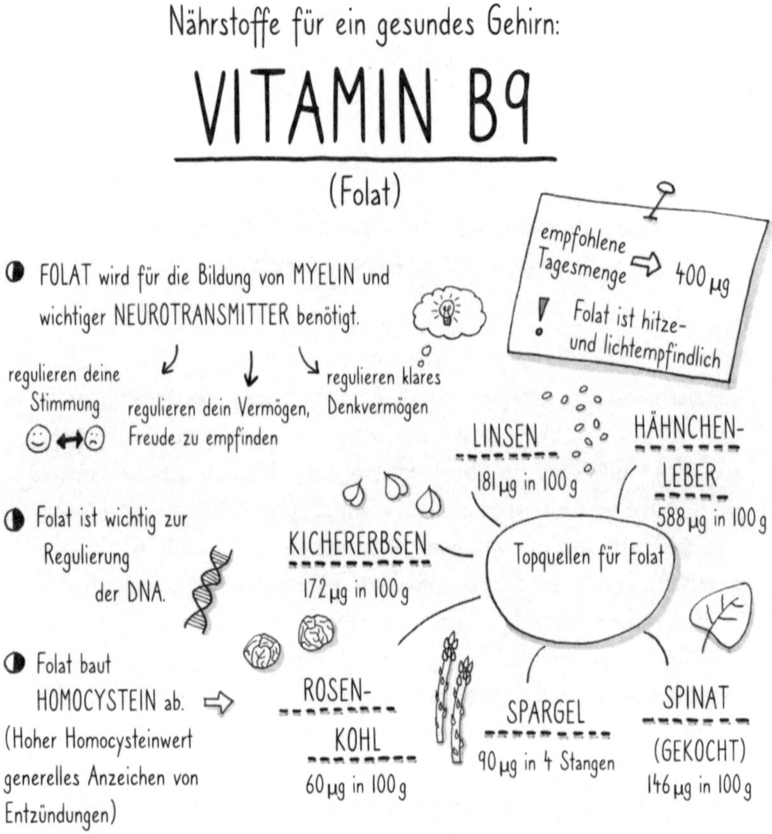


Gehirnmoleküle und der Unterstützung zentraler Prozesse im Gehirn kann ein niedriger Folatwert zu Niedergeschlagenheit, Energieverlust und einem gesteigerten Sorgeempfinden führen. Seit Studien festgestellt haben, dass ein Drittel der depressiven Menschen an einem Folatmangel leidet, kontrollieren wir bei der medizinischen Einschätzung die Blutwerte unserer Patienten.

Zudem wurde ein Folatmangel mit erhöhten Entzündungswerten in Verbindung gebracht. Folat hilft dabei, eine bestimmte Aminosäure namens Homocystein abzubauen. Der Homocysteingehalt im Blut lässt Rückschlüsse auf Entzündungsprozesse im Körper zu. Wenn nicht ausreichend Folat zur Verfügung steht, um Homocystein zu verstoffwechseln, reichert es sich an – und ein hoher Homocysteinwert stellt ein ernstes Risiko nicht nur für Depressionen, sondern auch Herz-Kreislauf-Erkrankungen dar.

**LEBENSMITTELKATEGORIEN:** *Blattgemüse, Regenbogengemüse, Bohnen*

### Eisen

Dein Gehirn benötigt rund ein Fünftel deiner gesamten Energie, um gut zu funktionieren – und um diese Energie zu gewinnen, brauchen deine Gehirnzellen freien Zugang zu Hämoglobin, dem eisenbasierten Protein im Blut, das Sauerstoff von den Lungen zum Gehirn transportiert. Außerdem brauchen sie freien Zugang zu einem weiteren eisenbasierten Protein namens Myoglobin. Es speichert Sauerstoff in den Muskeln für den Fall, dass du auf einen plötzlichen Energieschub angewiesen bist. Aus diesem Grund argumentieren viele, dass Eisen der wichtigste Nährstoff für die allgemeine Hirnfunktion ist.

Doch Eisen spielt auch bei der Entwicklung und Bewältigung von Depressionen und Angststörungen eine zentrale Rolle. Abgesehen davon, dass es unser Gehirn mit dem nötigen Sauerstoff versorgt, ist Eisen auch ein unerlässlicher Faktor bei der Bildung zweier wichtiger Neurotransmitter, die für die Regulierung von Stimmung, Konzentration und Freude zuständig sind – Dopamin und Serotonin. Genau wie Folat ist Eisen zudem Bestandteil der Myelinschicht, der schützenden Fettschicht, die die Neuronen umschließt und für eine schnelle Signalübertragung sorgt.

Hat man die Bedeutung dieses Nährstoffes erkannt, ist leicht nachzuvollziehen, warum niedrige Eisenwerte mit Bewusstseinstrübung, Antriebslosigkeit und Niedergeschlagenheit in Verbindung gebracht werden. Den Eisenbedarf zu decken ist insbe-

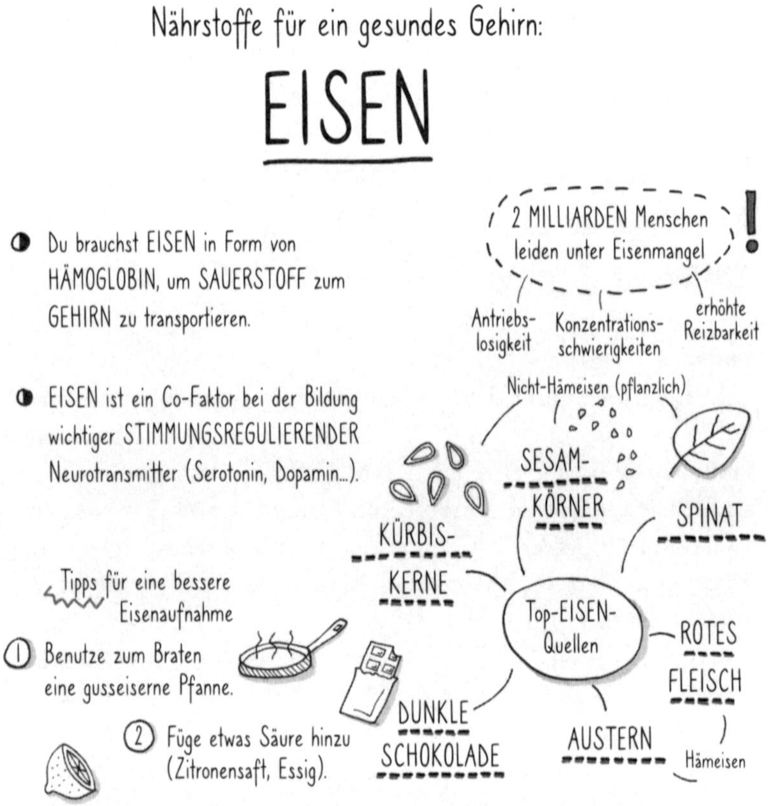


sondere für Vegetarier wichtig, da in Pflanzen enthaltenes Eisen zu 30 bis 40 Prozent schlechter aufgenommen werden kann als in Fleisch oder Fisch enthaltenes. Die Aufnahmefähigkeit kann jedoch durch die Zugabe von Säure wie Zitronensaft oder Essig oder durch die Nutzung einer gusseisernen Pfanne erhöht werden.

**LEBENSMITTELKATEGORIEN:** *Fisch; Nüsse, Bohnen und Saaten; Blattgemüse; Fleisch*

**Langkettige Omega-3-Fettsäuren**

Diese speziellen langkettigen mehrfach ungesättigten Fettsäuren sind hervorragende Gehirnbooster und haben es in den letzten Jahren völlig zu Recht in die Schlagzeilen gebracht. Sie sind die längsten und komplexesten Fette, die wir aufnehmen können, und stimulieren das Gehirn, wichtige Nervenwachstumsfaktoren zu produzieren, die Neuroplastizität fördern, also die Fähigkeit unseres Gehirns, sich zu verändern und zu wachsen. Außerdem werden sie mit der Regulierung – und Reduzierung – der Entzündungswerte in Gehirn und Körper in Verbindung gebracht.

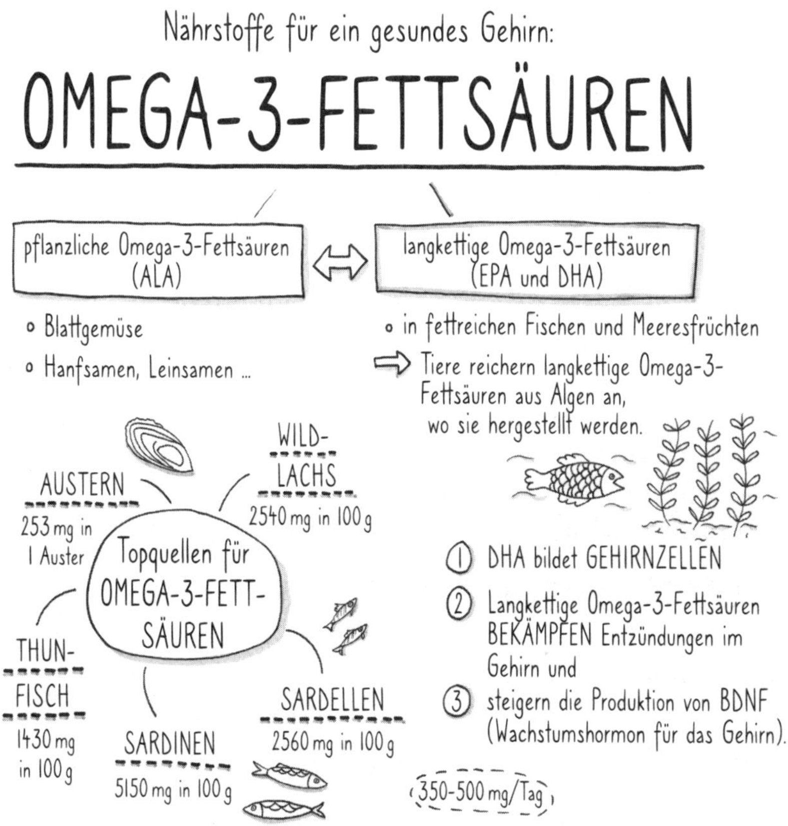
Nährstoffe für ein gesundes Gehirn:
OMEGA-3-FETTSÄUREN
pflanzliche Omega-3-Fettsäuren (ALA)
langkettige Omega-3-Fettsäuren (EPA und DHA)
Blattgemüse
Hanfsamen, Leinsamen ...
in fettreichen Fischen und Meeresfrüchten
Tiere reichern langkettige Omega-3-Fettsäuren aus Algen an, wo sie hergestellt werden.
Topquellen für OMEGA-3-FETTSÄUREN
AUSTERN
253 mg in 1 Auster
WILDLACHS
2540 mg in 100 g
THUNFISCH
1430 mg in 100 g
SARDINEN
5150 mg in 100 g
SARDELLEN
2560 mg in 100 g
① DHA bildet GEHIRNZELLEN
② Langkettige Omega-3-Fettsäuren BEKÄMPFEN Entzündungen im Gehirn und
③ steigern die Produktion von BDNF (Wachstumshormon für das Gehirn).
350-500 mg/Tag

Dabei ist es wichtig zu verstehen, dass nicht alle Omega-3-Fettsäuren gleich aufgebaut sind. Es gibt zwei Arten langkettiger ungesättigter Omega-3-Fettsäuren: die kürzeren, weniger komplexen pflanzlichen Omega-3-Fettsäuren, die dir vielleicht schon mal unter dem Begriff Alpha-Linolensäure (ALA) begegnet sind, und die komplexeren Omega-3-Fettsäuren wie Eicosapentaensäure (EPA) und Docosahexaensäure (DHA). Während pflanzliche Omega-3-Fettsäuren in vielerlei Hinsicht gesund und ein wichtiger Teil unserer Ernährung sind, sollten wir im Zusammenhang mit Depressionen und Angststörungen jedoch auch sicherstellen, ausreichende Mengen der komplexeren Formen zu uns zu nehmen.

EPA unterstützt die Hirnfunktion, indem sie die Konzentration entzündungsfördernder Moleküle in den Gehirnzellen hemmt. DHA hingegen unterstützt die Bildung der Zellmembranen und spielt daher eine wichtige Rolle für die Funktion der Synapsen und eine bessere Kommunikation zwischen den Gehirnzellen. Schätzungen zufolge macht DHA rund 8 Prozent der Trockenmasse des Gehirns aus. Sie wirkt ebenfalls entzündungshemmend, indem sie Bausteine für wichtige Hormone namens Neuroprotectine und Resolvine bereitstellt. Das Gehirn des Menschen profitiert vor allem, wenn es noch im Wachstum begriffen ist, von einer Ernährung, die reich an diesen Fettsäuren ist. Eine unzureichende Versorgung mit langkettigen Omega-3-Fettsäuren wurde immer wieder mit Depressionen und anderen neurologischen Erkrankungen in Verbindung gebracht.

**LEBENSMITTELKATEGORIE:** *Seafood*

### Magnesium

Magnesium, oft auch als »Anti-Stress-Mineral« bezeichnet, spielt eine tragende Rolle bei einer erstaunlichen Vielzahl körperlicher Vorgänge. Was das Gehirn betrifft, so wird dieser Makronähr-

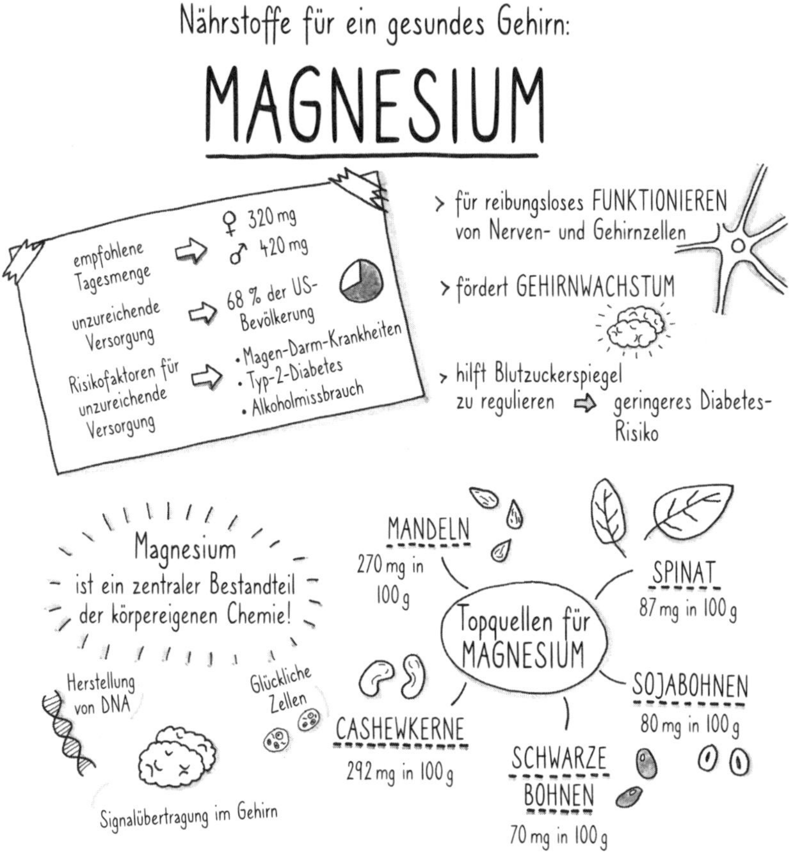


stoff zur reibungslosen Funktion von Nerven- und Gehirnzellen benötigt, da er an der synaptischen Übertragung und an der neuromuskulären Weiterleitung beteiligt ist. Tatsächlich ist Magnesium einer der wenigen Nährstoffe, der das Gehirnwachstum direkt anregt. Er ist an Hunderten verschiedenen chemischen Reaktionen im Körper beteiligt und einer der wichtigsten chemischen Stoffe für dein Gehirn. Als solcher nimmt er Einfluss auf alle möglichen Funktionen, von der DNA-Herstellung bis hin zur effizienten Entsorgung von Zellabfall.

Magnesium war einer der ersten Nährstoffe, dessen Wirksamkeit bei der Behandlung von Depressionen belegt werden konnte. Zahlreiche Studien haben auf einen Zusammenhang zwischen Magnesiummangel und Stimmungstiefs verwiesen. Die ersten datieren weit zurück ins Jahr 1922, als einer Gruppe von Patienten mit »agitierter Depression« intravenös Magnesium verabreicht wurde. Nur ein paar Stunden später wurde beobachtet, dass sie ruhiger waren und sich besser fühlten – viele von ihnen schliefen sogar. Seitdem wurde wieder und wieder in Studien nachgewiesen, dass ein niedriger Magnesiumwert das Risiko, an Depressionen zu erkranken, erhöht.

Ich stelle mir Magnesium als einen Stoff vor, der den Energiefluss von der Sonne bis ins Gehirn leitet: Er ist nämlich der zentrale Mineralstoff der Fotosynthese. Darum ist auch eine Vielfalt an pflanzlichen Lebensmitteln so wichtig für unsere Ernährung. Die Hauptquellen für Magnesium finden sich in Obst, Gemüse und Blattgemüse. An diesen Mineralstoff denke ich zuerst, wenn ein Patient mir von seinen Essgewohnheiten erzählt.

**LEBENSMITTELKATEGORIEN:** *Blattgemüse; Nüsse, Bohnen und Saaten; Regenbogengemüse*

### Kalium

Dieser Mineralstoff ermöglicht jeden Nervenimpuls und jedes neuronale Signal im menschlichen Nervensystem. Die Wissenschaft hat längst erkannt, dass Kalium den Zellen hilft, in Homöostase zu bleiben, einem gesunden Gleichgewichtszustand, durch den die Zellmembran lebenswichtige Nährstoffe aufnehmen und Abfallstoffe abgeben kann. Deshalb spielt Kalium eine wichtige Rolle bei der Sauerstoffversorgung des Gehirns und der Signalübertragung von Nervenzelle zu Nervenzelle.

Eine unzureichende Kaliumversorgung wird mit seelischer Erschöpfung und Niedergeschlagenheit in Verbindung gebracht.

Nährstoffe für ein gesundes Gehirn:

# KALIUM

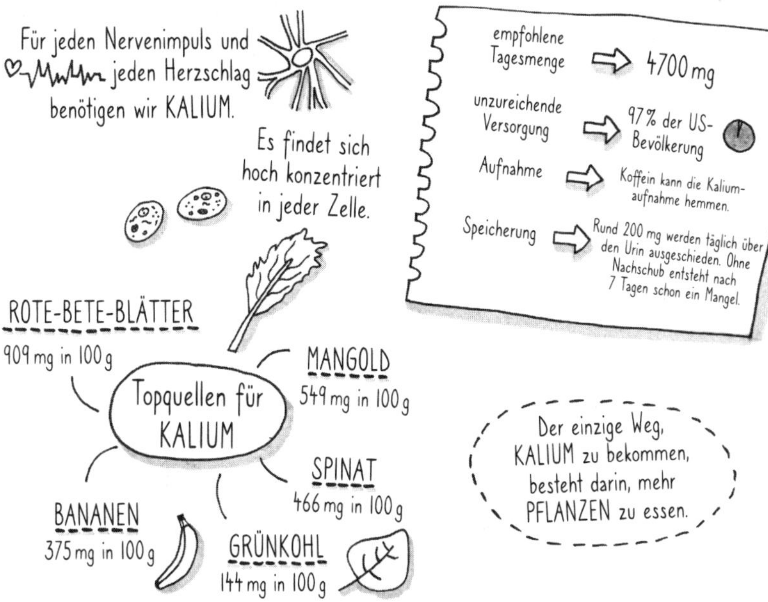


Außerdem unterstützt Kalium die Serotoninregulierung. Ein Mangel kann chronische Schmerzen zur Folge haben. Eine 2008 veröffentlichte Studie fand heraus, dass eine hoch kaliumhaltige Ernährung aus überwiegend pflanzlichen Lebensmitteln depressive Symptome lindert.[9]

**LEBENSMITTELKATEGORIEN:** *Regenbogenobst und -gemüse, Blattgemüse*

**Selen**

Antioxidantien schützen Zellen, darunter auch Gehirnzellen, vor schädlichen Entzündungsmolekülen, den sogenannten freien Radikalen. Die wirkmächtigsten Antioxidantien sind nicht die, die wir zu uns nehmen, sondern diejenigen, die unser Körper selbst herstellt. Glutathion zum Beispiel ist das wichtigste Antioxidans im Gehirn. Es hilft den Neuronen, effizient zu arbeiten. Doch zur Herstellung benötigt unser Körper die richtigen Zutaten, nicht zuletzt auch Selen.

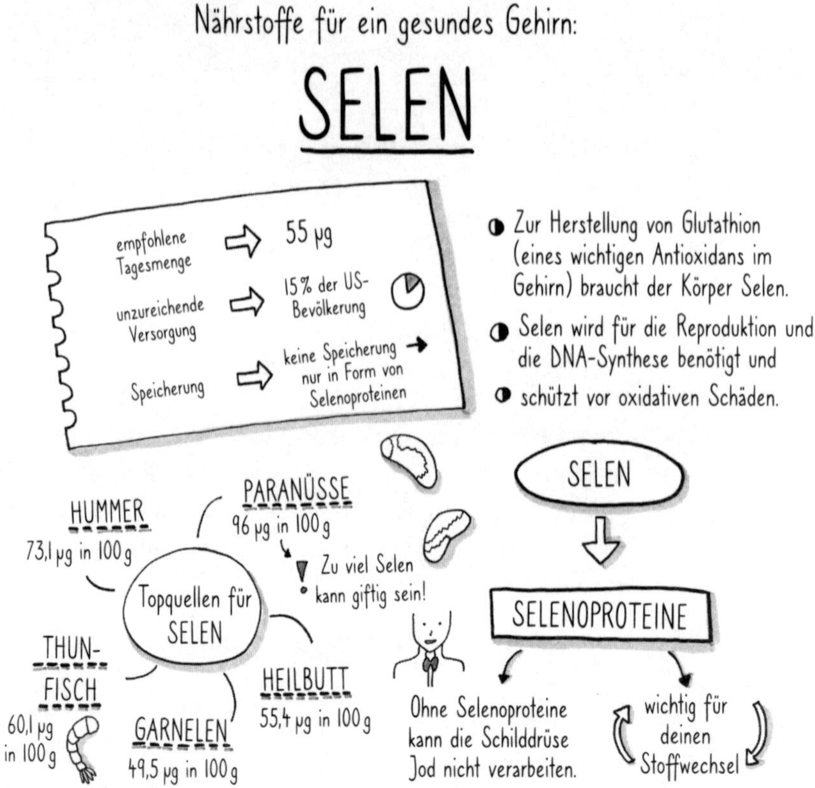
Nährstoffe für ein gesundes Gehirn:
SELEN
empfohlene Tagesmenge
55 µg
unzureichende Versorgung
15 % der US-Bevölkerung
Speicherung
keine Speicherung → nur in Form von Selenoproteinen
Zur Herstellung von Glutathion (eines wichtigen Antioxidans im Gehirn) braucht der Körper Selen.
Selen wird für die Reproduktion und die DNA-Synthese benötigt und
schützt vor oxidativen Schäden.
Topquellen für SELEN
HUMMER
73,1 µg in 100 g
PARANÜSSE
96 µg in 100 g
Zu viel Selen kann giftig sein!
THUN-FISCH
60,1 µg in 100 g
GARNELEN
49,5 µg in 100 g
HEILBUTT
55,4 µg in 100 g
SELEN
SELENOPROTEINE
Ohne Selenoproteine kann die Schilddrüse Jod nicht verarbeiten.
wichtig für deinen Stoffwechsel

Zudem spielt das Mineral eine wichtige Rolle bei der Regulierung des Stoffwechsels, bei der DNA-Synthese, für die Nervenbahnen im Gehirn, und es ist wichtig für die Schilddrüsenfunktion. Da sollte es nicht weiter verwundern, dass Selenmangel sowohl mit Depressionen als auch mit Angststörungen in Verbindung gebracht wurde.

**LEBENSMITTELKATEGORIEN:** *Regenbogenobst und -gemüse, Fisch*

### Vitamin $B_1$ (Thiamin)

Wir haben bereits gesehen, dass das Gehirn einen enormen Energieverbrauch hat. Wie auch der restliche Körper bekommt es seine Energie in Form von Glukose. Um Glukose in Energie umwandeln zu können, benötigt es jedoch einen ausreichenden Thiaminwert, auch bekannt als Vitamin $B_1$.

Vitamin $B_1$ war das erste Vitamin überhaupt, das von Wissenschaftlern entdeckt und isoliert wurde. Menschen mit schwerem Thiaminmangel entwickeln Beriberi, eine Krankheit, die sich negativ auf das kardiovaskuläre System auswirkt und irgendwann aufgrund der mangelnden Energieversorgung des Gehirns zu schweren neurologischen und psychiatrischen Symptomen führen kann. Obgleich die meisten Menschen nie einen so starken Mangel aufweisen, dass sie Beriberi entwickeln, werden niedrige Thiaminwerte mit Symptomen wie Energieverlust, Apathie, Bewusstseinstrübung und Reizbarkeit in Verbindung gebracht.

**LEBENSMITTELKATEGORIEN:** *Seafood, Blattgemüse, Regenbogenobst und -gemüse*

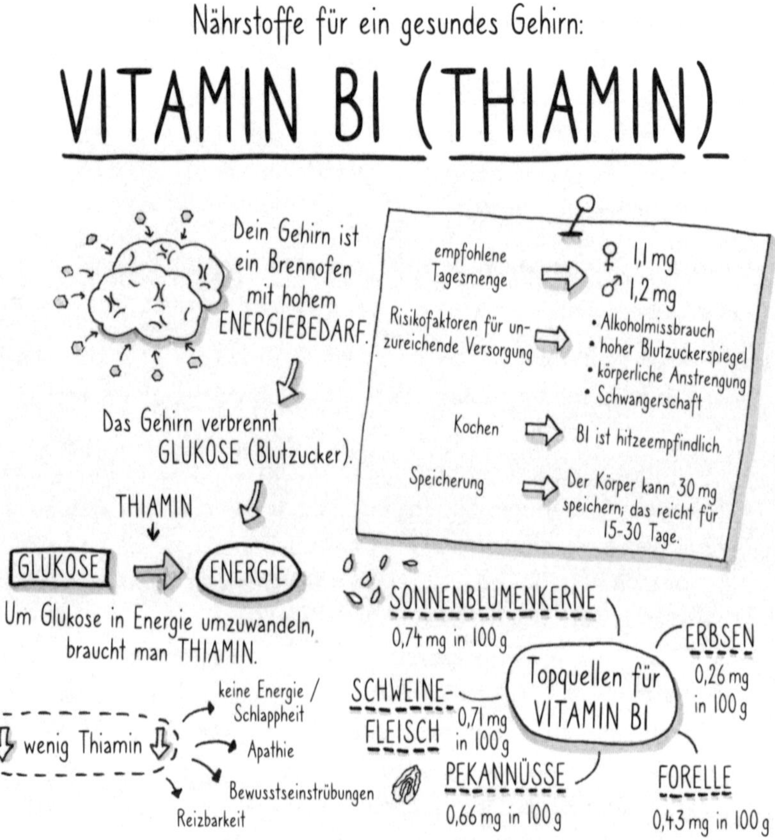


**Vitamin A**

Dieses Vitamin, das mitunter auch als Retinol bezeichnet wird, findet sich in Fleisch, Eiern und Milchprodukten. Es kann auch durch die Umwandlung der Farbpigmente von Pflanzen hergestellt werden, vor allem von hellorangen und gelben Gemüsesorten, die Carotinoide enthalten. Vitamin-A-Moleküle fungieren nicht nur als Antioxidantien, sie schützen auch vor entzündungsbedingten Zellschäden und regulieren Zellwachstum und Zellteilung. Vitamin A ist außerdem an der Bildung von DHA,

## Nährstoffe für ein gesundes Gehirn:

# VITAMIN A

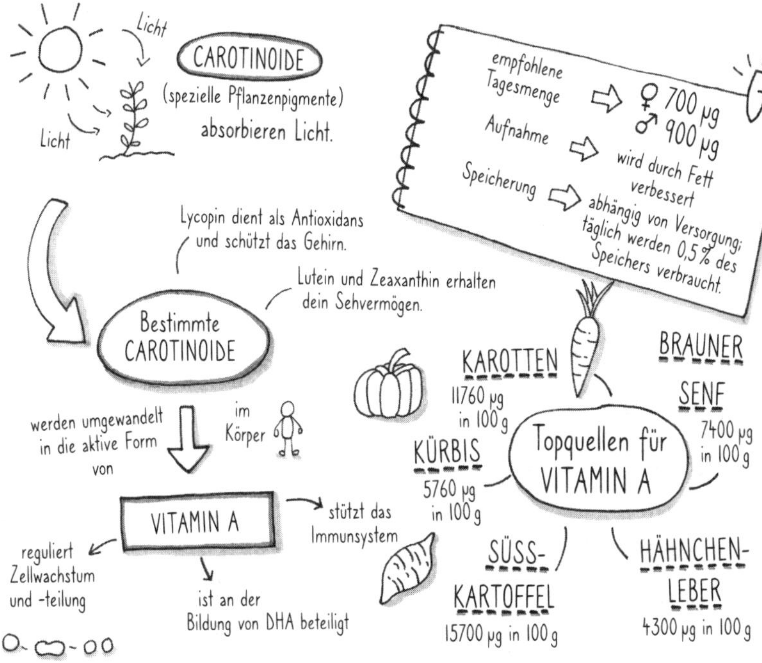


jener langkettigen Omega-3-Fettsäure, beteiligt, die einer der Schlüssel zu einem gesunden Gehirn ist.

Inzwischen wurde durch mehrere Studien belegt, dass ein reichlicher Vitamin-A-Verzehr das Risiko, an Alzheimer, Krebs und Depressionen zu erkranken, deutlich senkt. Neuere Forschungsergebnisse legen sogar nahe, dass Vitamin A die Neuroplastizität des Gehirns fördert.

**LEBENSMITTELKATEGORIEN:** *Regenbogenobst und -gemüse, Fleisch, Eier*

**Vitamin $B_6$**

Vitamin $B_6$, auch Pyridoxin genannt, ist ein weiteres Mitglied der Vitamin-B-Familie. Seine Hauptaufgabe besteht darin, die Nahrung, die wir aufnehmen, in Energie umzuwandeln. Außerdem spielt es eine zentrale Rolle für die Funktion unseres Nervensystems, vom frühen Entwicklungsstadium bis ins Erwachsenenalter.

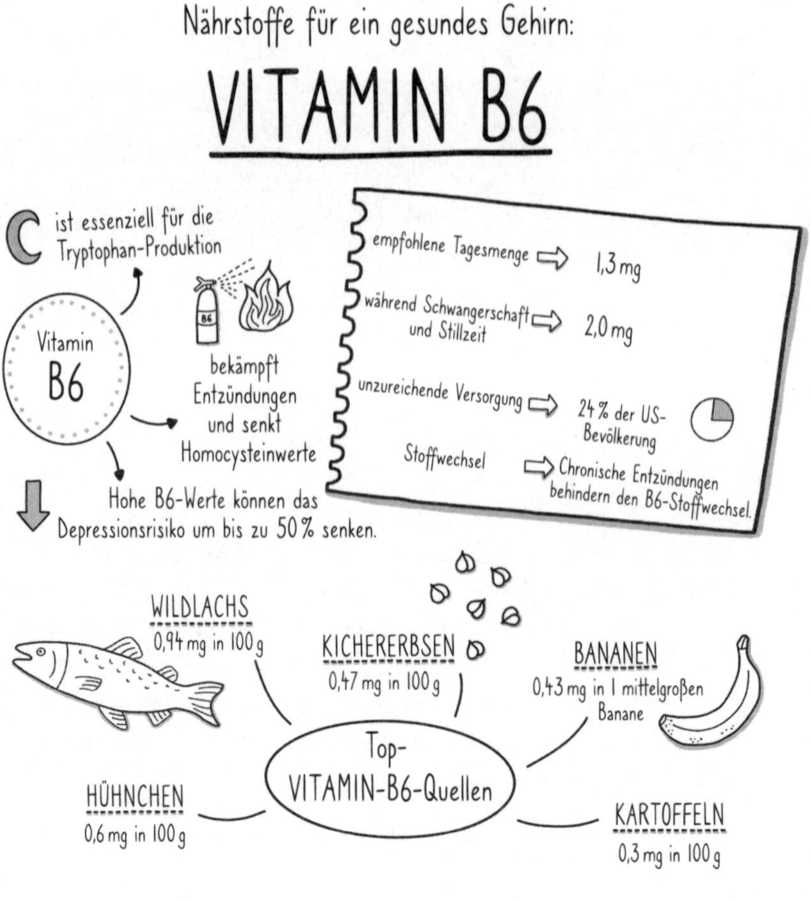

Vitamin $B_6$ ist einer der Bestandteile, der für die Herstellung stimmungsregulierender Neurotransmitter wie Serotonin und Noradrenalin benötigt wird. Außerdem unterstützt es die Herstellung von Melatonin, dem Hormon, das für unsere innere Uhr verantwortlich ist und uns sagt, wann es an der Zeit ist zu schlafen. Zusammen mit seinen anderen Cousins der Vitamin-B-Familie senkt es den Homocysteinwert – und damit Entzündungen – und stellt die roten Blutkörperchen her, die Sauerstoff zum Gehirn transportieren. Niedrige Vitamin-$B_6$-Werte führen oft zu Konzentrationsstörungen, Nervosität, Reizbarkeit und Traurigkeit.

**LEBENSMITTELKATEGORIEN:** *Fisch, Regenbogenobst und -gemüse, Bohnen, Fleisch*

### Vitamin $B_{12}$

Wie auch die anderen B-Vitamine hilft Vitamin $B_{12}$ (Cobalamine) bei der Herstellung wichtiger chemischer Stoffe, die Stimmung und Angst regulieren, unter anderem Serotonin, Noradrenalin und Dopamin. Außerdem fördert es die Myelinschicht der Gehirnzellen, die es, wie bereits besprochen, synaptischen Signalen ermöglicht, schneller durch das Gehirn zu gelangen. Genau wie $B_6$ senkt es den Homocysteinwert. Schätzungsweise 10 bis 15 Prozent der über Sechzigjährigen weisen einen Vitamin-$B_{12}$-Mangel auf, was leider ihr Risiko, an Depressionen zu erkranken, steigen lässt.

Eine ältere randomisierte, kontrollierte Studie ergab, dass Vitamin-$B_{12}$-Ergänzungsmittel die Behandlung depressiver Patienten unterstützen. Doch im Grunde kann die Vitamin-$B_{12}$-Versorgung ohne weiteres durch eine ausgewogene Ernährung sichergestellt werden, die Eier, Milchprodukte und zweischalige Meeresfrüchte wie Venus- oder Miesmuscheln enthält.

Nährstoffe für ein gesundes Gehirn:

# VITAMIN B12

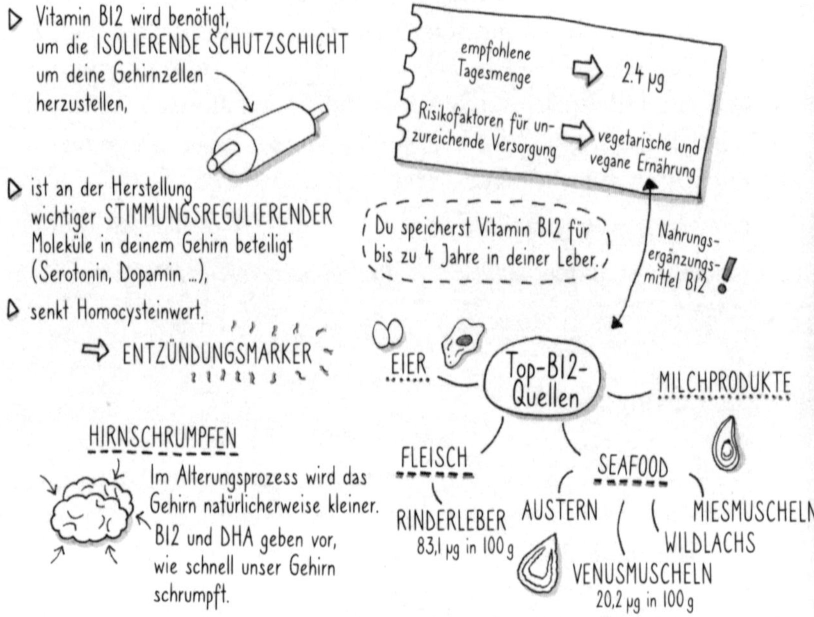


**LEBENSMITTELKATEGORIEN:** *Seafood (vor allem zweischalige Meeresfrüchte), Fleisch, Eier und Milchprodukte*

**Vitamin C**

Vitamin C beugt nicht nur Erkältungen vor. Dieses wichtige Antioxidans hilft generell, die Schäden auszugleichen, die Entzündungsprozesse in Körper und Gehirn hervorgerufen haben. Außerdem agiert es als Co-Faktor in vielen biochemischen Reaktionen und fördert damit die Zellgesundheit und die neuronale Signalübertragung. Außerdem kann es uns helfen, andere lebenswichtige Nährstoffe wie Eisen besser aufzunehmen. Abgesehen vom Geschmack gibt es einen weiteren guten Grund, un-

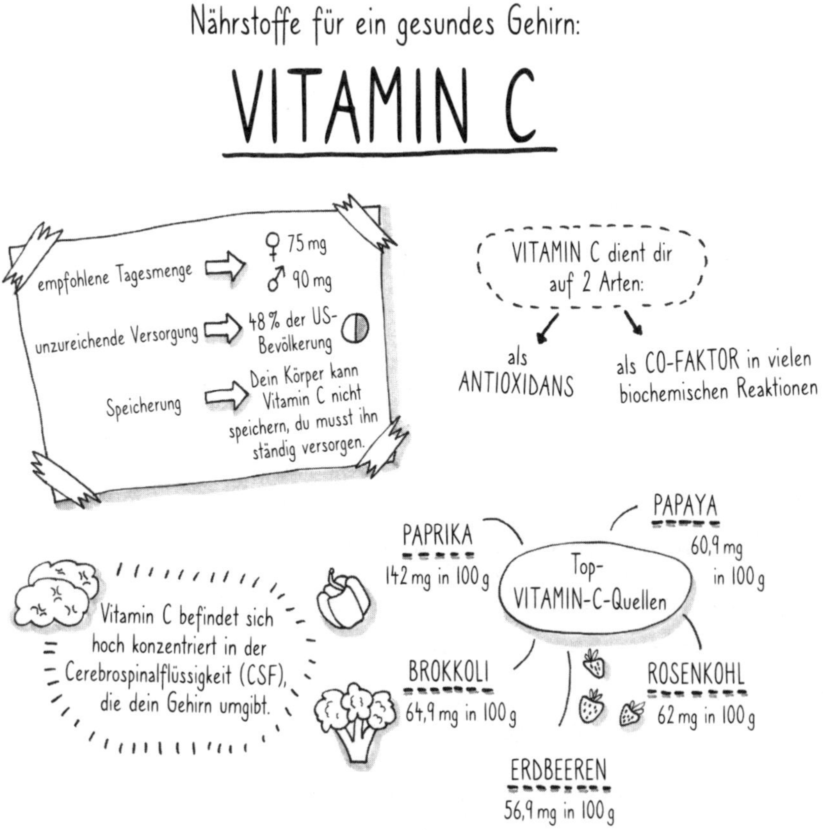

ser Seafood mit Zitrone zu beträufeln: Das hilft unserem Körper, mehr Eisen aus diesem Fisch, aus Venusmuscheln oder Austern aufzunehmen.

Dass ein Vitamin-C-Mangel zu Skorbut führen kann, ist hinlänglich bekannt. Doch nicht nur die Seemannskrankheit, zu deren Symptomen geschwollenes, blutiges Zahnfleisch und eine schlechte Wundheilung zählen, auch Müdigkeit und Depressionen können die Folge sein. Einige Studien haben gezeigt, dass eine gesteigerte Vitamin-C-Zufuhr Individuen nicht nur dabei hilft, ihre depressiven Symptome zu bewältigen, sondern auch angstlindernd wirkt.

**LEBENSMITTELKATEGORIEN:** *Regenbogenobst und -gemüse, Blattgemüse*

### Zink

Dieser wichtige Mineralstoff ist unverzichtbar für Zellvorgänge und ein funktionierendes Immunsystem. Er hat eine schützende Funktion, indem er die natürlichen Abwehrmechanismen des Körpers gegen Krebs, Infektionen oder übermäßige Entzündungen unterstützt. Außerdem ist Zink an der Regulierung der synaptischen Übertragung und Neuroplastizität beteiligt. Niedrige Zinkwerte sind nur schwer festzustellen, können jedoch zu niedrigen Werten wichtiger Neurotransmitter wie Glutaminsäure und Serotonin führen und das Risiko erhöhen, Depressionen oder Angststörungen zu entwickeln.

**LEBENSMITTELKATEGORIEN:** *Nüsse und Saaten*

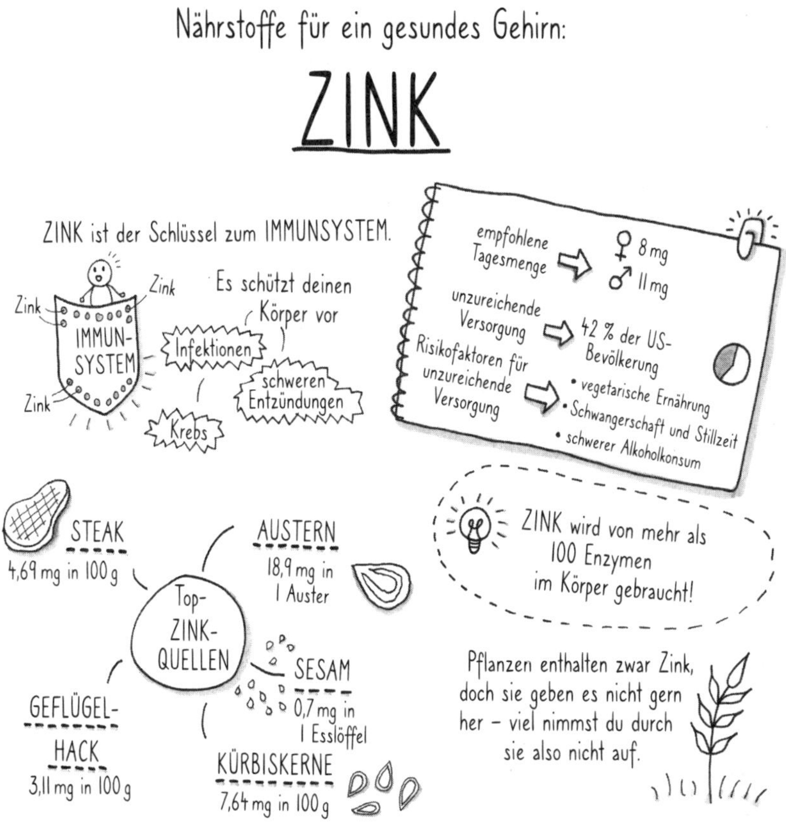

Nährstoffe für ein gesundes Gehirn:
ZINK
ZINK ist der Schlüssel zum IMMUNSYSTEM.
Zink
Zink
Zink
IMMUN-SYSTEM
Es schützt deinen Körper vor
Infektionen
schweren Entzündungen
Krebs
empfohlene Tagesmenge
♀ 8 mg
♂ 11 mg
unzureichende Versorgung
42 % der US-Bevölkerung
Risikofaktoren für unzureichende Versorgung
• vegetarische Ernährung
• Schwangerschaft und Stillzeit
• schwerer Alkoholkonsum
ZINK wird von mehr als 100 Enzymen im Körper gebraucht!
STEAK
4,69 mg in 100 g
AUSTERN
18,9 mg in 1 Auster
Top-ZINK-QUELLEN
SESAM
0,7 mg in 1 Esslöffel
GEFLÜGEL-HACK
3,11 mg in 100 g
KÜRBISKERNE
7,64 mg in 100 g
Pflanzen enthalten zwar Zink, doch sie geben es nicht gern her – viel nimmst du durch sie also nicht auf.


## Weitere wichtige Nährstoffe

Als Laura LaChance und ich die zwölf Nährstoffe bestimmten, lag unser Hauptaugenmerk darauf, diejenigen ausfindig zu machen, die unseren Patienten im Kampf gegen Depressionen helfen. Nichtsdestotrotz sind viele dieser Nährstoffe auch wichtige Instrumente bei der Prävention und Behandlung von Angststörungen. Wie schon erwähnt, gehen Depressionen und Angststörungen oft Hand in Hand. Indem wir nährstoffreiche Nahrung zu uns nehmen, die unsere Gehirngesundheit fördert, sollten wir auch eine Beruhigung unserer Ängste feststellen – ebenso wie vieler anderer psychischer Erkrankungen.

Fest steht, dass Studien die zentrale Rolle der Omega-3-Fettsäuren und der Vitamine des B-Komplexes im Kampf gegen Angstsymptome nachgewiesen haben. Doch es gibt noch einen weiteren Nährstoff, der direkt mit Angstzuständen in Verbindung steht: Das besondere Molekül Cholin (ein weiteres Mitglied der

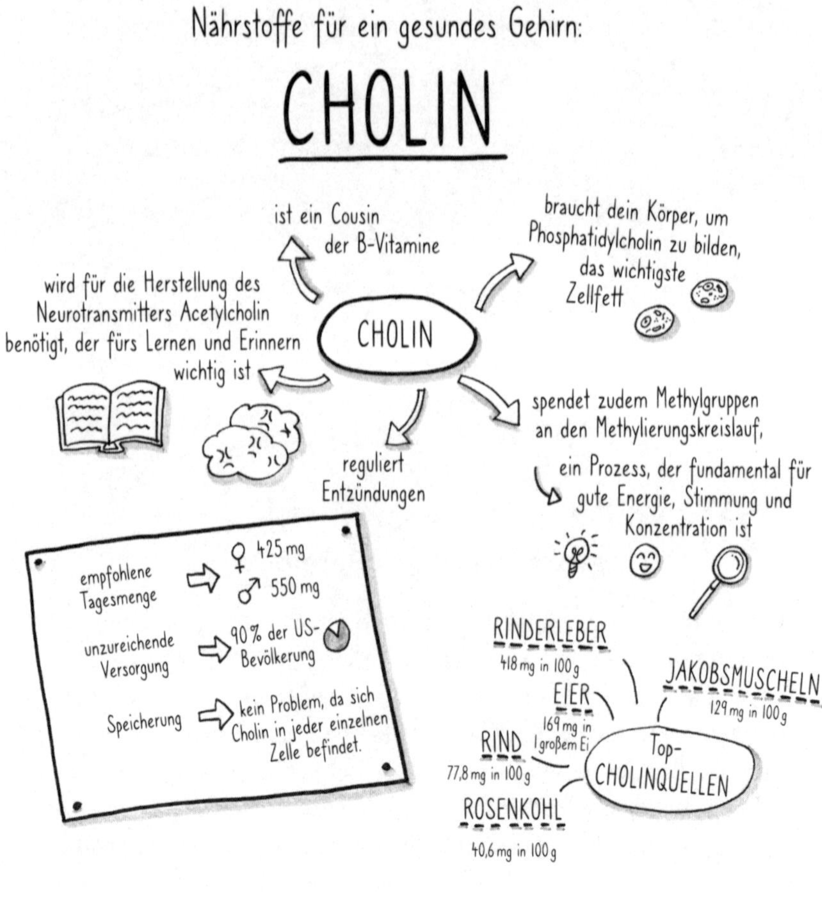

Vitamin-B-Familie) ist wichtig bei der Synthese von Lipiden, einschließlich der Myelinschicht, die unser neuronales Netz schützt. Es handelt sich um einen Hirnbaustoff, der das in den Zellen am häufigsten vorkommende Fett Phosphatidylcholin herstellt und Entzündungsprozesse reguliert. Außerdem stellt Cholin einen zentralen Bestandteil eines weiteren wichtigen Neurotransmitters dar: Acetylcholin, das wichtig fürs Lernen und die Gedächtnisleistung ist.

Angststörungen werden oft als fehlgeschlagene Lernprozesse beschrieben. Daher solltest du sicherstellen, dass du durch eine ausreichende Cholinzufuhr dein Lern- und Erinnerungsvermögen unterstützt und fehlgeleitete Lernprozesse korrigieren hilfst. Die Hordaland Health Study wies an 4632 Erwachsenen nach, dass eine Steigerung der Cholinversorgung – gewöhnlich durch einen höheren Eiverzehr – das Risiko senkt, Angststörungen zu entwickeln.

An dieser Stelle sollten noch die Phytonährstoffe – gute Fette und Bakterien – sowie andere Nährstoffe erwähnt werden, die wir in unserem Bemühen um eine optimale Gehirngesundheit als nützliche Instrumente heranziehen können. Phytonährstoffe sind Moleküle und Nährstoffe, die wir zu uns nehmen, indem wir »die Farben des Regenbogens essen« – also eine große farbliche Bandbreite bunter Früchte und Gemüsesorten abdecken, um die Neurogenese (die Bildung neuer Hirnzellen) zu fördern und Entzündungen zu lindern. Auch einfach ungesättigte Fettsäuren, die in der mediterranen Ernährung vor allem im Olivenöl reichlich zu finden sind, bekämpfen Entzündungen – und liefern die Bausteine für Myelin und Zellmembranen.

Und dann gibt es da noch die guten Bakterien, die natürlicherweise unseren Darm bevölkern, sobald wir auf die Welt kommen. Alles, was du jemals berührt hast – und natürlich alles, was du gegessen hast –, hat einen Einfluss darauf, welche Arten hier vorkommen. In Kapitel 4 werden wir uns eingehender

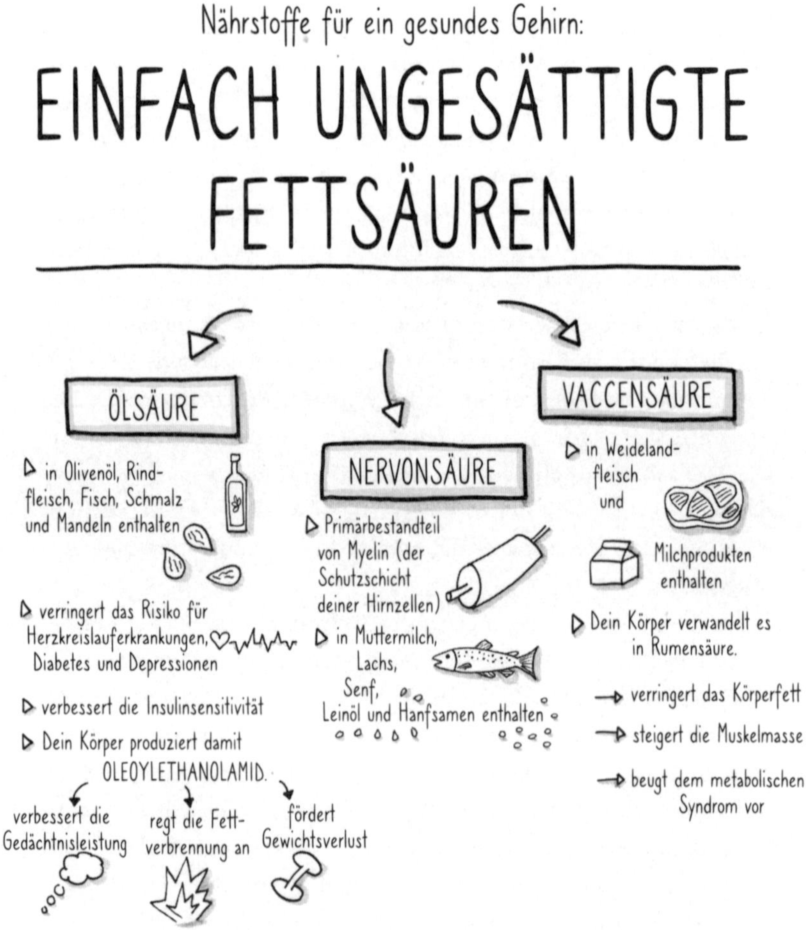


damit beschäftigen, wie du mehr von diesen guten Bakterien bekommst. Fürs Erste reicht es zu wissen, dass diese Mikroorganismen eine Rolle in der Stimmungsregulierung spielen, die Kognition verbessern und Angstzustände mindern. Gemeinsam mit den zwölf Nährstoffen haben wir nun alle wesentlichen Ernährungsfaktoren für die Bewältigung von Depressionen und Angststörungen beisammen.

## Gewohnheiten ändern und die Psyche stärken

Mein Ziel besteht darin, dir dabei zu helfen, dein Gehirn »aufzutanken« und mit dem richtigen Essen zu innerer Balance zu finden. Doch ich verstehe natürlich auch, dass jeder von uns, wenn es darum geht, was auf dem Teller landet, seinen ganz eigenen Geschmack, Werte und Bedürfnisse hat. Wir werden uns später die verschiedenen Lebensmittelkategorien ansehen, die einen oder gleich mehrere dieser gehirngesunden Nährstoffe enthalten, was dir dabei helfen soll, die grundlegenden Bausteine mentaler Fitness in deinen Speiseplan zu integrieren. Ob du nun strikt vegetarisch lebst oder der Keto-Diät folgst: Es gibt viele Wege, dieses Ziel zu erreichen.

Ich könnte einfach sagen, du musst mehr Zink oder einen anderen dieser gehirngesunden Nährstoffe zu dir nehmen – oder dir dieses oder jenes Nahrungsergänzungsmittel besorgen –, aber das würde natürlich nicht gerade die Freude am Essen wecken. Ich will dir auch nicht vorhalten, dass deine Essgewohnheiten schlecht oder falsch sind, sondern dir helfen, die Stellen zu entdecken, an denen du einfache Verbesserungen vornehmen kannst, um deine Stimmung zu heben und/oder deine Sorgen in Schach zu halten.

Dein Gehirn ist kein Muskel – aber mit der richtigen Nährstoffversorgung kann es genauso aufblühen und wachsen. Im folgenden Kapitel werden wir besprechen, warum größere und gesündere Gehirne aus Nahrung bestehen, die Entzündungen bekämpft und in jedem Alter die Gehirngesundheit fördert – und wie diese Ernährung auch bei der Prävention oder Heilung von Depressionen und Angstzuständen helfen kann.

# KAPITEL 2 – ZUSAMMENFASSUNG

- Das Gehirn ist das komplexeste Organ des menschlichen Körpers mit Milliarden von Nervenzellen sowie anderen wichtigen Zellen und Molekülen.
- Unser Gehirn verbraucht 20 Prozent von allem, was wir essen – und die Lebensmittel, die wir essen, stellen die Energie und Nährstoffe bereit, um jedes Element, aus dem unser Gehirn besteht, zu bilden und zu unterstützen.
- Der Wandel in der Lebensmittelversorgung hat grundlegend verändert, wie wir unseren Körper ernähren. Statt aus vollwertigen Lebensmitteln die lebenswichtigen Nährstoffe zu erhalten, die die Bausteine für ein gesundes Gehirn bereitstellen, liefert uns die moderne Ernährung jede Menge Chemie und Konservierungsmittel.
- Auch wenn eine ganze Reihe epidemiologischer Studien bereits früh auf den Zusammenhang zwischen Nahrung und mentaler Gesundheit hingewiesen hat, wurden die ersten randomisierten, kontrollierten klinischen Studien, die Ernährungsinterventionen durchgeführt haben, erst in den letzten Jahren veröffentlicht.
- Die Ergebnisse beider Studientypen sprechen eine deutliche Sprache: Essen hat die Macht, die mentale Gesundheit zu verbessern, Erkrankungen wie Depressionen und Angststörungen vorzubeugen und die Symptome bereits diagnostizierter Störungen zu lindern.

- Diese Studien haben Laura LaChance, MD, und mich dazu veranlasst, die Antidepressive Lebensmittelskala zu entwickeln und sie mit unseren Patienten in die Praxis umzusetzen.
- Wissenschaftliche Studien belegen, dass die zentralen Nährstoffe in dieser Skala die Hirnentwicklung und die Hirnfunktion in vielfacher Hinsicht unterstützen.

# KAPITEL 3

## Wie man neue Hirnzellen entstehen lässt

### Dein Speiseplan und das Hirnwachstum

In den vergangenen Jahrzehnten haben Psychiatrie und Neurowissenschaften eine ganze Menge über die biologischen Grundlagen von Depressionen und Angststörungen herausgefunden. Groß angelegte genetische Studien, sogenannte genomweite Assoziationsstudien, haben ergeben, dass ein signifikanter Teil der Menschen, die unter diesen Störungen leiden, ähnliche genetische Merkmale aufweisen. Inzwischen wissen wir, dass es bestimmte Genvarianten gibt – oft gebunden an bestimmte Neurotransmitter und Rezeptoren –, die die Wahrscheinlichkeit, dass eine Person Depressionen oder Angststörungen entwickelt, erhöhen. Es ist wichtig, die mentale Gesundheit in dieser Detailliertheit zu verstehen, und wir hoffen, dass es Ärzten wie mir hilft, individuelle, zielgerichtete Behandlungen für Patienten mit Depressionen und Angststörungen zu entwickeln.

Diese Studien waren wegweisend, weil sie gezeigt haben, dass Depressionen und Angststörungen nicht eine Art persönliches Scheitern oder Versagen sind, mit dem Leben zurechtzukommen. Sondern dass sie zumindest teilweise biologische und nicht nur situationsbedingte Ursachen haben. Doch dieses Wissen kann bei einigen Patienten hinsichtlich ihrer Chancen auf Genesung auch Hoffnungslosigkeit hervorrufen.

Erinnerst du dich noch an Pete? Als er zum ersten Mal zu mir kam, erfuhr ich, dass er wieder bei seinen Eltern eingezogen war und keine Arbeit fand. In unserem ersten Gespräch erzählte er mir, er habe das Gefühl »festzustecken«. Dieses Wort machte mich nachdenklich. Pete sprach nicht nur davon, dass er nach all den Jahren wieder in seinem Kinderzimmer wohnte, sondern darüber, wie es sich für ihn anfühlte, mit Depressionen zu leben.

»Manchmal denke ich, es ist völlig egal, was ich tue, ich werde mich immer so fühlen«, sagte er.

Pete hatte bereits als Teenager die Diagnose Depression erhalten und nahm seit Jahren ein Antidepressivum ein. Doch das Medikament schien seine Wirkung verloren zu haben. Verständlicherweise war das sehr frustrierend für ihn. Außerdem war er nicht der Einzige in seiner Familie, der mit depressiven Episoden zu kämpfen hatte. Manchmal sorgte er sich, dass sein Gehirn aufgrund seines familiären Hintergrunds irgendwie »kaputt« war und dass seine Gene ihn dazu verdammten, immer mit einem Gefühl der Traurigkeit und Antriebslosigkeit durchs Leben gehen zu müssen.

Pete ist nicht der einzige meiner Patienten, der so empfand. Viele Menschen, die an Depressionen und Angststörungen leiden, haben das Gefühl, sie hätten, was ihre Gene angeht, einfach Pech gehabt. Das ist verständlich. Wir haben viel zu lange über unsere DNA gesprochen, als sei sie unser biologisches Schicksal. Als ich vor fast zwanzig Jahren meinen medizinischen Abschluss machte, glaubten wir, dass die individuellen Gene alles von der Intelligenz bis hin zum Verhalten einer Person streng determinieren. Die Kernaussage lautete, dass unser Genom direkt dafür verantwortlich ist, wie unser Körper wächst, reift und funktioniert. Und welche Zusammenstellung an Genen du auch immer bei der Geburt erwischt hast, das ist alles, womit du arbeiten kannst und jemals wirst arbeiten können.

Vom Gehirn hatten wir ganz ähnliche Vorstellungen. Damals glaubte man zu wissen, dass unser Gehirn mit dem Eintritt ins Erwachsenenalter vollständig entwickelt und gereift war. Die Gene hatten diktiert, wie es wachsen würde, und sobald das abgeschlossen war, blieb es – komme, was wolle – den Rest des Lebens diesem Stadium verhaftet. Bei derartigen Botschaften kann man gut verstehen, warum Pete und andere Menschen, nachdem bei ihnen eine psychische Erkrankung diagnostiziert wurde, das Gefühl haben »festzustecken«. Wenn man Depressionen und Angststörungen lediglich auf ein schlecht funktionierendes Gehirn zurückführt, das nach einem schlechten genetischen Bauplan entstanden ist, dann fällt es einem natürlich schwer zu sehen, wo man etwas verändern kann.

Doch wie sich herausgestellt hat, lagen wir völlig falsch. Nach einem oder zwei weiteren Jahrzehnten genetischer Forschung wissen wir heute, dass unsere Gehirne sehr wohl in der Lage sind, sich ein Leben lang zu verändern. Zwar wissen wir, dass unsere Gene einen großen Einfluss darauf haben, wie unser Gehirn funktioniert, aber sie arbeiten nicht in einem Vakuum. Das aufstrebende Feld der Epigenetik, das untersucht, inwiefern Umweltfaktoren und der Lebenswandel verändern können, wo, wann und wie unsere Gene aktiviert werden, zeigt, dass unser biologisches Schicksal viel formbarer ist als angenommen.

Die Epigenetik kann man ziemlich gut konzeptualisieren, indem man sich sein Genom wie einen Desktop-Computer vorstellt. Du wurdest mit deinem Genom geboren, das aus der DNA besteht, die deine Mutter und dein Vater dir mitgegeben haben und die vielleicht ein paar Mutationen oder Veränderungen mit auf den Weg bekommen hat. Vielleicht finden sich dort sogar ein paar Gene, die dich anfälliger für Depressionen oder Angststörungen machen. Doch genau wie bei einem Computer braucht die Hardware Software, die ihr sagt, was zu tun ist. Das Epigenom, also die Gesamtheit dieser umweltbedingten Veränderungen

# NEUROPLASTIZITÄT

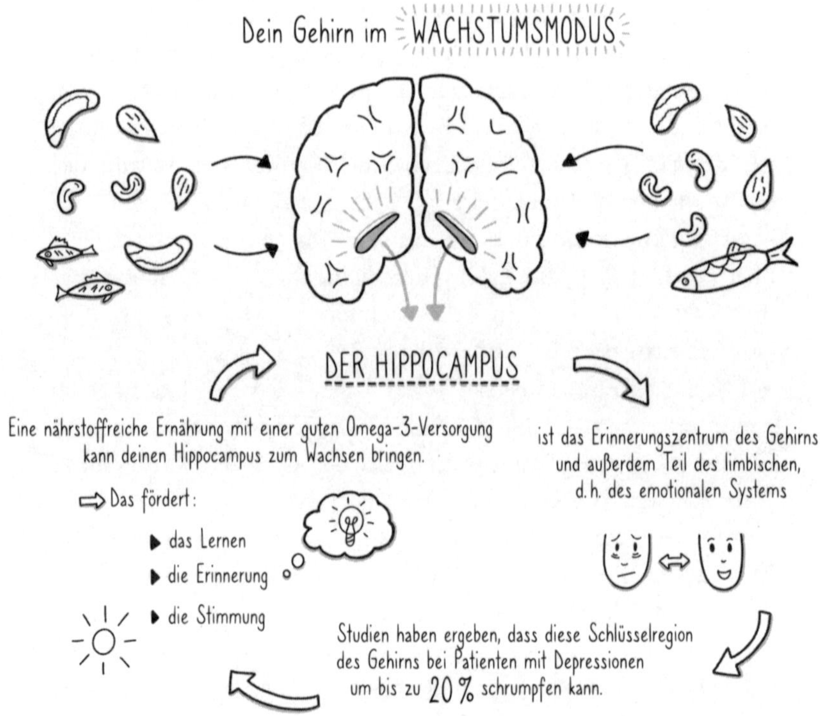


und Genexpressionen, ist diese Software. Deine Lebenserfahrung ebenso wie Faktoren des Lebenswandels, also beispielsweise Ernährung, Bewegung und soziale Interaktionen, korrigieren deine DNA – und befehlen dem Genom zu wachsen, zu schrumpfen oder gar die Produktion verschiedener Proteine als Antwort auf deine Interaktionen mit der Umwelt vollkommen zu stoppen. Die ganze Sache ist natürlich hochkomplex. Doch was wir sehen, ist, dass selbst bei einem familiären Hintergrund, in dem eine bestimmte psychische Erkrankung besonders häufig vorkommt, nichts in Stein gemeißelt ist. Epigenom bedeutet, dass du die Macht hast, Dinge wie deine Ernährung zu verändern, was wiederum die Bausteine, die womöglich seit deiner Geburt in deiner Hardware verbaut wurden, umschichten oder in Schach halten kann.

Außerdem hat uns dieses aufkommende wissenschaftliche Feld gezeigt, dass unsere Gehirne neuroplastisch sind – was bedeutet, dass man niemals »feststeckt«. Vielmehr liegt es in der Macht eines jeden Einzelnen von uns, Dinge zu verändern, einschließlich weiserer Entscheidungen, was wir essen, um unsere Genexpression zu beeinflussen und unserem Körper und Gehirn zu helfen, sich in einen Zustand zu begeben, in dem wir besser mit Depressionen und Angststörungen umgehen können.

## Je größer das Gehirn, desto besser

Wie im letzten Kapitel besprochen, haben mehrere Studien auf den starken Zusammenhang zwischen der Qualität der Ernährung einer Person und ihrer mentalen Gesundheit hingewiesen. Menschen, die sich eher mediterran ernähren, beugen Depressionen und Angststörungen nicht nur mit einer höheren Wahrscheinlichkeit vor, sondern können im Falle einer Diagnose auch besser mit den Symptomen umgehen. Bleibt noch die Frage, wie die Ernährung das eigentlich schafft. Was macht die Nahrung mit dem Gehirn, um die Stimmung eines Menschen derart beeinflussen zu können? Felice Jacka, die Leiterin des Food and Mood Centre an der australischen Deakin University und die Forscherin, die die SMILES-Studie geleitet hat, beschloss, sich beim Hippocampus auf die Suche nach Hinweisen zu begeben.

»Der Hippocampus ist die Schaltstelle von Lern- und Erinnerungsprozessen, aber wir wissen auch, dass dieser Teil des

Gehirns am seelischen Wohlbefinden beteiligt ist«, sagte Jacka. »Wir können zwar noch nicht genau sagen, warum, aber Neuroimaging-Studien haben gezeigt, dass der Hippocampus bei Menschen mit Depressionen verkleinert ist. Ist die Behandlung ihrer Erkrankung erfolgreich, wächst er wieder.«

Vom Hippocampus hast du bestimmt schon mal gehört. Diese kleine seepferdchenförmige Hirnregion wird oft als Erinnerungszentrum des Gehirns beschrieben. Doch sie ist auch Teil des limbischen, das heißt des emotionalen Systems und wird als solches von Affekt- und Angststörungen beeinträchtigt. Studien haben ergeben, dass diese Schaltzentrale, die so wichtig für Lern- und Erinnerungsprozesse ist, bei depressiven Menschen um ganze 20 Prozent schrumpfen kann. Das ist eine ziemlich dramatische Veränderung und eine, die möglicherweise Licht auf den Zusammenhang zwischen Ernährung und Depression werfen kann.

Jacka erklärte, dass dieses Wissen gemeinsam mit den faszinierenden Erkenntnissen von Fernando Gomez-Pinillas Labor an der University of California Los Angeles, die der Vorstellung widersprachen, dass erwachsene Gehirne kein Wachstum neuer Hirnzellen mehr zulassen, sie bestärkten, den Zusammenhang zwischen Ernährung und der Größe des Hippocampus genauer zu erforschen.

»Die bahnbrechende Arbeit von Dr. Gomez-Pinillas Labor lieferte den Beweis für die Neurogenese, die Geburt neuer Neuronen, im Hippocampus bei Versuchstieren«, sagte sie. »Sie beobachteten, dass die Entstehung neuer Zellen ebenso wie das Schwinden des Hippocampus von Neurotrophinen gesteuert wird – den Proteinen, die auch das Wachstum von Nervenzellen stimulieren. Diese Studien zeigten, dass man in die Werte dieser wichtigen Proteine eingreifen und durch Ernährung das Gehirnwachstum beeinflussen kann.«

Als die Forschungsgruppe um Gomez-Pinilla Ratten nährstoffreiches und mit gehirngesunden Omega-3-Fettsäuren angereichertes Futter gaben, beobachteten sie, dass der Hippocampus wuchs und die Ratten gesteigerte kognitive Fähigkeiten und bessere Laune aufwiesen. Vor dem Hintergrund dieser gesammelten Daten, die auf einen Zusammenhang von Ernährung, Neurotrophinen und Hirnwachstum hinwiesen, beschlossen Jacka und ihre Kollegen, die Abhängigkeit der Größe des Hippocampus, gemessen am Volumen, von der individuellen Ernährung direkt unter die Lupe zu nehmen. Sie baten 255 Personen im Alter von 60 bis 65, einen Fragebogen auszufüllen, um einen Überblick über ihre Essgewohnheiten zu bekommen. Dann führten sie bei jeder Person Hirnscans durch, einen zu Beginn der Studie und vier Jahren später einen zweiten, um die Auswirkungen ihrer Ernährung auf den Hippocampus zu messen. Heraus kam, dass Menschen, die sich gesünder ernährten, mit größerer Wahrscheinlichkeit auch einen größeren Hippocampus hatten. Bei denjenigen, die sich eher im ungesünderen »westlichen« Stil ernährten, konnte man das Gegenteil beobachten. Laut Jacka waren die Ergebnisse der Studie für sie und ihr Team nicht weiter überraschend.

»Vor dem Hintergrund der Tierversuche, die bereits auf diesen Zusammenhang hingewiesen hatten, war ich nicht weiter erstaunt über den deutlichen Zusammenhang zwischen Ernährung und der Größe des Hippocampus. Diejenigen mit höherer Ernährungsqualität weisen ein deutlich gesteigertes Hippocampusvolumen auf«, sagte sie. »Das war keine unbedeutende Verknüpfung – und außerdem tritt sie unabhängig von allen anderen Faktoren auf, die noch hätten relevant sein können.«

Auch diese Studie weist also auf einen Zusammenhang zwischen Essgewohnheiten und mentaler Gesundheit hin. Seitdem haben zwei größer angelegte Studien Jackas Ergebnisse bestätigt und nachgewiesen, dass Essensqualität wichtig ist. Größere Hippocampi sind stärkere Hippocampi mit einer höheren Anzahl miteinander vernetzter Zellen, die mit ihren Nachbarn kommunizieren, um Lernen, Gedächtnisleistung und Stimmung zu fördern. Größere Hippocampi sind zudem gesündere Hippocampi voller wichtiger chemischer Hirnsubstanzen und Moleküle, die ihre Fähigkeit, mit dem Rest des Gehirns zusammenzuarbeiten, erleichtern.

»Was wir beobachten können, sind die negativen Auswirkungen einer schlechten Ernährung auf Gehirn und Hirnfunktion«, stellte Jacka fest. »Je mehr wir in Tierversuchen, Beobachtungsstudien und Neuroimaging-Studien beobachten – gepaart natürlich mit unserem biologischen Wissen –, desto klarer wird, dass Ernährung ein Bereich ist, wo wir eingreifen können, um Hirnwachstum und Hirnfunktion zu fördern.«

Das Gehirn ist ein lebendes, dynamisches Organ, das sich insbesondere durch seine Vernetzung auszeichnet. Wenn es gut versorgt ist, stellt es auf einen, wie ich es nenne, »Wachstumsmodus« um – ein Stadium, das Neuroplastizität erleichtert und in dem sich schneller neue synaptische Verknüpfungen bilden, die zur Anpassung an unsere Umwelt so wichtig sind. Dieser »Wachstumsmodus« ist obendrein ein Schutzzustand, der zugleich Abwehrmoleküle produziert, die unser Gehirn vor jenem Gewebsschwund (Atrophie) bewahrt, den man so oft bei Affektstörungen beobachtet.

## Denk nicht nur an Serotonin – denk auch an BDNF

Wenn ich dich bitten würde, eine Hirnsubstanz zu nennen, die eine wichtige Rolle für die mentale Gesundheit und insbesondere für Depressionen und Angststörungen spielt, welche wäre das wohl? Gut möglich, dass du Serotonin nennen würdest. Das ist nicht weiter überraschend. Schon lange haben Wissenschaftler Depressionen und Angststörungen auf ein Ungleichgewicht dieses lebenswichtigen Neurotransmitters zurückgeführt. Die am häufigsten verschriebenen Antidepressiva sind Serotonin-Wiederaufnahmehemmer, die wirken, indem sie die Menge an Serotonin erhöhen, die um die Synapsen fließt. Wenn es um Affekt- und Angststörungen geht, hat Serotonin in den vergangenen Jahrzehnten definitiv den Löwenanteil an Aufmerksamkeit bekommen. Doch neuere Forschungsergebnisse lenken den Blick auf einen weiteren chemischen Stoff im Gehirn – einen Wachstumsfaktor namens BDNF, kurz für »brain-derived neurotrophic factor«.

BDNF ist ein sogenannter neurotropher Faktor oder ein Neurotrophin – eines jener wichtigen hirnwachstumsfördernden Proteine, die Jacka genannt hat. Im gesamten zentralen Nervensystem vorkommend, handelt es sich um ein spezielles Protein, das das Wachstum und Überleben der Hirnzellen unterstützt. Mitunter wird gesagt, dass BDNF so etwas wie ein Superdünger fürs Gehirn ist – ein Biomolekül, das die Entstehung neuer Hirnzellen und Synapsen während des Wachstums fördert. Aber BDNF spielt auch im Erwachsenenalter eine wichtige Rolle, indem es unser Gehirn gesund, vollständig und anpassungsfähig hält. Es gibt ihm den nötigen Zusatz, um neue Synapsen zu bilden. Wenn man im Labor etwas BDNF über Hirnzellen sprenkelt, kann man tatsächlich beobachten, wie diese Zellen ihre Fühler ausstrecken und Verknüpfungen mit ihren Nachbarzellen aufbauen. Ein faszinierender Vorgang.

Doch BDNF ist viel mehr als einfach nur ein Dünger. Es handelt sich außerdem um ein Schutzmolekül. Wenn dein Gehirn Giftstoffen ausgesetzt ist – beispielsweise den Transfetten, die sich in bestimmten Nahrungsmitteln finden oder den Hormonen, die dein Körper als Antwort auf chronischen Stress produziert –, haben es deine Hirnzellen nicht nur schwerer, die neuronalen Verknüpfungen zu bilden, die für ein gesundes Gehirn so wichtig sind; sie kämpfen dann damit, überhaupt zu überleben. Und dabei sind sie auf alle zusätzliche Hilfe angewiesen, die sie bekommen können. BDNF liefert ihnen die nötige Unterstützung, indem es die Hirnzellen gegenüber diesen Gefahren resilienter macht. Es schafft ihnen mehr Raum, um sich angesichts all dessen, was um dich herum auch geschehen mag, anzupassen und zu wachsen. Betrachtet man all diese Erkenntnisse zusammen, sieht man deutlich, warum große Mengen BDNF wichtig für die allgemeine Gesundheit und das Wohlbefinden sind und das Wachstum und Überleben starker, resilienter und miteinander verknüpfter Hirnzellen fördern.

Auch das Gegenteil ist der Fall. Fehlt BDNF, dann leidet das Gehirn. Zahlreiche Studien haben gezeigt, dass Patienten mit schweren depressiven Störungen und Angststörungen niedrigere BDNF-Werte haben als gesunde Menschen. Die Aktivierung des BDNF-Gens, das dieses gehirndüngende Protein herstellt, wird unter diesen Bedingungen offenbar herunterreguliert. Es produziert einfach nicht so viel BDNF, wie man es an einem gesunden Gehirn beobachten kann. Zusätzlich haben Studien ergeben, dass ein besonderer Polymorphismus (Auftreten mehrerer Genvarianten) des BDNF-Gens namens Val66Met (auch rs6265 genannt) offenbar verwundbarer gegenüber stressigen Lebensphasen und einer problematischen Kindheit macht.[10] In diesen Fällen versiegt die BDNF-Quelle in harten Zeiten zu einem schwachen Tröpfeln – was schließlich zur Entwicklung von Depressionen und Angststörungen führen kann.

Vielleicht denkst du gerade, dass wir mit diesem ganzen Gerede über Biomoleküle und Genvarianten wieder bei dem alten »Feststecken« angelangt sind. Doch ich möchte noch einmal betonen, dass Gene kein Schicksal sind. Ganz egal ob du nun Träger des Val66Met-Polymorphismus bist oder nicht: Du kannst die BDNF-Produktion deines Körpers stets steigern, indem du Lebensmittel wie Nüsse und Blattgemüse isst, die diese fördern.

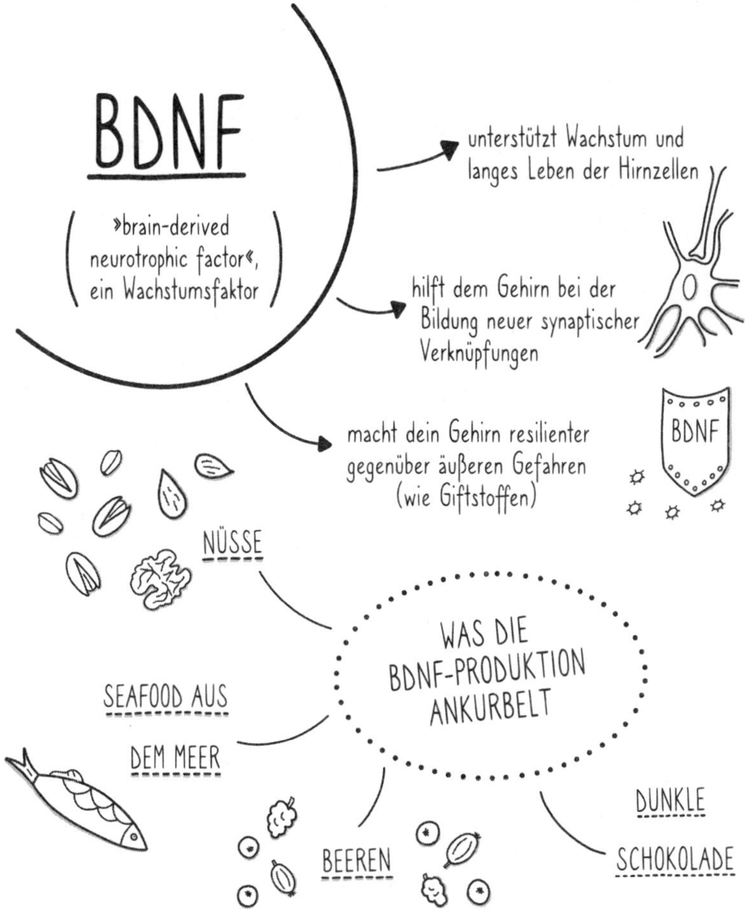


Die Macht, dein Gehirn stressresistenter zu machen, befindet sich am Griff deiner Gabel.

Zahlreiche Tierversuchsstudien kamen zu dem Schluss, dass man durch die richtige Ernährung die BDNF-Produktion gezielt erhöhen kann – und zugleich weitere neurotrophe Faktoren begünstigt. Doch Forscher der spanischen Universität Las Palmas de Gran Canaria haben es zudem an Menschen belegt. Mit der PREDIMED-NAVARRA-Studie wollten diese richtungsweisenden Wissenschaftler herausfinden, ob die Erweiterung der alltäglichen Ernährung um bestimmte Lebensmittel die BDNF-Produktion erhöhen kann. Wie du bereits weißt, haben inzwischen verschiedene Studien hinreichend bewiesen, dass die mediterrane Ernährung depressive Symptome lindern kann. Aber gibt es in der mediterranen Ernährung bestimmte Lebensmittel, die unsere BDNF-Werte erhöhen können – und damit auch die Neuroplastizität – und auf diese Weise für die Verbesserung sorgen?

Um diese Idee auf die Probe zu stellen, begleiteten die Forscher 243 Patienten im Alter von 55 bis 80 Jahren, die bereits an einer größer angelegten Ernährungsinterventionsstudie teilnahmen, um kardiovaskuläre Risiken zu senken. In der größeren Studie waren die Personen bereits nach dem Zufallsprinzip einer von drei Gruppen zugeteilt worden: einer einfachen fettarmen Ernährung, einer mediterranen Ernährung mit zusätzlichem nativem Olivenöl oder einer mediterranen Ernährung mit einer zusätzlichen Tagesdosis von etwa 29 Gramm Walnüssen, Mandeln und Haselnüssen. Die Probanden befolgten vier Jahre lang ihre neuen Ernährungsvorgaben und trafen sich dafür alle drei Monate mit einem ausgebildeten Ernährungsberater. Am Ende der vier Jahre verglichen die Forscher die BDNF-Werte eines jeden Patienten mit seinen Werten zu Beginn der Studie. Sie fanden heraus, dass die Patienten, die eine mediterrane Ernährung befolgten, höhere BDNF-Werte vorwiesen als diejenigen, die sich lediglich fettarm ernährten. Doch erstaunlicherweise wiesen diejenigen, die sich mediterran und täglich von einer Extrahandvoll Nüssen ernährten, signifikant höhere BDNF-Werte auf als die Probanden der anderen Gruppen. Für die Patienten, die zu Beginn der Studie noch mit Depressionen zu kämpfen hatten, war der Sprung der BDNF-Werte noch ungleich höher – und damit einhergehend der Rückgang ihrer depressiven Symptome. Offenbar kann bereits die Veränderung einer einzigen Lebensmittelkategorie – in diesem Fall Nüsse – einen Riesenunterschied machen.

Gut möglich, dass dir diese Annahme – dass knapp 30 Gramm Nüsse am Tag eine solche Veränderung bewirken können – etwas merkwürdig vorkommt. Bedenke aber einmal, dass dein Körper, um genug BDNF für eine optimale Gehirngesundheit zur Verfügung zu stellen, die nötigen Bestandteile und Signale braucht. Du musst ausreichend wichtige Aminosäuren, die Bausteine der Proteine, ebenso wie essenzielle Vitamine und Mineralstoffe zu dir nehmen, um deine BDNF-Werte zu erhöhen. Viele dieser Bausteine sind in Nüssen enthalten, doch auch andere Lebensmittel können helfen, die BDNF-Produktion anzukurbeln. Studien haben gezeigt, dass eine Ernährung, die reich an Omega-3-Fettsäuren aus Wildfang-Seafood, Resveratrol aus roten Trauben, Zink aus Kürbiskernen und Austern sowie Anthocyanen aus Beeren ist, ebenfalls die BDNF-Produktion anregt.

Diese Lebensmittel erhöhen jedoch nicht nur die Produktion neurotropher Faktoren, sie haben, wie bereits erwähnt, zudem eine Schutzfunktion. Täglich eine Handvoll Nüsse hilft nicht nur deinen Hirnzellen, starke Verknüpfungen über lebenswichtige Kreisläufe zu fördern, sie verteidigen auch deine Hirnzellen, wenn sie von entzündungsfördernden Molekülen bombardiert werden.

## Entzündungen ohne Ende

Entzündung ist heutzutage ein Schlagwort in der Medizin. Aus gutem Grund. In einem moderaten Rahmen ist diese natürliche Immunreaktion eine sehr gute Sache: Wenn der Körper eine Verletzung erleidet oder mit einer Krankheit zu kämpfen hat, setzt das Immunsystem eine Vielzahl verschiedener Proteine und Hormone frei, darunter weiße Blutzellen, spezielle Zytokine wie Interleukin-6 und sogar Proteine wie CRP (c-reaktive Proteine), um Eindringlinge abzuwehren, beschädigte Zellen zu beseitigen und die Heilung des Körpers zu beschleunigen. Deine letzte Entzündung hast du vielleicht wahrgenommen, als du einen Kratzer auf dem Arm hattest. Als Reaktion auf die Wunde löst das Immunsystem Entzündungsprozesse aus, was in den ersten ein oder zwei Tagen zu Rötungen und Schwellungen rund um die Verletzung führt. Diese körperlichen Symptome sind ein Zeichen dafür, dass dein Immunsystem funktioniert. Probleme gibt es nur, wenn die Entzündungsprozesse über einen längeren Zeitraum anhalten. In diesem Fall können auch vollkommen gesunde Zellen immer wieder angegriffen werden. Aus irgendeinem Grund, den wir noch nicht genau kennen, bekommt das Immunsystem eine Fehlermeldung und greift nicht nur beschädigte, sondern auch benachbarte gesunde Zellen an. Wenn chronische Entzündungsprozesse mit bestimmten genetischen Dispositionen zusammentreffen, entwickeln sich mitunter Autoimmunerkrankungen wie Asthma, Schuppenflechte, Colitis ulcerosa und rheumatoide Arthritis. Mit der Zeit wird auch gesundes Gewebe von all den unterschiedlichen Immunmolekülen angegriffen und kann großen Schaden nehmen.

Genau wie der Rest des Körpers kann auch das Gehirn von Entzündungen betroffen sein. Es gibt mehrere Typen spezialisierter Immunabwehrzellen, die dabei helfen, das Gehirn in Topform zu halten. Die ersten werden Astrozyten genannt. Diese einzigartigen sternförmigen Zellen sind eine Variation der Gliazellen und Teil des Support- und Putzteams im Gehirn. Werden die Nervenzellen in irgendeiner Form, beispielsweise durch die bereits erwähnten Verletzungen oder Krankheiten, beschädigt, dann treten diese Zellen auf den Plan, räumen die beschädigten Zellen beiseite und tragen sie fort.

Eine weitere Variation der Gliazelle namens Mikroglia spielt bei der Immunabwehr ebenfalls eine entscheidende Rolle. Dabei handelt es sich um den Immunzelltyp, der primär im Gehirn zu finden ist. Diese Zellen untersuchen andere Zellen, darunter

Nervenzellen, auf jegliche Anzeichen von Ärger. Dafür zirkulieren sie im Gehirn und berühren jede Nervenzelle auf ihrem Weg, als würden sie kurz hallo sagen. Wenn bei dieser Blitzuntersuchung alles normal erscheint, wandern die Mikroglia weiter. Wenn sie jedoch mit einer Zelle in Kontakt kommen, die irgendwie in Schwierigkeiten steckt, dann treten sie in Aktion – indem sie entweder ihre synaptischen Verknüpfungen abnagen oder gleich die gesamte geschädigte Zelle vertilgen, um sie mit dem restlichen Abfall zu entsorgen. Inzwischen wissen wir, dass sowohl Mikroglia als auch Astrozyten lebenswichtig für die Immunfunktion sind – und dafür sorgen, dass das Gehirn Bestleistungen erbringt.

Der Arzt und Pharmakologe Roger McIntyre von der University of Toronto hat daran geforscht, wie Entzündungen die Hirnfunktion verändern können. Ihm zufolge ist es wichtig zu wissen, dass Entzündungen an sich nicht schlimm sind – das Immunsystem sei vielmehr »ein guter Junge«, der hilft, unseren Körper und unser Gehirn in Topform zu halten. »Wir brauchen das Entzündungssystem«, sagte er. »Während wir früher gedacht haben, dass Mikroglia lediglich die einfache Aufgabe haben, die Nervenzellen strukturell zu stützen, wissen wir inzwischen, dass sie eine wichtige Immunfunktion übernehmen, indem sie durch das Gehirn wandern, verschiedene Verbindungen kappen und sogar Zellen entfernen. Dieser Aufräumprozess ist nötig, damit das Gehirn sich gut herausbilden und entwickeln kann. Das Entzündungssystem hilft dabei.«

Aber Faktoren wie chronischer Stress, Umweltgifte oder hormonelles Ungleichgewicht, um nur ein paar wenige zu nennen, können zu einem Ungleichgewicht zwischen entzündungsfördernden und entzündungshemmenden Molekülen führen – mit dem Ergebnis, dass sich zu viele entzündungsfördernde Moleküle im Gehirn frei bewegen. Und das kann Probleme mit sich bringen. »Liegt ein Ungleichgewicht vor, weil zu viele entzündungsfördernde Moleküle das Gehirn überschwemmen, dann gefährden sie gesunde Zellen und wichtige Kreisläufe«, erklärte McIntyre. »All diese ausgelösten Entzündungen führen zu einem Zellverlust, der die neuronalen Kreisläufe und damit die menschliche Wahrnehmung beeinträchtigen kann. Wenn das Entzündungssystem fehlschlägt, kann es das Gehirn in einen sehr gefährlichen Zustand befördern, indem es neuronale Kreisläufe und neuronale Netzwerkaktivität in spezifischen Hirnregionen verändert, die mit Erregung, Angst und Emotionen in Verbindung gebracht werden.« Eine der Regionen, auf die McIntyre sich bezieht, ist übrigens der Hippocampus.

Ärzte haben schon lange eine seltsame Analogie zwischen den Symptomen von Entzündungen und denen von Depressionen beobachtet. Und eine Person, die an der Grippe erkrankt, hat tatsächlich auch ein paar Dinge mit einer depressiven Person gemein: Beide sind tendenziell niedergeschlagen, leicht reizbar und haben kein Interesse mehr an Aktivitäten, die ihnen für gewöhnlich Freude bereiten. Manche haben auch ein gesteigertes Angstempfinden. Diese verblüffenden Überlappungen warfen unter Psychiatern, die nach Ursachen psychischer Störungen suchten, Fragen auf. Wir begannen zu verstehen, dass Entzündungen den Körper in vielerlei Hinsicht nachhaltig beeinträchtigen.

Dank vieler wegweisender Studien wissen wir heute, dass chronische Entzündungsprozesse auch bei Depressionen und Angststörungen eine Rolle spielen. So haben mehrere Studien gezeigt, dass ungefähr ein Drittel der mit Depressionen diagnostizierten Patienten hohe Werte verschiedener Entzündungsmarker wie CRP oder Interleukin-6 aufweisen. Und wenn sich diese Entzündungswerte im Gehirn ansammeln, bekommt man mit der Zeit ernste Folgen zu spüren. Als Wissenschaftler der Emory University die Gehirne depressiver Menschen mit hohen CRP-Werten scannten, fanden sie weniger Aktivität in Kreisläufen vor, die das Belohnungssystem des Gehirns mit den Bereichen verband, die für exekutive Funktionen zuständig sind. Das Phänomen ist ganz ähnlich einer Schwellung, wie du sie um die Wunde auf deinem Arm beobachten kannst – nur im Gehirn. Die Entzündung schränkt die Koordinations- und Kommunikationsfähigkeit verschiedener Hirnregionen untereinander erheblich ein, was zu den üblichen depressiven Symptomen führt.[11]

Laut McIntyre ist das aus evolutionärer Sicht durchaus sinnvoll. Vor Tausenden von Jahren, als die Menschen noch als Jäger und Sammler in den Savannen ums Überleben kämpften, konnte es einen Selektionsvorteil bringen, entzündungsfördernde Moleküle zu haben, die diese Art der Symptome auslösen. »Damals hatte man für gewöhnlich eine Infektion oder eine Wunde, und es ergab dementsprechend Sinn, diese Hirnsysteme zu verändern«, sagte er. »Da ein Mensch in diesem Zustand sehr verwundbar ist, können eine gesenkte Motivation und gesteigerte Furcht oder Angst dazu führen, an einem Ort zu bleiben, um sich zu erholen, Energie zu sparen und zu heilen.«

Während die Mehrheit der Studien bisher den Zusammenhang zwischen Entzündungen und Depressionen untersucht hat, gibt es inzwischen einige Arbeiten, die aufzeigen, dass entzündungsfördernde Moleküle auch die Kreisläufe der Angstregionen im Gehirn verändern können: Chronische Entzündungen wurden erwiesenermaßen auch mit Angststörungen in Verbindung gebracht. »Angst bedeutet Furcht – die Furcht vor etwas, ob es nun vor Spinnen oder vor sozialen Urteilen ist«, kommentierte McIntyre.

Betrachtet man dies noch einmal aus einer evolutionären Perspektive, dann kann ein gesteigertes Furchtempfinden helfen, während eines Entzündungsprozesses nach einer Verletzung oder Krankheit am Leben zu bleiben. Es kann dazu führen, dass du trotz deines geschwächten Zustands in höchstem

Maße wachsam bist und auf diese Weise Raubtieren und anderen Gefahren entgehen kannst. Doch in unserer modernen Welt hat sich unsere Umwelt extrem gewandelt, und die zusätzliche Angst, die unser Körper produziert, schadet unserem alltäglichen Überlebenskampf mehr, als dass sie hilft. Laut McIntyre ist Furcht grundsätzlich entzündungsfördernd – was bedeutet, dass ständige und wiederkehrende Sorgen oft in noch mehr Sorgen münden. Darum ist es so wichtig, verlässliche Wege zu finden, diese starke Immunreaktion zurück ins Gleichgewicht zu bringen.

## Könnte es nicht einfach nur eine Begleiterscheinung sein?

Über die Jahre kam immer wieder das Argument auf, Entzündungen seien lediglich eine Begleiterscheinung von Depressionen und Angststörungen, nicht jedoch ihre Ursache. Laut McIntyre ist es in der Tat sehr wahrscheinlich, dass diese Störungen den Ausschuss entzündungsfördernder Moleküle stimulieren und in einen Teufelskreis führen. Doch das bedeutet nicht, dass man das Steuer nicht mehr herumreißen und eine ausgewogenere Immunreaktion ermöglichen kann. Eine neue Metaanalyse hat ergeben, dass die Behandlung einer Entzündung, die gemeinsam mit einer Affektstörung auftritt, die Wirkung traditioneller Antidepressiva verbessern kann.

Wissenschaftler der Universität Aarhus in Dänemark haben die wissenschaftliche Literatur nach klinischen Studien durchsucht, in denen Patienten Antidepressiva erhalten und zugleich ein nichtsteroidales Antirheumatikum (nonsteroidal anti-inflammatory drug, kurz NSAID) eingenommen haben, wie es gegen Arthritis oder hohe Cholesterinwerte verschrieben wird. Wie du siehst, ist es nicht ungewöhnlich für Menschen mit Depressionen, auch andere körperliche Beschwerden zu haben. Bemerkenswerterweise werden viele dieser körperlichen Probleme ebenfalls von hohen Entzündungswerten verschärft.

Und als die Forscher aus Aarhus sich in diese Studien vertieften, von denen viele zwar andere gesundheitliche Probleme untersuchten, zugleich jedoch depressive Symptome festhielten, stießen sie auf etwas Interessantes. Die zusätzliche Gabe dieser entzündungshemmenden Medikamente steigerte nicht nur das Wohlbefinden der Patienten, sondern offenbar auch die Wirksamkeit des Antidepressivums. Die Reduktion der Entzündung linderte nicht nur andere gesundheitliche Probleme, sondern auch die Depression. Das ist ein äußerst wichtiger Fund.

Ein weiterer Hinweis kommt aus einer Studie, die zeigt, dass Fluoxetin oder »Prozac«, einer der beliebtesten Serotonin-Wiederaufnahmehemmer bei der Behandlung von Depressionen, auch die Immunreaktion dämpft. Prozac wirkt, indem es die Fähigkeit der Nervenzellen, Serotonin aufzunehmen, blockiert. Auf diese Weise fließen größere Mengen des Neurotransmitters in den Synapsen und regulieren die synaptische Übertragung. Doch dieses Medikament befiehlt den entzündungsfördernden Molekülen auch, Feierabend zu machen und sich aus dem Gehirn zu entfernen. Eine Vielzahl von Tierversuchsstudien hat inzwischen gezeigt, dass eine Fluoxetin-Behandlung nicht nur die Affekte und die Stimmung der Tiere verbessert, sondern auch die Werte des Immunstimulators Zytokin im Körper senkt.

Bedeutet das, dass jeder nun neben seinem Antidepressivum oder Beruhigungsmittel noch ein Antirheumatikum verschrieben bekommen sollte? Natürlich nicht. Jeder Mensch und seine psychischen Probleme sind anders. Doch da immer deutlicher wird, dass es sich bei Angststörungen und Depressionen teilweise um entzündliche Erkrankungen handelt, scheint die Suche nach belastbaren Auswegen, um die Zahl der entzündungsfördernden Moleküle, die vom Immunsystem ausgestoßen werden, zu reduzieren, ein wichtiger Schritt bei der Suche nach der bestmöglichen Behandlung zu sein. Um zu verstehen, wie man diese Moleküle am besten reduziert, muss jedoch noch eine große Frage beantwortet werden: Wo kommen all diese Entzündungen im Gehirn überhaupt her?

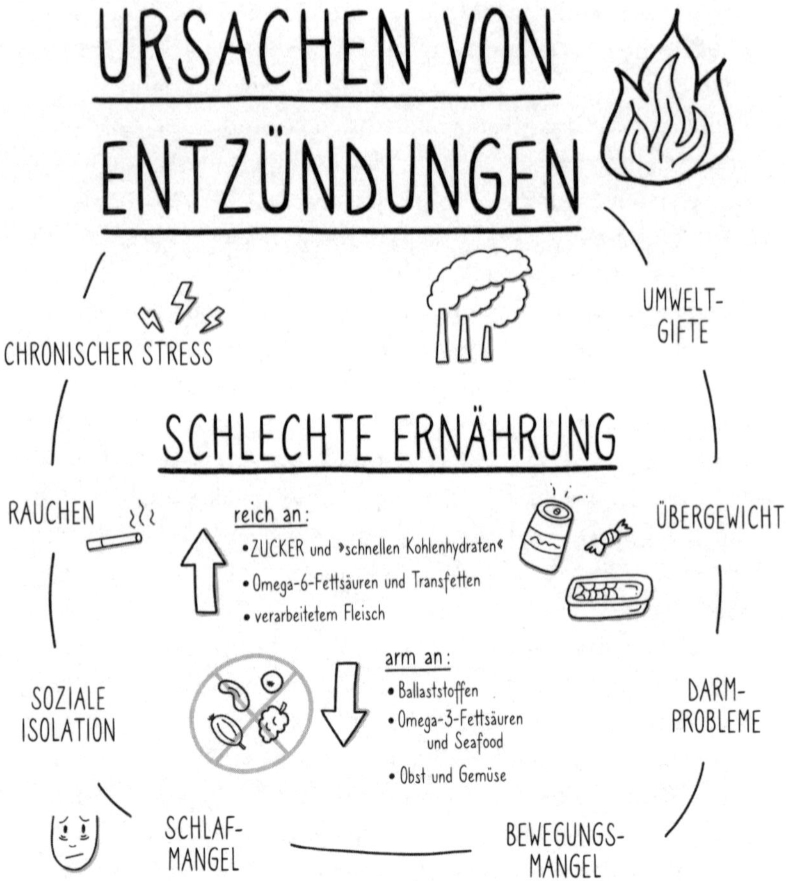
URSACHEN VON ENTZÜNDUNGEN
UMWELT-GIFTE
CHRONISCHER STRESS
SCHLECHTE ERNÄHRUNG
RAUCHEN
reich an:
• ZUCKER und »schnellen Kohlenhydraten«
• Omega-6-Fettsäuren und Transfetten
• verarbeitetem Fleisch
ÜBERGEWICHT
arm an:
• Ballaststoffen
• Omega-3-Fettsäuren und Seafood
• Obst und Gemüse
SOZIALE ISOLATION
DARM-PROBLEME
SCHLAF-MANGEL
BEWEGUNGS-MANGEL

## Was Entzündungen verursacht

Wenn es darum geht, strikte Ursache-Wirkung-Modelle zu entwerfen, kommen wir bei Entzündungen leider nicht sehr weit. Ein paar sichere Schuldige haben wir bereits identifiziert: chronischen Stress, Rauchen, körperliche Erkrankungen, Schlafmangel, Umweltgifte, Bewegungsmangel, soziale Isolation und Übergewicht wurden in Dutzenden Studien immer wieder mit erhöhten Entzündungswerten in Verbindung gebracht. Wobei auffällt, dass es sich dabei auch um Risikofaktoren für Angst- und Affektstörungen handelt. Doch es gibt noch einen weiteren Übeltäter, der in diesen Untersuchungen immer wieder als Ursache von Entzündungen auftaucht. Wenn du nun auf eine mangelhafte Ernährung getippt hast, dann liegst du damit goldrichtig.

Die typischen westlichen Essgewohnheiten – wenig frisches Obst und Gemüse, dafür viel verarbeitetes Fleisch, raffinierte Kohlenhydrate und Transfette – wurden immer wieder mit hohen Entzündungswerten in Verbindung gebracht. Menschen, die einen höheren Anteil an vollwertigen Lebensmitteln zu sich nehmen, wie sie in der mediterranen Ernährung vertreten sind, weisen eine geringere Konzentration der typischen Entzündungsmarker auf. Warum Entzündungen so eng mit Ernährung verknüpft sind, hat viele Gründe. Ernährungsformen, die vor allem aus vollwertigen Lebensmitteln bestehen und auf den Verzehr von Vollkornprodukten und Phytonährstoffen setzen, fördern die Produktion von Neurotrophinen und anderen entzündungshemmenden Verbindungen. Gemeinsam schützen diese Stoffe unseren Körper vor freien Radikalen, die oft infolge lang anhaltender Entzündungsprozesse entstehen. Gesunde Zellen, die im Zuge chronischer Entzündungen oft zu »Kollateralschäden« werden, können sich besser verteidigen, wenn du viel Regenbogenobst und -gemüse mit antioxidativen Eigenschaften isst.

Du kannst mit dem Finger auch auf Fertiggerichte zeigen. Wir wissen inzwischen, dass hoch verarbeitete Nahrungsmittel mit einem hohen Anteil an raffinierten Kohlenhydraten und Transfetten eine chronische Immunaktivität stimulieren. Dagegen hat sich gezeigt, dass vor allem in Seafood und Blattgemüse enthaltene Omega-3-Fettsäuren entzündungshemmende Wirkungen haben. Bei Menschen, die regelmäßig Omega-3-reiche Fischgerichte und Lebensmittel mit antioxidativen Phytonährstoffen verzehren, zirkulieren im Schnitt nicht nur weniger entzündungsfördernde Moleküle in Körper und Gehirn, auch ihre Immunreaktion auf die Stressoren des Lebens fällt weniger heftig aus.

Ein weiterer drängender Hinweis auf das starke Band zwischen Entzündungsprozessen und mentaler Gesundheit findet sich in der Forschung rund um Zöliakie, eine Autoimmunerkrankung, die durch eine übersteigerte Immunreaktion auf Gluten ausgelöst wird. Bei Gluten handelt es sich um ein Protein, das in Körnerfrüchten wie Weizen, Gerste und Roggen enthalten ist. Wenn Menschen, die unter Zöliakie leiden, Gluten zu sich nehmen, greift ihr Immunsystem die Dünndarmschleimhaut an. Zu den häufigsten Symptomen zählen Durchfall, Blähungen und Müdigkeit – doch viele Personen berichten auch von Symptomen, die typisch für Depressionen und Angststörungen sind. Tatsächlich ist der Anteil an psychisch Kranken unter Menschen mit Zöliakie weitaus höher als im Durchschnitt.

Um den Zusammenhang zwischen Zöliakie und der mentalen Gesundheit besser zu verstehen, begleiteten Wissenschaftler der Katholischen Universität vom Heiligen Herzen in Rom 35 Patienten, bei denen Zöliakie diagnostiziert wurde, und eine Kontrollgruppe von 59 Probanden im Zeitraum von einem Jahr, nachdem ihnen eine glutenfreie Ernährung verordnet wurde. Im Grunde wurden die Probanden lediglich angewiesen, Weizen und andere glutenhaltige Lebensmittel aus ihrer Ernährung zu streichen, mehr nicht.

Zu Beginn der Studie wurde jeder Proband nach den üblichen Diagnosestandards auch auf Anzeichen von Depressionen und Angststörungen untersucht. Wie nicht anders zu erwarten, zeigten die Patienten mit Zöliakie vermehrt Symptome, doch als die Wissenschaftler ihre Probanden ein Jahr später wieder ins Labor riefen, stellten sie fest, dass in der Zöliakie-Gruppe lediglich die Angststörungen um 50 Prozent, nicht aber die Depressionen zurückgegangen waren. Das ist eine erstaunliche Beobachtung. Die Inzidenzrate von Angststörungen beläuft sich in der Gesamtbevölkerung auf rund 20 Prozent. Das bedeutet, dass eine simple Ernährungsintervention – lediglich das entzündungsfördernde Gluten auszuklammern – die Macht hat, Angststörungen in dieser gefährdeten Gruppe beträchtlich zu verringern oder gar ganz zu eliminieren.[12]

Die Studie erwähne ich, weil sie zeigt, welchen Einfluss Entzündungen auf die mentale Gesundheit haben können. Doch keine Sorge, ich sage dir nicht, dass du Brot von deinem Speiseplan streichen musst. Menschen mit Zöliakie hingegen, die eine angeborene Intoleranz gegenüber Gluten haben, setzen durch den Verzehr Entzündungsprozesse in Gang. Und wenn es dir gelingt, Entzündungen in deinem Körper zu lindern, ist dein Körper in einer besseren Position, Angststörungen zu verhindern oder zu bewältigen. Das ist ungeheuer wichtig.

Die Ergebnisse der Forschung laufen allesamt auf ein und denselben Punkt hinaus: Die Lebensmittel, die du zu dir nimmst, können einen erheblichen Einfluss darauf haben, wie dein Körper sein Immunsystem einsetzt. Wenn du Wege findest, Entzündungen zu verringern, wird dein Gehirn – und damit deine mentale Gesundheit – davon profitieren. Ganz egal ob du nun unter einer Autoimmunerkrankung wie Zöliakie leidest oder nicht.

## Entzündungshemmende Nährstoffe

Die gute Nachricht ist: So wie die Ernährung Entzündungen auslösen kann, kann sie diese auch lindern oder gar vollständig zum Abklingen bringen. Anhand von zwei Beispielen aus der Antidepressiven Lebensmittelskala möchte ich abschließend veranschaulichen, wie sich Entzündungen heilen und in der Konsequenz auch depressive Symptome besser überwinden lassen.

Das erste sind die Omega-3-Fettsäuren. Wie bereits erwähnt, helfen diese wichtigen, in Seafood aus Wildfang enthaltenen Fettsäuren, Entzündungen zu bekämpfen. Ihre positive Wirkung auf depressive Symptome wurde bereits von einer ganzen Anzahl Studien belegt.[13] Zudem sind keinerlei Nebenwirkungen bekannt. Indem du zum Beispiel Hühnchen oder Steak drei- bis viermal die Woche durch Seafood ersetzt, kannst du Depressionen und Angststörungen besser in den Griff bekommen.

Bei dem anderen Nährstoff handelt es sich um Magnesium. Groß angelegte epidemiologische Studien wie die Hordaland Health Study, die eine Bevölkerungsgruppe älterer Erwachsener in Westnorwegen untersuchte, haben ergeben, dass niedrige Magnesiumwerte zwar nicht mit höheren Entzündungswerten, aber mit einem erhöhten Risiko, an Depressionen zu erkranken, in Verbindung stehen. Indem du magnesiumhaltige Lebensmittel wie Avocados, dunkle Schokolade und Kürbiskerne in deinen Speiseplan aufnimmst, hilfst du deinem Körper auch im Kampf gegen Depressionen. Molekularstudien haben uns inzwischen gezeigt, dass höhere Magnesiumwerte stärkere synaptische Verbindungen ermöglichen, die Schlafqualität verbessern und die Werte des entzündungsfördernden Zytokin senken. Die Folge sind eine ausgeglichenere Stimmung und verminderte Ängste. Dieselben Nährstoffe, die Depressionen bekämpfen, können auch dabei helfen, Entzündungen in den Angst- und Emotionsregionen des Gehirns zu lindern, und dementsprechend nagende Sorgen verstummen lassen.

Wenn du wie Pete und so viele andere Menschen, die ich getroffen habe, das Gefühl hast, in deinem Kampf gegen Depressionen und Angststörungen »festzustecken«, dann kannst du nun neuen Mut fassen. Du steckst nicht fest. Du steckst niemals fest. Dein Gehirn ist ein dynamisches Organ, das sich immer verändern kann. Und du hast die Macht, es zu verändern. Die wissenschaftliche Forschung zeichnet inzwischen ein sehr klares Bild: Ernährung ist wichtig, und zwar vor allem zur Prävention von Depressionen und Angststörungen und zur erfolgreichen Bewältigung ihrer Symptome. Wähle einfach Rezepte aus, die dein Hirn dazu anregen, in den »Wachstumsmodus« umzuschalten und in einem gesünderen und ausgeglichenen Zustand zu verbleiben.

Während man zusätzlichen Stress bei der Arbeit nicht einfach so abschalten kann und einem nicht immer mehr Stunden Schlaf am Tag zur Verfügung stehen, gibt es immer Mittel und Wege, mehr gehirngesunde Lebensmittel in die Ernährung aufzunehmen. Angesichts so vieler Interventionsstudien, die immer wieder nachgewiesen haben, dass vollwertige, nährstoffreiche Ernährungsformen die BDNF-Werte erhöhen und den Anteil gefährlicher entzündungsfördernder Moleküle verringern können, gibt es keinen besseren Zeitpunkt als jetzt, um darüber nachzudenken, wie du mehr Lebensmittel aus unseren gehirngesunden Lebensmittelkategorien auf deinen Teller bringen kannst.

# KAPITEL 3 – ZUSAMMENFASSUNG

- Viel zu lange haben wir vom genetischen Profil eines Menschen gesprochen, als handle es sich um sein biologisches Schicksal. Inzwischen wissen wir jedoch, dass sich das Gehirn ein Leben lang verändern kann.
- Die aufstrebende Wissenschaft der Epigenetik widmet sich der Forschung, wie sich unsere Umwelt und unser Lebenswandel auf das Wo, Wann und Wie unserer Genexpression auswirken. Ihre Forschung hat gezeigt, dass unsere ganz persönlichen Entscheidungen, zum Beispiel was wir essen, unsere Hirnfunktion beeinflusst.
- Studien legen nahe, dass eine mediterran inspirierte Ernährung voller nährstoffreicher Lebensmittel, wie sie in der Antidepressiven Lebensmittelskala aufgelistet sind, das Gehirn in einen »Wachstumsmodus« versetzen kann – insbesondere im Hippocampus, der Hirnregion, die am meisten mit Depressionen in Zusammenhang gebracht wird. Menschen, die viel Fisch, Gemüse und Olivenöl verzehren, haben für gewöhnlich größere Hippocampi als andere.
- Während viele Studien Neurotransmitter wie Serotonin mit mentaler Gesundheit in Verbindung gebracht haben, sind das bei weitem nicht die einzigen wichtigen neuronalen Stoffe. Beim Wachstumsfaktor BDNF handelt es sich um ein Molekül, das sowohl als »Gehirndünger« als auch als Schutz wirkt. Eine Ernährung mit einem hohen Anteil an Cashewkernen, Mandeln und Haselnüssen – ebenso wie Omega-3-Fettsäuren-haltigen Fischen und anthocyanreichen Beeren – kann dabei helfen, eine

ausreichende BDNF-Versorgung des Gehirns sicherzustellen.

- Hohe Entzündungswerte stehen im Zusammenhang mit psychischen Erkrankungen wie Depressionen und Angststörungen. Einer der größten – und am einfachsten zu verändernden – Faktoren, der Einfluss auf die Entzündungswerte nimmt, ist eine mangelhafte Ernährung. Umfasst deine Ernährung hingegen mehr Omega-3-Fettsäuren, Phytonährstoffe, B-Vitamine und Mineralstoffe wie Zink und Magnesium, hilft das, Entzündungen in Schach zu halten.

# KAPITEL 4

## Den Darm für die mentale Gesundheit optimieren

### Wie Depression, Angststörungen und Darmflora zusammenhängen

Die Gesundheit des Gehirns hat nicht nur mit dem Gehirn zu tun. Auch andere Bereiche des Körpers sind an der Regulierung der Neurotransmitter und anderer Neurochemikalien beteiligt, die unser Gehirn in Bestform halten. Es mag überraschen, aber die ersten Studien zu dem in diesem Kapitel behandelten Thema erschütterten die Welt der Psychiatrie erheblich.

Bedeutende wissenschaftliche Studien zeigen, dass der menschliche Darm eine Schlüsselrolle bei der Regulierung der mentalen Gesundheit spielt. Ganz richtig – der Darm. Genauso wie es bestimmte genetische Dispositionen gibt, die das Risiko einer Person für die Entwicklung von Depressionen oder Angststörungen erhöhen, tragen auch die Inhaltsstoffe des Magen-Darm-Trakts dazu bei, dass unser Gehirn optimal funktioniert.

Als Susan (die viel beschäftigte berufstätige Mutter, die ich in Kapitel 1 vorgestellt habe) zum ersten Mal zu mir kam, litt sie aufgrund der vielen Stressfaktoren in ihrem Leben nicht nur unter ausgeprägten Angststörungen und Schlaflosigkeit, sie hatte auch ernsthafte Magen-Darm-Beschwerden. Ein paar Jahre zuvor hatte ihr Hausarzt bei ihr ein Reizdarmsyndrom diagnostiziert, eine Erkrankung, die mit Symptomen wie Krämpfen, Blähungen, Durchfall und Verstopfung einhergeht. Als wir ihre

Krankengeschichte durchgingen, wurde schnell klar, dass ihre Magenschmerzen und der Durchfall schlimmer wurden, wenn auch ihre Angststörungen zunahmen.

»Das ist mir alles so peinlich«, erzählte sie. »Sobald mein Stresspegel steigt, muss ich zur Toilette rennen. Ehrlich gesagt, wenn ich diese Darmprobleme habe, werden meine Ängste nur noch schlimmer.«

Susans Erfahrung ist keine Seltenheit. Tatsächlich ist mir aufgefallen, dass viele meiner Angstpatienten auch unter Magen-Darm-Beschwerden leiden, die mit ihren Ängsten schlimmer werden. Noch häufiger habe ich das bei meinen depressiven Patienten festgestellt. Zwischen ihrer mentalen Gesundheit und ihrem Magen-Darm-Trakt scheint es eine Verbindung zu geben. Eigentlich ist das nicht überraschend. Der Mensch hat schon immer einen engen Zusammenhang zwischen Psyche und Darm gesehen. Nicht zufällig sprechen wir von »Bauchgefühl«. Ärger, tiefe Enttäuschungen oder Trauer »schlagen uns auf den Magen«. Und wenn wir nervös sind, etwa vor einer großen Prüfung oder wenn wir vor einer großen Gruppe sprechen sollen, spüren wir das in unserer Bauchregion, vielleicht als Bauchkribbeln oder als Übelkeitsgefühl. Und obwohl Darmprobleme und mentale Gesundheit viel gemein haben, fangen wir gerade erst an, die Zusammenhänge zu verstehen. Die Symptome sind nicht immer eindeutig, und manchmal fällt es schwer, darüber zu sprechen. Oft werden sie von Ärzten, Freunden und Familienangehörigen als »Einbildung« abgetan. Das liegt daran, dass viele dieser sich oft überschneidenden Symptome für andere verwirrend und schwer nachvollziehbar sein können.

Im Verlauf des vergangenen Jahrhunderts haben zahlreiche Tierstudien gezeigt, dass zwischen Darm und Gehirn eine wechselseitige Kommunikation besteht. Es handelt sich um eine hocheffiziente Signalautobahn, die Darm-Hirn-Achse, die für unser Überleben eine wichtige Rolle spielt. Im Magen-Darm-Trakt leben Hunderte Millionen von Nervenzellen, die innerhalb von Millisekunden Nachrichten an das Nervensystem übermitteln. Diese Fähigkeit der ständigen Kommunikation hat den Vorteil, dem Gehirn beispielsweise mitteilen zu können, dass wir satt sind – oder dass wir auf den vierten Donut lieber hätten verzichten sollen. Wenn wir etwas Unverträgliches zu uns nehmen, etwas Giftiges oder einen Krankheitserreger, leitet der Darm diese Nachricht sofort an das Gehirn weiter, das dann mit Erbrechen oder Durchfall reagieren kann, um den Eindringling loszuwerden. John Cryan, Neurowissenschaftler am University College Cork und einer der Autoren des Buches *The Psychobiotic Revolution*, sagt, dass die Darm-Hirn-Achse für die Homöostase unverzichtbar sei, also für die Fähigkeit, einen stabilen inneren Zustand aufrechtzuerhalten, damit Körper und Gehirn optimal funktionieren. Er vergleicht den wechselseitigen Signalaustausch mit der Kommunikation zwischen den verschiedenen Stockwerken in vornehmen Häusern, wie wir sie aus der beliebten britischen Fernsehserie *Downton Abbey* kennen. Die reichen Besitzer leben in den oberen Stockwerken des Hauses und scheinen alles zu kontrollieren, während die Diener und Angestellten unten leben und die Befehle der Besitzer empfangen.

»Die Oberen und die Unteren brauchen einander zum Überleben«, erklärt er. »Aus der Ferne betrachtet sieht es aus, als wären sie völlig getrennt und hätten nicht viel miteinander zu tun. Aber wenn unten etwas schiefläuft, überträgt sich das auf die oberen Etagen, genauso wie das, was oben geschieht, sich auch auf den unteren Bereich auswirken kann. Dasselbe beobachten wir in der Beziehung von Darm und Gehirn.«

Schon Anfang des 20. Jahrhunderts beobachteten Wissenschaftler diesen Zusammenhang. Bösartige Magengeschwüre wurden damals oft mit der chirurgischen Entfernung eines Teils oder des gesamten Magens behandelt, der sogenannten Gastrektomie. Dieses Verfahren verschaffte den Patienten zwar eine gewisse Entlastung in Bezug auf die Geschwüre, gleichzeitig erhöhte sich jedoch das Risiko einer psychiatrischen Störung signifikant. Tierversuche zeigen ähnliche Wirkungen. Ratten und Mäuse, denen Teile des Darms entfernt und somit die Kommunikation zwischen dem Magen-Darm-Trakt und dem Gehirn eingeschränkt wurde, zeigen höhere Stresswerte, angstähnliche Verhaltensweisen und kognitive Probleme – Symptome, die auch bei Depression und Angststörungen auftreten.

Wir sind darauf angewiesen, dass unser Darm die Nahrung, die wir jeden Tag zu uns nehmen, richtig verdaut. Ohne den Darm könnten wir die Nährstoffe, die wir zum Überleben und zum Gedeihen benötigen, nicht aufnehmen. Der Darm ist jedoch viel mehr als nur ein Verdauungsorgan. Er ist auch das größte endokrine, also hormonproduzierende Organ bei Säugetieren – und als solches spielt er eine zentrale Rolle bei der Immunreaktion. Er signalisiert, wann, wo und wie proinflammatorische, also Entzündungen auslösende Moleküle im Körper und im Gehirn freigesetzt werden. Außerdem beherbergt er Hunderte Millionen von Nervenzellen. Kaum zu glauben: Es handelt sich um die größte Ansammlung von Nervenzellen außerhalb des Gehirns.

Der Magen-Darm-Trakt ist fürwahr ein ziemlich beeindruckendes Organ. Er plaudert unaufhörlich mit unserem Gehirn, arbeitet aber nicht allein, sondern stützt sich dabei auf die Darmflora mit ihren Billionen von Mikroorganismen, einschließlich der Bakterien, Archaeen, Pilzen, Viren und anderer Parasiten, die ihm helfen, die richtigen Informationen an das Gehirn weiterzuleiten, damit es optimal funktioniert. Diese neue Erkenntnis über die Interaktion von Darm und Gehirn hat ein aufregendes neues Kapitel in der Depressions- und Angstforschung aufgeschlagen und liefert uns Anhaltspunkte dafür, dass unsere mentale Gesundheit mit Hilfe von Ernährung besser steuerbar ist. Schließlich wird die Darmflora vor allem von dem, was wir essen, beeinflusst.

## Die Mittlerrolle der Darmflora

Wie wir im letzten Kapitel erörtert haben, sind Entzündungen ein Hauptfaktor für Depressionen und Angststörungen. Cryan erklärt treffend, es werde klar, dass die Darmflora auch die Gesundheit unseres Gehirns beeinflusst, wenn wir verstünden, dass das Immunsystem an allen Vorgängen im Körper einschließlich des Gehirns beteiligt ist und dass die Darmflora eine wichtige Rolle bei der Regulierung des Immunsystems spielt.

»Es ist unglaublich komplex. Die Darmflora ist keine abgetrennte Einheit, auch wenn wir darüber sprechen, als sei sie ein singulärer Bereich«, sagt Cryan. »Es handelt sich vielmehr um ein ausgeklügeltes Ökosystem aus Billionen verschiedener Mikroorganismen. Wir haben es hier mit einer Art Regenwald-Effekt zu tun – und wir lernen jetzt, dass dieser Regenwald eine Vielzahl von wunderbaren Substanzen produziert, die die Gesundheit des Gehirns auf unterschiedliche Weise unterstützen.«

Es erfordert ein ziemliches Umdenken, Mikroorganismen, insbesondere Bakterien, als etwas zu betrachten, das die Gesundheit fördert. Klassischerweise assoziieren wir Bakterien mit schädlichen, krankheitsverursachenden Erregern, aber nicht alle Bakterien verursachen Krankheiten. Viele Bakterien, die wir für schädlich halten, wie zum Beispiel die Kolibakterien, leben von Natur aus im Darm. Sie machen uns nur krank, wenn sich bestimmte Varianten einnisten oder wenn sie überhandnehmen. Die meisten Bakterien sind stille, unauffällige Passagiere, die uns auf unserer Reise durchs Leben begleiten. Es ist eine symbiotische Beziehung. Sie wollen, dass wir gesund bleiben, damit auch sie wachsen und gedeihen können. Sie brauchen uns ebenso sehr wie wir sie.

Jede und jeder Einzelne von uns ist von Geburt an mit einer Darmflora ausgestattet, die aus den Bakterien besteht, die wir in der Gebärmutter und bei der Geburt von unserer Mutter erhalten haben. Nach der Geburt nehmen wir dann neue Passagiere in unsere Darmflora auf, beim Einatmen, beim Probieren neuer Speisen (genauso wie beim Essen unserer gewohnten Lieblingsspeisen), beim Umarmen geliebter Menschen, beim Erkunden der Umgebung, beim Händeschütteln und auch beim Schmusen mit der Katze oder dem Hund. Jede Interaktion mit unserer Umwelt kann unsere Darmflora verändern – manche gering, andere in erheblicherem Maße.

Für unsere Gesundheit brauchen wir eine breit gefächerte Darmflora, die eine Vielzahl von guten Bakterien, die sogenannten Probiotika, enthält. Diese guten Bakterien spalten auf, was wir essen und trinken, und unterstützen die Bildung lebenswichtiger Nährstoffe, wie zum Beispiel B-Vitamine. Sie produzieren auch die Nahrung für die Zellen unserer Darmschleimhaut, indem sie kurzkettige Fettsäuren bilden und unser Entzündungssystem regulieren. Ohne diese guten Bakterien würde unser Körper nicht ausreichend ernährt werden. Viele Nährstoffe würden einfach hindurchlaufen, andere würden überhaupt nicht produziert. Darum ist es so wichtig, dass unsere Darmflora das Beste aus den von uns verzehrten Lebensmitteln für uns herausholt.

Mit Hilfe der Darmflora werden außerdem wichtige Botschaften vom Darm an das Gehirn übermittelt. Dabei geht es aber nicht nur um die bloße Mitteilung, dass wir etwas Bedenkliches gegessen haben, das so schnell wie möglich entsorgt werden sollte. Auch diese Sache ist viel komplexer, und du fragst dich vielleicht: Wie haben Wissenschaftler das herausgefunden? Es begann mit einer Studie an keimfreien Tieren. Keimfreie Mäuse oder Ratten sind ziemlich genau das, wonach sie klingen – Tiere, die unter sterilen Bedingungen geboren und aufgezogen werden und ohne Darmflora aufwachsen und gedeihen. In oder auf ihrem Körper befinden sich tatsächlich keinerlei Bakterien. Diese speziellen Tiere wurden erstmals in den sechziger Jahren für Er-

# DIE DARMFLORA

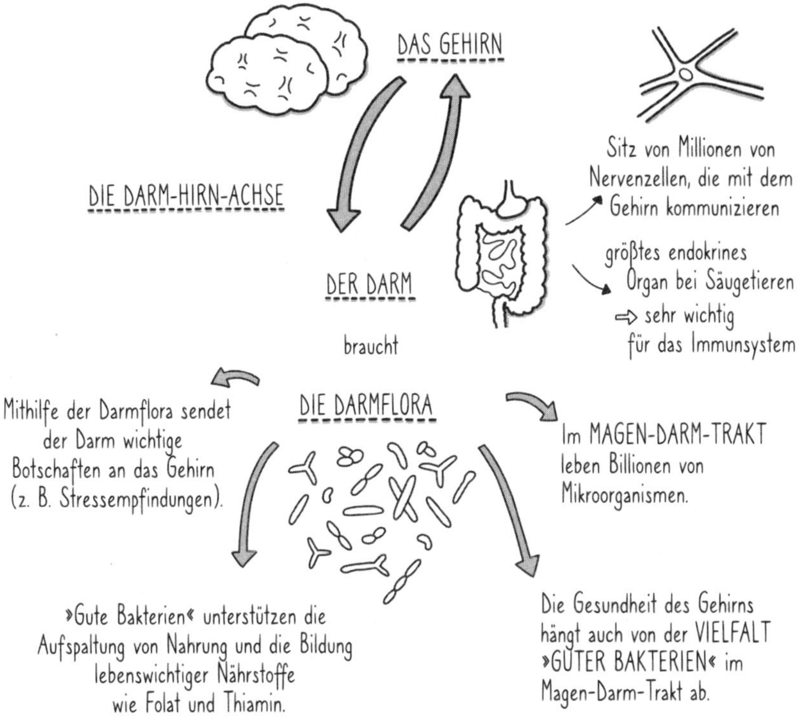


nährungsstudien eingesetzt, um zu untersuchen, wie Bakterien die Verdauung beeinflussen und beispielsweise die Bildung der wichtigen B-Vitamine bewerkstelligen. Obwohl diese Tiere in der Regel ein langsameres Wachstum aufwiesen, betrachteten die damaligen Wissenschaftler sie aber als den herkömmlichen Tieren sehr ähnlich – ihnen fehlten eben nur die Bakterien. Doch im Laufe der Jahre und mit einer größeren Zahl von Studien machten die Wissenschaftler einige interessante Verhaltensunterschiede fest, unter anderem die unterschiedliche Stressreaktion. Die keimfreien Tiere hatten große Probleme, mit schwierigen Situationen umzugehen, zum Beispiel beim Umgang mit neuen Tieren oder mit dem Umzug in eine fremde Umgebung.

Im Jahr 2004 wollten Forscher der japanischen Kyūshū-Universität herausfinden, warum die keimfreien Mäuse so stressanfällig waren, und nahmen ihre Gehirne genauer unter die Lupe. Sie steckten sowohl keimfreie Mäuse als auch normale Mäuse jeweils eine Stunde lang in ein kleines konisches Rohr. Es ist eng in diesen Röhren – leicht vorzustellen, dass die Tiere nach sechzig Minuten, in denen sie sich kaum bewegen, geschweige denn entkommen konnten, nicht sonderlich glücklich waren. Als die Wissenschaftler anschließend die Stressreaktion der Versuchstiere untersuchten, fanden sie etwas wirklich Interessantes – etwas, das sie als »übertriebene« Stressreaktion bezeichneten.

Die Wissenschaftler stellten fest, dass die keimfreien Mäuse sehr viel mehr Angst entwickelt hatten und sich noch lange Zeit nach Ende des Versuchs auch in ihrer normalen Umgebung ängstlich zusammenkauerten. Sie zeigten auch physiologische Unterschiede. Die Werte bestimmter Stresshormone wie Cortisol waren bei den keimfreien Tieren wesentlich höher als bei den anderen Mäusen. Und als die Wissenschaftler den BDNF-Spiegel in der Hirnrinde und im Hippocampus der keimfreien Gehirne untersuchten, stellten sie fest, dass der Wert des für die Gedächtnisbildung wichtigen Neurotrophins in dieser Gruppe viel niedriger war. Alles in allem waren die keimfreien Tiere bei der Bewältigung dieser Stresssituation gegenüber Mäusen mit einer intakten Darmflora deutlich benachteiligt – und diese Benachteiligung war mit bemerkenswerten Veränderungen im Gehirn verbunden.

Dieses Ergebnis ist an und für sich schon faszinierend. Aber die Kyūshū-Forscher gingen noch einen Schritt weiter. Sie wiederholten das Experiment, nachdem sie den keimfreien Mäusen ein Probiotikum verabreicht hatten. Als die Wissenschaftler den

Darm mit *Bifidobacterium infantis*, einem »freundlichen« Bakterienstamm, der normalerweise in der Darmflora vorkommt und zur Verdauung und Vitaminbildung beiträgt, wiederaufbauten, kehrte sich die außer Kontrolle geratene Stressreaktion um. Die ehemals keimfreien Mäuse verkrafteten die Gefangenschaft in der Röhre genauso gut wie die anderen Mäuse, sie kauerten sich danach kurz zusammen, kehrten aber bald wieder zu normalem Mäuseverhalten zurück.[14] Dieses Experiment führte zu der bemerkenswerten Erkenntnis, dass die richtigen Bakterien im Magen-Darm-Trakt die Stressreaktionen des Gehirns beeinflussen können.

Wir beobachten diesen Zusammenhang zwischen der Darmflora und schweren psychischen Erkrankungen auch beim Menschen. Psychiater am Houston Methodist Hospital analysierten unlängst die Darmflora von 111 erwachsenen Patienten, die wegen einer schweren psychischen Erkrankung, wie etwa schwerer Depression oder Angststörungen, stationär aufgenommen worden waren. Sie stellten fest, dass die psychiatrischen Symptome der Patienten umso schwerer waren, je geringer die Diversität der Darmflora war. Mehr noch: Patienten mit einer größeren Vielfalt an Darmbakterien hatten eine höhere Wahrscheinlichkeit, dass sich ihre Krankheit besser – und schneller – zurückbildete.[15]

Es ist inzwischen ziemlich klar, dass die Darmflora bei Depressionen und Angststörungen eine Rolle spielt, und zwar eine wichtige. Vielleicht können wir mit dem Aufbau der Darmflora auch psychische Probleme besser bekämpfen.

## Bakterien und Stressreaktion

So beeindruckend diese Studien auch sein mögen, die optimale Gesundheit unseres Gehirns hängt nicht nur von einem einzelnen Bakterienstamm ab. Es gibt Billionen verschiedener Bakterien in unserem Darm. Und wie bereits erwähnt sind die meisten überhaupt nicht schädlich, vorausgesetzt, sie sind in der richtigen Menge vorhanden. Sie können sogar Erstaunliches für unsere allgemeine Gesundheit und unser Wohlbefinden bewirken, indem sie bei der Verdauung der Nahrung helfen und diese wunderbaren Substanzen freisetzen, von denen Cryan gesprochen hat, und auf diese Weise wichtige Informationen liefern, die direkt vom Darm zum Gehirn gelangen. Unser psychisches Wohlbefinden hängt also auch davon ab, dass der Magen-Darm-Trakt von vielen verschiedenen guten Bakterien besiedelt ist, ein Zustand, der auch als Mikrobiom-Diversität bezeichnet wird.

»Vor etwa zehn Jahren häuften sich Studien über die Darmflora und Entzündungen, aus denen hervorging, dass die Darmflora für eine normale Gehirnentwicklung und eine gesunde Stressreaktion benötigt wird«, schreibt Cryan. »Als Nächstes wollten wir den Einfluss der Darmflora auf Krankheiten wie Depressionen und Angststörungen untersuchen und herausfinden, ob sie zur Bekämpfung dieser Zustände beitragen kann.«

Wir wissen schon lange, dass Stress in der Kindheit, zum Beispiel aufgrund körperlicher Misshandlung oder extremer Armut, die Entwicklung des Gehirns so beeinflussen kann, dass im späteren Leben mentale Probleme wahrscheinlicher werden. Auch die Diversität der Darmflora kann davon beeinflusst werden. Es ist jedoch noch nicht klar, ob dies auf den unmittelbar mit der Armut zusammenhängenden Stress oder auf den Mangel an frischem Obst und Gemüse zurückzuführen ist, der in ärmeren Schichten eher vorherrscht. Wahrscheinlich ist es eine Kombination aus beidem.

Cryan entdeckte zu Beginn seiner Forschung, dass Ratten, die früh im Leben starke Stresserfahrungen gemacht haben, eine geringere Diversität der Darmflora aufwiesen. In Anbetracht dieser Tatsache überrascht nicht, dass Cryan und seine Kollegen bei Menschen mit Depressionen oder Angststörungen eine geringere Bakterienvielfalt im Magen-Darm-Trakt feststellten. Unklar ist allerdings auch hier etwas, nämlich ob ein Mangel an bestimmten Bakterien zu Depressionen führen kann oder ob die Darmbakterien durch die Depressionen verringert werden. Möglicherweise ist es ein bisschen von beidem. Aber diese starke Assoziation, so Cryan, macht es denkbar, dass Menschen ihre Depressionen oder Angststörungen möglicherweise besser bewältigen würden, wenn man einige der guten Bakterien wieder in den Magen-Darm-Trakt einbrächte.[16]

Interessanterweise treten Beschwerden wie das Reizdarmsyndrom von Susan auch eher auf, wenn die Darmflora eine geringe Vielfalt aufweist. Dies könnte erklären, warum so viele Magen-Darm-Beschwerden mit Depressionen und Angststörungen einhergehen. Ein Zuviel an bestimmten Bakterienarten im Darm kann sowohl zu körperlichen Erkrankungen als auch zu mentalen Problemen führen. Die guten Bakterien beziehungsweise die gesundheitsfördernden Bakterienstämme im Darm können dem entgegenwirken. Aus Tierversuchen können wir schließen, dass eine höhere Konzentration von Bakterienarten wie *Lactobacillus* und *Bifidobacterium* im Magen-Darm-Trakt die kognitiven Funktionen verbessern und die Stressreaktion der Tiere verringern. Wahrscheinlich gibt es noch viele andere, derzeit noch unbekannte Bakterienstämme, die ebenfalls zur Gesundheit des Gehirns beitragen. Und als Cryan und seine Kollegen in einem kleinen Versuch mit gesunden Probanden nur das Bakterium *Bifidobacterium longum 1714* der Nahrung zusetzten, kamen sie zu ähnlichen Ergebnissen.[17]

Für die Teilnahme an der Studie rekrutierte Cryan eine Gruppe von 22 männlichen Studierenden. Er bestimmte ihren Stresspegel, ihre Depressions- und Angstsymptome sowie grundlegende kognitive Funktionen. Stress kann bei Menschen auf verschiedene Weise gemessen werden. Zum Beispiel werden Fragebögen ausgehändigt, auf denen die Versuchspersonen sich äußern sollen, wie sie sich fühlen. Oder es werden körperliche Reaktionen auf Stress gemessen. Eine gängige Methode ist zum Beispiel die Bestimmung des Hautleitwerts, da sich bei Stress oder emotionaler Erregung auf der Haut eine höhere elektrische Aktivität messen lässt. Auch zirkulierende Werte von Stresshormonen wie Cortisol sind messbar. Weist eine Person einen erhöhten Hautleitwert und höhere Cortisolwerte auf, kann man mit ziemlicher Sicherheit daraus schließen, dass sie gestresst ist.

Eine der Aufgaben, die Cryan und seine Mitarbeiter mit den Studienteilnehmern durchführten, war der sogenannte sozial evaluierte Kaltwassertest. Kein sonderlich lustiges Unterfangen. Dabei legt die Versuchsperson ihre nicht dominante Hand für einen Zeitraum von vier Minuten in eiskaltes Wasser von circa vier Grad Celsius. Der Arm im Wasser ist für sich schon ein zuverlässiger Stressfaktor. Gesunde Menschen zeigen bei diesem Experiment im Allgemeinen einen erhöhten Cortisolspiegel, und mit der sozialen Evaluation wird dieser Effekt noch erheblich gesteigert.

»Während die Hand im Wasser liegt, schaut jemand zu, macht Notizen und kommentiert vielleicht sogar, wie es einem geht. Das ist wirklich sehr unangenehm«, erläutert Cryan.

Nach dieser ersten Testsitzung bekam die eine Hälfte der Teilnehmer kleine Päckchen mit *Bifidobacterium longum 1714*, die sie jeden Morgen in ihre Milch mischen sollten. Die Kontrollgruppe erhielt ein Placebo. Nach einem Monat wurde mit den Studienteilnehmern ein zweiter Test mit den gleichen Aufgaben einschließlich der sozialen Evaluation durchgeführt. Dann stellten sie die Versuchsanordnung um. Diesmal erhielten die Personen, die ursprünglich zur Kontrollgruppe gehörten, Probiotika zur Einnahme für einen Monat, während die anderen ein Placebo bekamen. Vier Wochen später kamen alle wieder ins Labor und ließen sich erneut testen. Als Cryan die Daten auswertete, stellte er fest, dass die Studienteilnehmer, die das Probiotikum eingenommen hatten, weniger Ängste verspürten, eine geringere physiologische Stressreaktion auf den Kaltwassertest zeigten und sogar verbesserte Gedächtnisleistungen aufwiesen.

»Es handelte sich um eine kleine Studie, aber die Ergebnisse waren wirklich ermutigend«, so Cryan. »Wir stellten fest, dass das Probiotikum sowohl die Aussagen über das Stressempfinden als auch die physischen Stressreaktionen reduzierte. Es wäre ein großer Fortschritt, wenn wir bei Personen, die unter leichten Depressionen oder Ängsten litten, ähnliche Erfolge beobachten könnten.«

Aufgrund dieser Ergebnisse untersuchte Professor Paul Enck von der Universität Tübingen, welche Gehirnaktivität die stressreduzierenden Effekte übermitteln könnte. Anstelle von kaltem Wasser verwendete er zur Stresserzeugung ein Computerspiel. Es heißt »Cyberball« und ähnelt dem Videospiel »Pong«, bei dem man virtuell einen Ball zwischen sich und zwei anderen Personen hin- und herpasst. Bei diesem Spiel gibt es zwei Situationen: einmal die Inklusion, bei der man selbst und die beiden Partner sich den Ball freundschaftlich zuwerfen. Die zweite Situation ist die Exklusion, bei der sich dieses freundschaftliche Fangspiel irgendwann in »Schweinchen in der Mitte« verwandelt und man selbst in die Rolle des Schweinchens gerät. Die beiden anderen virtuellen Spieler spielen weiter, ohne dem Probanden jemals den Ball zuzuspielen. Auch diese Versuchsanordnung ruft zuverlässig eine starke Stressreaktion hervor.

»Man fühlt sich in die Kindheit zurückversetzt und hat das Gefühl, aus der sozialen Gruppe ausgeschlossen zu sein«, sagt Cryan. »Die Aufgabe ist recht gut validiert – und sie zeigt uns, dass das Gehirn diese Art von sozialem Stress nicht mag.«

Enck und seine Kollegen rekrutierten vierzig gesunde Versuchspersonen, denen sie vier Wochen lang *Bifidobacterium longum 1714* oder ein Placebo verabreichten. Dann maßen sie die Gehirnaktivität und Stressreaktion der Probanden, während diese im Labor »Cyberball« spielten. Anschließend sollten die Teilnehmer Fragebögen über das Erlebte ausfüllen. Dabei kam heraus, dass die Probanden, die das Probiotikum eingenommen hatten, nicht nur eine geringere Stressreaktion auf die Ausgrenzungssituation des Spiels zeigten, sondern auch ihre Gehirnaktivität Veränderungen aufwies. Diese Veränderungen, so die Studienautoren, waren ein Hinweis auf »verbesserte Vitalität und geringere geistige Ermüdung«[18].

*Bifidobacterium longum 1714* ist sicherlich nicht das einzige gute Bakterium, das sich positiv auf Stress-, Stimmungs- oder Angstsymptome bei gesunden Menschen auswirkt. Mehrere Studien haben gezeigt, dass auch andere Bakterienstämme die gleichen positiven Auswirkungen haben können. Grundsätzlich lässt sich sagen, dass die guten Bakterien das Gehirn ein wenig stressresistenter machen. Und dies untermauert auch die Theorie, dass ein gesundes Gehirn einen gesunden Darm – und eine vielfältige Darmflora – braucht.

## Wie genau wirken die guten Bakterien auf das Gehirn?

Wie kommt es, dass diese winzigen Bakterien solch eine bemerkenswerte Wirkung erzielen? Wir haben bereits ausführlich abgehandelt, wie sich Entzündungen auf das Gehirn auswirken können. Die erhöhte Konzentration ungesunder Bakterien kann Entzündungen auslösen, die ihrerseits die Hirnaktivität dämpfen. Davon sind das Lernen, das Erinnerungsvermögen, die Belohnungsverarbeitung und die emotionalen Schaltkreise im Gehirn betroffen. Auch dass sich im Darm Hunderte Millionen von Neuronen oder Nervenzellen befinden, wissen wir bereits. Tatsächlich befinden sich die meisten serotonergen Neuronen – jene Nervenzellen, die den Neurotransmitter Serotonin freisetzen, der zur Regulierung von Stimmungen und für das Lernen verantwortlich ist – nicht im Gehirn, sondern im Darm.

Diese Serotonin freisetzenden Nervenzellen werden durch hochspezialisierte Zellen aktiviert, die sich in der Darmschleimhaut befinden, den enterochromaffinen Zellen. Diese Zellen fungieren auch als Sensoren, die die verschiedenen Peptide (kurzkettige Aminosäuren) aufspüren, die von verschiedenen Mitgliedern der Darmflora freigesetzt werden. Sie teilen dann den serotonergen Nervenzellen mit, wo, wann und wie viel des Neurotransmitters sie in das Nervensystem abgeben sollen.[19] Der Serotoninspiegel im Nervensystem kann dann die Freisetzung anderer lebenswichtiger Neurotransmitter wie Glutaminsäure und Dopamin steuern. Wenn die Mikrobenvielfalt im Darm beeinträchtigt ist, kann dies verheerende Sekundäreffekte auf die Gehirnsysteme haben, die für die Regulierung der mentalen Gesundheit verantwortlich sind.[20]

Ein dritter Kommunikationsstrang läuft über einen der Hirnnerven, den *Nervus vagus*. Der Vagusnerv ist mit fast allen Organen des Körpers verbunden. Er spielt bei der Modulierung von Hunger und Stress sowie der Regulierung der Immunantwort eine wichtige Rolle und meldet über seine Nervenfasern, wenn Entzündungen auftreten. Wird der Vagusnerv elektrisch stimuliert, was in der Vergangenheit zur Behandlung hartnäckiger Epilepsieformen gemacht wurde, ist eine Nebenwirkung die Verbesserung der Stimmung. Diese Form der Stimulation wird heute interessanterweise manchmal auch bei behandlungsresistenten Depressionen eingesetzt. Ein Gerät zur Stimulation des Vagusnervs wurde im Jahr 2005 sogar von der Food and Drug Administration (FDA) als Behandlungsmethode zugelassen.

Man kann sich den Vagusnerv wie eine Telefonzentrale vorstellen. Er leitet alle Arten von Nachrichten zwischen den inneren Organen und dem Gehirn hin und her. Nach neuen Studien senden Darmbakterien Botschaften an den Vagusnerv weiter und nutzen dafür Hormone, wie zum Beispiel das Stresshormon Cortisol, Nährstoffe aus der Nahrung und Peptide, die von den Bakterien selbst freigesetzt werden. Dank der hervorragenden Vernetzung des Vagus werden diese Nachrichten dann innerhalb von Millisekunden an das Nervensystem weitergeleitet. Der *Lactobacillus rhamnosus* zum Beispiel, ein Milchsäurebakterium, das mit der Verbesserung von Angststörungen in Verbindung gebracht wurde, entfaltet seine Wirkung, indem es mit dem Vagusnerv kommuniziert. Wird dieser Nerv durchtrennt, geht dieser Effekt vollständig verloren.[21]

Zwischen dem Darm und dem Gehirn besteht ein ständiger – und ziemlich komplizierter – Informationsfluss, der zu unserer Gesundheit beiträgt. Das Wissen, wie die Darmflora über die Darm-Hirn-Achse die Gehirnfunktionen beeinflusst, steht erst am Anfang. Doch bei aller Komplexität und der anhaltenden Forschung zur Entschlüsselung dieser Zusammenhänge ist eines völlig klar geworden: Ein gesunder Darm ist eine Voraussetzung für ein gesundes Gehirn.

### Probiotika als Therapie

Der Studie des Houston Methodist Hospital zufolge kann eine größere Bakterienvielfalt im Darm Symptome psychischer Erkrankungen mildern. Was passiert also, wenn wir Patienten mit Probiotika behandeln? Die Forscher der Johns Hopkins University untersuchten 66 Patienten, die unter bipolaren Störungen litten und nach einer schweren manischen Episode stationär aufgenommen wurden. Die Hälfte dieser Patienten erhielt ein probiotisches Nahrungsergänzungsmittel mit *Lactobacillus rhamnosus GG* und *Bifidobacterium animalis,* das sie nach der Entlassung 24 Wochen lang einnehmen sollten. Während dieses 24-wöchigen Beobachtungszeitraums wurden 24 der 33 Personen in der Placebo-Gruppe erneut ins Krankenhaus eingeliefert, aber nur acht aus der Probiotikagruppe, die zudem eine kürzere stationäre Behandlung benötigten. Bei der Messung der Entzündungswerte der Patienten wurde festgestellt, dass diejenigen, die eine ungewöhnlich hohe Zahl proinflammatorischer Moleküle im Körper hatten, am meisten von den Probiotika profitierten. Die Ergebnisse legen nahe, dass Probiotika dazu beitragen können, entzündliche Erkrankungen des Darms zu dämpfen und dadurch Symptome einer bipolaren Störung positiv zu beeinflussen.

Andere Studien zeigen, dass eine regelmäßige Ergänzung von Probiotika zu einer Verbesserung der Symptome bei Depressionen und Angststörungen führen kann. In einer kürzlich durchgeführten Metaanalyse bestehender klinischer Studien, in denen ein probiotischer Stamm zur Behandlung eingesetzt wurde – aus unterschiedlichen Gründen werden in den Studien verschiedene Bakterien eingesetzt –, konnten Wissenschaftler der chinesischen Central South University tatsächlich positive Auswirkungen belegen: Die angegebenen Symptome und der Leidensdruck im Zusammenhang mit Depressionen verringerten sich.[22] Ähnliche Untersuchungen haben ergeben, dass Probiotika auch zur Linderung von Angststörungen beitragen können.[23] Aufgrund der unterschiedlichen Bakterienstämme und unterschiedlich verabreichten Mengen ist unklar, welche der untersuchten Versuchsanordnungen jeweils am besten funktioniert. Und es soll auch nicht unerwähnt bleiben, dass mehrere Studien keine positiven Ergebnisse erbrachten. Die Verabreichung eines beliebigen probiotischen Präparats zum Frühstück ist also nicht zwangsläufig zur Behandlung von Depressionen oder Ängsten geeignet.

Wie Cryan sagte, ist die Darmflora etwas sehr Komplexes. Auch wenn man einem Menschen ein Probiotikum verabreicht, kann man ihn nicht unbedingt davon abhalten, Lebensmittel zu essen, die dessen Wirkung wieder aufheben. Viele der hoch verarbeiteten, zuckerhaltigen, fetthaltigen und vorverpackten Lebensmittel, die in der westlichen Ernährung gebräuchlich sind, unterstützen die »schlechten Bakterien«, also jene Bakterienstämme, die einer positiven Stimmung abträglich sind. Diese Lebensmittel können auch die Freisetzung entzündungsfördernder Moleküle begünstigen, die sich wiederum negativ auf die Gehirngesundheit auswirken.

Es sollte auch erwähnt werden, so Cryan, dass die Darmflora eines jeden Menschen – abhängig von seinem sozialen Hintergrund und seinen Lebensgewohnheiten – unterschiedlich ist. Ein probiotisches Mittel wirkt womöglich bei der einen Person, aber nicht bei der anderen. Manche brauchen vielleicht eine höhere Dosis eines Probiotikums, um Depressionen und Angststörungen zu verringern, als andere, und bei wieder anderen wirkt vielleicht eine Mischung aus verschiedenen Bakterienstämmen. Laut einigen Studien kann die Einnahme einer zu großen Menge von Bakterienstämmen, die eigentlich für die Gehirngesundheit gut sind, Blähungen, Völlegefühl und sogar Bewusstseinstrübungen verursachen. Die richtige Dosierung der Nahrungsergänzung für jeden Einzelnen ist also eine knifflige Angelegenheit. Deshalb, so Cryan, seien Ernährungsumstellungen eine der besten Möglichkeiten, das Gehirn über die Darmflora zu beeinflussen. Dies würde nicht nur zur Ansiedlung guter Bakterien führen, sondern auch Ballaststoffe liefern, die zum Gedeihen der bereits vorhandenen gesunden Bakterien beitragen.

»Es wäre von Vorteil, die Ernährung so zu ändern, dass der Gehalt an bestimmten der Gehirngesundheit zuträglichen Bakterienarten erhöht wird«, so Cryan. Er untersucht derzeit, wie sich Lebensmittel, von denen bekannt ist, dass sie gute Bakterien ernähren, wie zum Beispiel fermentierte Lebensmittel und Ballaststoffe, auf die Stimmung auswirken. Die vollständigen Ergebnisse der Studie liegen zwar noch nicht vor, aber Cryan machte vor kurzem in der beliebten BBC-Fernsehsendung *Trust Me, I'm a Doctor* einige vorläufige Ergebnisse öffentlich. Er hatte acht gesunde Probanden für die Teilnahme rekrutiert: Die eine Hälfte aß weiter wie gewohnt, und die andere Hälfte wurde auf eine, wie Cryan es bezeichnete, »psychobiotische« Diät gesetzt, also auf eine Diät, die viel fermentierte Lebensmittel wie Kefir, Sauerkraut und probiotischen Joghurt enthielt sowie ballaststoffreiche Lebensmittel, die nachweislich für die Ernährung der gesunden Darmbakterien geeignet sind, darunter auch Zwiebeln und Beeren. Als Cryan und seine Kolleginnen die Probanden einen Monat später untersuchten, stellten sie fest, dass diejenigen, die die psychobiotische Diät bekommen hatten, eine vielfältigere Darmflora entwickelt hatten und auch eine geringere physiologische Stressreaktion zeigten.

»Wir konnten die Darmflora und die Stressresistenz selbst durch eine kurzfristige Maßnahme verändern«, berichtete er. »Es handelt sich um eine sehr kleine Studie, aber selbst die Ergebnisse in einer so kleinen Gruppe sind ermutigend. Wir haben vor, die Studie auf eine viel breitere Basis zu stellen, damit wir das genauer untersuchen können.«

Diese Ergebnisse, so vorläufig sie auch sein mögen, passen gut zu den von Felice Jacka und anderen veröffentlichten Studien zu Ernährungsinterventionen. Eine pflanzenbasierte Ernährung wie die Mittelmeerdiät, ergänzt mit fermentierten Lebensmitteln, fördert die Darmgesundheit, da sie die Anzahl der guten Bakterien wie *Lactobacillus* und *Bifidobacterium* in der Darmflora erhöht. Wird darüber hinaus die Ballaststoffmenge durch den Verzehr von ganzem Obst und ganzem Gemüse erhöht, werden nicht nur Verdauungsprobleme verhindert, sondern auch die guten Bakterien mit der für sie notwendigen Nahrung versorgt. Zudem verringert eine solche Ernährungsumstellung Entzündungen, erhöht die Freisetzung von Serotonin und verbessert die allgemeine Gesundheit des Gehirns.

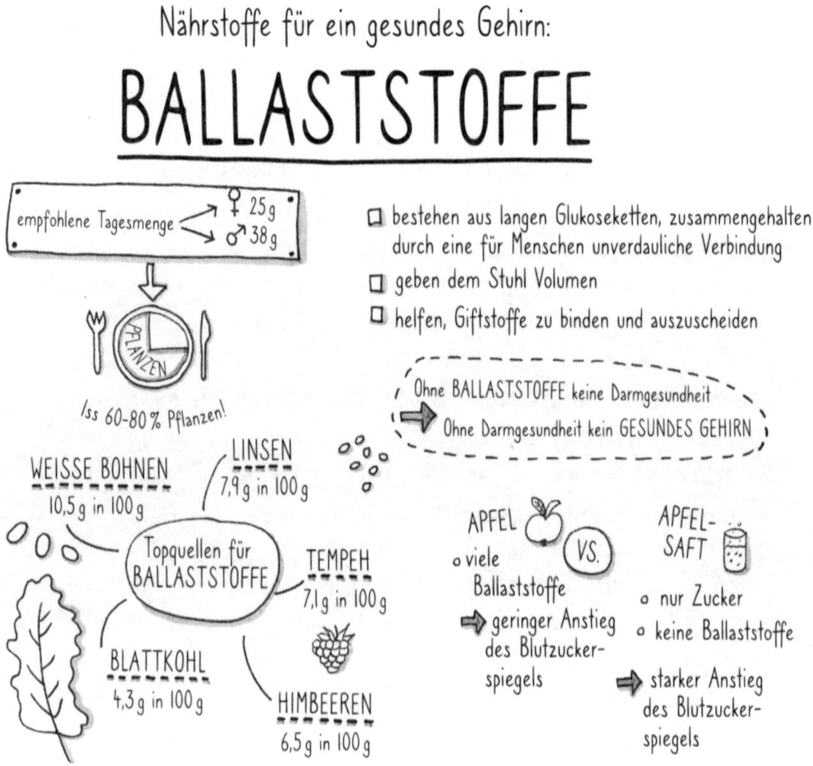
Nährstoffe für ein gesundes Gehirn:
BALLASTSTOFFE
empfohlene Tagesmenge
♀ 25 g
♂ 38 g
PFLANZEN
Iss 60-80 % Pflanzen!
bestehen aus langen Glukoseketten, zusammengehalten durch eine für Menschen unverdauliche Verbindung
geben dem Stuhl Volumen
helfen, Giftstoffe zu binden und auszuscheiden
Ohne BALLASTSTOFFE keine Darmgesundheit
Ohne Darmgesundheit kein GESUNDES GEHIRN
WEISSE BOHNEN
10,5 g in 100 g
LINSEN
7,9 g in 100 g
Topquellen für BALLASTSTOFFE
TEMPEH
7,1 g in 100 g
BLATTKOHL
4,3 g in 100 g
HIMBEEREN
6,5 g in 100 g
APFEL
viele Ballaststoffe
geringer Anstieg des Blutzuckerspiegels
VS.
APFELSAFT
nur Zucker
keine Ballaststoffe
starker Anstieg des Blutzuckerspiegels

Obwohl Susan anfangs skeptisch war, ging es ihr viel besser, als sie mehr fermentierte Lebensmittel und Ballaststoffe zu sich nahm. Nicht nur ihre Sorgen und ihre Schlafstörungen nahmen ab, auch ihre Reizdarmsymptomatik verbesserte sich deutlich. Die tägliche Portion Kefir in ihrem Morgensmoothie sowie mehr Hülsenfrüchte im Salat verbesserten ihr Wohlbefinden und ihre Stressreaktion.

»Ich merke es sofort, sowohl in meinem Bauch als auch in meinem Gehirn, wenn ich nicht genug von diesen Lebensmitteln zu mir nehme«, sagt sie. »Manchmal passe ich einfach nicht auf. Es ist so viel los, dass ich einfach esse, was da ist. Aber schon nach ein oder zwei Tagen spüre ich es und denke: ›Es wird Zeit, meine guten Bakterien wieder aufzupolieren.‹«

Schau bei der nächsten Mahlzeit mal genau deinen Teller an. Nützt das Essen deiner Darmflora? Isst du auch fermentierte Lebensmittel, die die Anzahl der im Darm lebenden guten Bakterien erhöhen? Besteht dein Speiseplan hauptsächlich aus pflanzlichen und ballaststoffreichen Lebensmitteln, die die Darmbakterien und damit auch dein Gehirn ernähren?

Bestücke deinen Teller mit Ballaststoffen aus deinen Lieblingsgemüsen, Bohnen, Nüssen und Vollkornprodukten. Joghurt, Kefir und Sauerkraut und andere fermentierte Lebensmittel enthalten ebenfalls viele gute Bakterien. Wenn diese Dinge auf deinem Teller fehlen, solltest du sie nach und nach hinzufügen. Der Kampf gegen Depressionen und Angststörungen mittels Ernährung ist eine Methode, die sich bereits bewährt hat, und eines der Schlüsselelemente des Sechs-Wochen-Plans, der das hier vorgestellte Wissen und die ihm zugrunde liegenden wissenschaftlichen Erkenntnisse für dich nutzbar macht.

## KAPITEL 4 – ZUSAMMENFASSUNG

- Die Darmflora mit ihren Billionen von Mikroorganismen – einschließlich Bakterien, Pilzen, Viren und Parasiten, die im Magen-Darm-Trakt leben – trägt auf vielfältige Weise auch zur mentalen Gesundheit bei.
- Jede und jeder Einzelne von uns wird mit einer Darmflora geboren, die sich aus den Bakterien zusammensetzt, die wir in der Gebärmutter und während der Geburt von unseren Müttern erhalten haben. Nach der Geburt nehmen wir dann neue Passagiere in unsere

Darmflora auf: beim Atmen, beim Verzehr neuer Lebensmittel (und auch unserer gewohnten Lieblingsspeisen), beim Umarmen unserer Lieben, bei der Erkundung unserer Umgebung oder auch beim Schmusen mit unserer Katze oder unserem Hund. Jeder einzelne Kontakt mit der Umwelt kann unsere Darmflora in einem mehr oder weniger großen Ausmaß verändern. Für unsere Gesundheit brauchen wir eine vielfältige Darmflora mit einer Vielzahl guter Bakterien, die auch als Probiotika bezeichnet werden.

- Diese guten Bakterien helfen uns nicht nur bei der Verdauung unserer Nahrung, sie senden auch wichtige Botschaften an unser Gehirn. Fehlen diese wichtigen Bakterien im Darm, leidet die Gehirnfunktion – und die geistige Gesundheit. Es gibt einen Zusammenhang zwischen einer geringeren Vielfalt in der Darmflora und Depressionen sowie Angststörungen.

- Wissenschaftliche Studien sowohl bei Tieren als auch bei Menschen haben gezeigt, dass die Anreicherung der Darmflora mit bestimmten Bakterienstämmen die Stressreaktion des Gehirns verändern und es widerstandsfähiger machen kann.

- Manche betrachten diese Erkenntnisse vielleicht als Aufforderung, probiotische Nahrungsergänzungsmittel zu sich zu nehmen – und einige Studien haben tatsächlich eine Verbesserung von Depressions- und Angststörungssymptomen gezeigt –, die einfachste Methode aber, die Vielfalt der Darmflora zu erhöhen, ist der Verzehr von Lebensmitteln, die gute Bakterien fördern. Dazu gehören Ballaststoffe aus pflanzlichen Lebensmitteln, mit denen die guten Bakterien gefüttert werden, sowie fermentierte Lebensmittel, die verschiedene Stämme gesunder Bakterien direkt im Darm (wieder) ansiedeln.

# KAPITEL 5

## Die besten Lebensmittel gegen Depressionen und Angststörungen

### Von *Fifty Shades of Kale* zum reformierten Grünkohljünger

Ich muss eine Beichte ablegen: Ich bin ein reformierter Grünkohljünger.

Wer mich kennt und meine Arbeit im letzten Jahrzehnt verfolgt hat, weiß, dass ich ein großer Fan von Grünkohl bin. Man kann wohl mit Fug und Recht behaupten, dass ich diese besondere Pflanze verehre. Ich habe sogar ein Kochbuch mit dem Titel *Fifty Shades of Kale* geschrieben. Kurz, ich betrachte Grünkohl als mein spezielles Seelengemüse.

Für manche ist meine Vorliebe für dieses Blattgrün vielleicht schwer zu verstehen. Vor etwa zwölf Jahren zogen meine Frau Lucy und ich in den New Yorker Stadtteil West Village. Ich war auf einer Farm in Indiana aufgewachsen, lebte aber schon lange in der Stadt und vermisste die Weite des Landes und die frischen Lebensmittel. Zum Glück befand sich nur wenige Schritte von unserer Haustür entfernt der Abingdon Square Greenmarket, ein Wochenmarkt in dem kleinen Park an der Kreuzung Hudson und West 12th Street, wo Bauern, Fischhändler und Metzger aus der Region ihre Stände hatten. Schon bald machte ich dort an den Samstagvormittagen unseren Wocheneinkauf. Plötzlich aß ich wieder viel mehr saisonale, frische Produkte vom Land. Und die Bauern, für ihre freundliche Offenheit bekannt, nahmen sich gerne Zeit, mit mir über ihre Produkte und über unsere gemeinsame Erfahrung auf einem Bauernhof zu sprechen. Sie vermittelten mir das Gefühl dazuzugehören – durch diesen wunderbaren Markt konnte ich Stadt- und Landleben ganz neu verbinden.

Mit dem Bauern Dave Siegel verband mich bald eine Freundschaft. Er bewirtschaftete mit seiner Partnerin Jessica Swadosh die Muddy Farm, einen zwei Hektar großen Betrieb im Bundesstaat New York. Jede Woche versorgten Dave und Jess die Marktbesucher mit ihren prächtigen Produkten. Sie hatten fünf verschiedene Grünkohlsorten im Angebot: Palm- oder Schwarzkohl, Grünen Krausen, Roten Russischen, Palmkohl »Rainbow« und den Schottischen Grünkohl »Vates Blue«. In seinem Verkaufszelt häufte Dave von jeder Sorte geschickt große Bündel auf einem Tisch auf, und oft unterhielten wir uns über ihre jeweiligen Eigenschaften. Es war die Zeit, als Grünkohl erstmals auf den Speisekarten angesagter Restaurants auftauchte. Ich probierte so viele Sorten wie möglich aus.

Zufällig wurde mir zur selben Zeit bewusst, wie wenig ich über den Zusammenhang zwischen Lebensmitteln und mentaler Gesundheit wusste. Als Psychiater war es nur zu naheliegend, das zu ändern. Die Bewegung »Lebensmittel als Medizin« fand immer mehr Zulauf, und je mehr ich darüber lernte, desto klarer wurde mir, dass Ärzte wie ich mehr tun müssen, damit unsere Patienten die Nährstoffe bekommen, nach denen ihr Körper verlangt. Grünkohl ist unglaublich reich an Nährstoffen, jeder Bissen ist voll von lebenswichtigen Vitaminen und Mineralien. Mit so vielen phantastischen Grünkohlsorten auf dem Tisch von Farmer Dave kam ich zu der Überzeugung, dass sowohl meine Familie als auch meine Patienten mit diesem Lebensmittel mehr dieser Nährstoffe aufnehmen und dabei auch das Gehirn positiv beeinflussen könnten.

Natürlich kam verstärkend hinzu, dass ich dieses Gemüse selbst sehr gerne aß. Von Grünkohl konnte ich nicht genug bekommen – angefangen bei dem traditionellen Sukuma Wiki, einer schmackhaften Mischung aus geschmortem Grünkohl und Blattkohl, die ich als Medizinstudent in der psychiatrischen Abteilung eines kenianischen Krankenhauses lieben lernte, bis hin zu den wunderbaren Salaten, die heute die Speisekarten der angesagtesten Bistros in New York schmücken.

Man könnte meinen, jemand, der ein Buch wie *Fifty Shades of Kale* schreibt, kann dieses Grünzeug nicht mehr sehen (auf unserer Farm hatte ich bis zu 54 Sorten Grünkohl angepflanzt!), aber das war erst der Anfang meiner Grünkohlmanie. Ich wollte die Menschen dazu bringen, mehr Gemüse zu essen, und ihnen Grünkohl als wichtigen Bestandteil einer gesunden Ernährung schmackhaft machen. Wir riefen sogar den Nationalen Grünkohltag ins Leben, der an jedem ersten Mittwoch im Oktober stattfindet, um den enormen Nährstoffgehalt dieser Pflanze bekannt zu machen. Es gab Grünkohlpartys, Grünkohl-T-Shirts, Grünkohlaufkleber und sogar Grünkohlcocktails. Wir unterstützten Schulen und Krankenhäuser im ganzen Land bei der Einführung von Grünkohlspeisen und brachten sogar zusammen mit dem Verteidigungsministerium die »Operation Grünkohl« auf den Weg und versorgten sämtliche Verpflegungsstellen in den Vereinigten Staaten mit Grünkohl. Mit diesen zahlreichen Aktivitäten wollte ich landesweit eine Initiative für die Gesundheit des Gehirns mit Hilfe von Lebensmitteln fördern.

Doch dann bemerkte ich etwas, was mir Sorgen bereitete. Ich war immer noch ein leidenschaftlicher Grünkohlfan und wollte den Menschen nahebringen, warum dieses Lebensmittel so großartig für die Gehirngesundheit ist. Aber auf meinen Vortragsreisen durch das Land und auf verschiedenen Veranstaltungen gestanden mir immer mehr Menschen, meist etwas beschämt, dass Grünkohl ihnen einfach nicht schmecke. Gelegentlich würgten sie ihn hinunter, weil er so gesund ist, aber er schmeckte ihnen einfach nicht. Ein guter Freund, ebenfalls Arzt, vertraute mir an, dass auch er mein geliebtes Grün verabscheute. »Für mich schmeckt er nach Dreck und Steinen«, gestand er.

Manchen meiner Patienten erging es ähnlich. Wenn wir über ihre Ernährung sprachen und wie sie diese ändern könnten, um gegen Depressionen und Angststörungen vorzugehen, sah ich bei der Erwähnung von Grünkohl nicht selten einen Ausdruck des Abscheus in ihren Gesichtern. Mit wurde schnell klar, dass es kaum eine Rolle spielte, die Leute über diesen Powerplayer für das Gehirn aufzuklären oder ihn mit tollen neuen Rezepten aufzupeppen, wenn sie einfach nicht mitziehen wollten.

Ich begriff, dass Menschen, die Grünkohl nicht ausstehen konnten, den ernährungsphysiologischen Nutzen des Gemüses naheliegenderweise auch nicht nutzen würden. Mit dieser Erkenntnis begann meine Bekehrung zum reformierten Grünkohljünger. Ich liebe dieses Gemüse noch immer und möchte, dass jeder vernünftige Mensch versteht, welche bemerkenswerte Nährstoffdichte es besitzt. Ich werde weiterhin jedes großartige Grünkohlrezept, dem ich begegne, verbreiten und zu Hause eigenhändig Grünkohlchips fabrizieren. Aber ich kann jetzt akzeptieren, dass die Menschen in Bezug auf Essen unterschiedliche Geschmäcker – und auch Hürden – haben. Grünkohl ist für mich ein Superfood, nicht nur wegen seiner Nährstoffdichte oder weil ich ihn gerne esse. Meine Vorliebe hat auch eine psychologische Komponente: Der Geschmack von Grünkohl erinnert mich an meine bäuerlichen Wurzeln. Er gibt mir selbst mitten in der Stadt das Gefühl, zu Hause zu sein.

Nachdem ich diesen Bezug hergestellt habe, verstehe ich, dass Grünkohl für andere vielleicht nicht den gleichen Reiz hat wie für mich. Andere favorisieren vielleicht Rucola oder Babyspinat. Oder sie schwelgen in Romanasalat, sind verrückt nach Radicchio oder lieben knackige Brunnenkresse. Es ist großartig, wenn einem ein Gemüse gut schmeckt, und dann soll man es auch genießen. Also nicht jeder muss wie ich den Nationalen Grünkohltag am ersten Mittwoch im Oktober feiern (und auch mehrmals pro Woche das ganze Jahr hindurch). Die lebenswichtigen Ballaststoffe, Vitamin C, Folat, Phytonährstoffe und andere für das Gehirn gesunde Nährstoffe können auch aus anderem Blattgemüse bezogen werden.

### Lebensmittelkategorien verstehen

Wir haben bereits über die zwölf Nährstoffe gesprochen – und noch einige darüber hinaus –, die sowohl mit der Vorbeugung als auch mit der Behandlung von Depressionen und Angststörungen in Verbindung gebracht werden. Aus wissenschaftlicher Sicht ist es zwar wichtig, auf diese Nährstoffe hinzuweisen, aber allein das Reden über Vitamine und Mineralstoffe trägt nicht viel zu einer Ernährungsumstellung bei. Nach Aussage der Centers for Disease Control and Prevention (der offiziellen US-amerikanischen Behörde für Krankheitskontrolle und -prävention) ist der Mangel an Nährstoffen wie Eisen, Vitamin A und Zink weiterhin ein ernstes Problem. Mehr als zwei Milliarden Menschen auf der ganzen Welt leiden an irgendeiner Art von Mikronährstoffmangel. Den Menschen zu sagen, sie sollen mehr Vitamin $B_{12}$ zu sich nehmen, ist nur bedingt hilfreich und führt im Allgemeinen dazu, dass sie sich im Supermarkt mit Nahrungsergänzungsmitteln eindecken, anstatt sich ausgewogen zu ernähren. Das ist aber nicht unser Ziel in diesem Buch.

Wenn wir nicht nur auf Nährstoffe blicken wollen, kommt die Sprache allzu oft auf das eine oder andere Superfood. Zum Beispiel hast du bestimmt schon Expertenmeinungen über die gesundheitlichen Eigenschaften von Blaubeeren, grünem Tee, Wildlachs oder Brokkoli gehört. Ich gestehe, dass meine Arbeit als Grünkohlbefürworter dazu beigetragen hat – deshalb bin ich heute auch etwas toleranter. Diese Lebensmittel sind wirklich phantastisch und stecken voller gesunder Nährstoffe, die der Gesundheit des Gehirns förderlich sind und jede Ernährung sinnvoll ergänzen. Aber: Ein oder zwei Superfoods in den Speiseplan aufzunehmen reicht nicht aus, um Depressionen und Angststörungen zu bekämpfen. Damit das Gehirn optimal arbeiten kann, ist es meiner Erfahrung nach sinnvoller, die Lebensmittel in mehrere *Kategorien* zu unterteilen.

Lebensmittelkategorien sind genau das, wonach sie klingen – die Einordnung von Lebensmitteln, die einen hohen Gehalt an gehirngesunden Nährstoffen enthalten, in bestimmte Gruppen. Als Laura LaChance und ich die Antidepressive Lebensmittelskala entwickelten und Ernährungsempfehlungen auf Grundlage der darin enthaltenen Nährstoffe gaben, wurde uns schnell klar, dass viele dieser essenziellen Nährstoffe in verschiedenen Lebensmitteln gleichermaßen vertreten sind. Grünkohl ist reich an antidepressiven und angstlösenden Vitaminen, Mineralien, Phytonährstoffen und Ballaststoffen. Aber das gilt auch für Mangold und Rucola. Kürbiskerne enthalten viele Ballaststoffe und Zink. Aber auch Walnüsse, Austern und Kichererbsen haben einen hohen Nährwert. Sollen sich die Experten doch darüber streiten, ob Brokkoli ernährungsphysiologisch besser als Grünkohl ist – oder ob Rosenkohl beide in Sachen Vitamin K übertrifft. Letztlich ist es unerheblich, ob das eine Lebensmittel mehr von einem bestimmten Phytonährstoff enthält als das andere, wenn die Menschen gar nicht bereit sind, diese Lebensmittel zu essen. Und das ist oft der Fall, wie ich bereits erwähnt habe.

Als ich mit immer mehr Menschen, auch meinen Patienten, über ihre Vorlieben und Abneigungen in Bezug auf Lebensmittel sprach, wurde eins deutlich: Kleine Veränderungen, die sich aber erheblich auf ihre Krankheitssymptome auswirken konnten, waren mit den übergeordneten Lebensmittelkategorien leichter umzusetzen. Außerdem war es so einfacher, Änderungen zu verfolgen und gleichzeitig festzustellen, wo weitere Verbesserungen notwendig waren. Wie bei den meisten Gesundheitsmaßnahmen muss man auch bei der Ernährung die Menschen möglichst dort abholen, wo sie stehen.

Als Psychiater, der weiß, wie sich die Ernährung auf die mentale Gesundheit auswirkt, spreche ich mit jedem meiner Patienten ausführlich über seine Essgewohnheiten. Wenn ich auf das Konzept der Lebensmittelkategorien zu sprechen komme, höre ich unweigerlich über das eine oder andere Lebensmittel: »Das mag ich aber nicht.« Als Pete zum Beispiel das erste Mal zu mir kam, war er felsenfest davon überzeugt, dass er Seafood nicht mag, eine unserer wichtigsten Lebensmittelkategorien zur Bekämpfung von Depressionen und Angststörungen. Ich habe ihm das, ehrlich gesagt, auch nicht übel genommen. Ich habe es auch nicht immer gern gegessen. Ich musste viel herumprobieren, bis ich Fischsorten fand, die mir schmeckten – und das erzählte ich ihm. Aber als wir weiter über seine Abneigung gegen Fisch sprachen, erfuhr ich, dass der einzige Fisch, den er jemals gegessen hatte, eine matschige, geschmacklose Seezunge gewesen war, die seine Großmutter auftischte, wenn er sie als Kind in den Ferien besuchte. Er hatte noch nie Muscheln, Krabben oder Lachs probiert. Er hatte auch noch kein gutes Sushi gegessen. Irgendwann hatte er beschlossen, dass Fisch nichts für ihn sei, und von dieser Meinung war er nie mehr abgekommen.

Um Pete die Möglichkeit zu eröffnen, dass vielleicht nicht alle Fischarten schrecklich schmecken, gab ich ihm ein paar Hausaufgaben mit. Von unseren Gesprächen über das Essen wusste ich, dass er die mexikanische Küche liebte und häufig in einem nahe gelegenen Restaurant etwas zum Mitnehmen bestellte. Ich bat ihn, in dieser Woche einen Fisch-Taco zu bestellen und nur einen einzigen Bissen davon zu probieren. Wenn er ihn überhaupt nicht mochte, sollte er ihn einfach weglegen und gehen. Als ich ihn eine Woche später wiedersah, sagte er mir, er sei überrascht gewesen, wie gut der Makrelen-Taco gewesen sei.

»Er war echt lecker gewürzt«, sagte Pete. »Ich konnte kaum unterscheiden, ob es Fisch oder Huhn war.«

Seitdem hat Pete eine Reihe verschiedener Fischarten entdeckt, die er mühelos in seinen Speiseplan integrieren kann. Mit manchen, wie Sardinen und Seezunge, wird er sich nicht so schnell anfreunden, sie sind ihm »zu fischig«. (Aber ich habe die Hoffnung noch nicht aufgegeben.) Aber andere Optionen aus der Kategorie Seafood, etwa Goldmakrele aus Wildfang, Garnelen und Lachs, hat er problemlos zu seinen Lieblingstacos hinzugefügt, und sie sind zu einem festen Bestandteil seiner Ernährung geworden. Er sagte, wenn er nicht richtig esse, fühle er sich auch nicht richtig. Und der regelmäßige Verzehr von Fisch und Meeresfrüchten führt dazu, dass er sich richtig fühlt.

Wenn man sich auf Kategorien statt auf einzelne Lebensmittel konzentriert – wie zum Beispiel »Seafood« anstatt »Seezunge« –, kann man in jedem beliebigen Bereich der Ernährung eher kleine Veränderungen vornehmen, hier etwas austauschen oder dort ein neues Lebensmittel hinzufügen. An diese Botschaft müssen wir uns immer wieder erinnern: Wenn wir Depressionen und Angststörungen mit Hilfe des Essens bekämpfen wollen, sind kleine Veränderungen im Speiseplan und Experimentierfreude gefragt.

## Die besten Lebensmittelkategorien gegen Depressionen und Angststörungen

Menschen mit diagnostizierten Angststörungen oder Depressionen leiden häufig unter Motivationsmangel und Freudlosigkeit. Sie von einem Ernährungsmuster mit einem festen – und oft komplexen – Speiseplan überzeugen zu wollen ist oft frustrierend, um nicht zu sagen: entmutigend. Aber wie ich eingangs bereits sagte, ist dies ein Buch für Menschen, die gerne essen und wissen, dass Lebensmittel ihnen die größten Freuden bereiten können. Und dass Essen nicht etwas sein sollte, das man einfach erdulden muss.

Unser Verhältnis zu Lebensmitteln ist manchmal sehr verzwickt. Es gibt Lebensmittel, die wir genussvoll essen, und Lebensmittel, die wir eilig hinunterschlingen. Es gibt Lebensmittel, zu denen wir automatisch greifen, wenn wir uns schlecht fühlen oder Trost suchen. Andere essen wir besonders gern im Kreis von Freunden oder der Familie. Und natürlich gibt es Lebensmittel, die wir nicht einmal mit der Zange anfassen würden. Jede und jeder von uns hat in Bezug auf Essen seine eigenen Vorlieben und Überzeugungen. Diese sind so individuell wie unsere Erfahrungen mit Depressionen und Angst. Deshalb sollte es jedem Einzelnen überlassen bleiben, aus jeder Lebensmittelkategorie das auszuwählen, was er oder sie am liebsten isst. Ich werde für jede Kategorie ein paar »Powerplayer« vorschlagen, also Lebensmittel, die besonders nährstoffreich sind und sich leicht in einige Lieblingsgerichte integrieren lassen – was dir gegebenenfalls den Einstieg erleichtert.

Ich möchte noch einmal betonen, dass jede und jeder Einzelne von uns einen unterschiedlichen Zugang zu Lebensmitteln hat: Manche leben streng vegan, andere haben sich der Keto-Diät verschrieben, und einige müssen bei ihrer Ernährungsumstellung auf Nahrungsmittelallergien oder -empfindlichkeiten achten. Zum Beispiel begegne ich immer mehr Menschen, die ihren Zuckerkonsum einschränken wollen. Wir alle haben individuelle Bedürfnisse und Wünsche in Bezug auf das, was wir essen. Auch dazu eignen sich die Lebensmittelkategorien anstelle bestimmter Lebensmittel. Wenn ein bestimmtes Produkt oder sogar eine ganze Kategorie nicht zu unseren Ernährungsgewohnheiten passt, gibt es immer eine Alternative, um an die benötigten Nährstoffe zu kommen. Die empfohlenen Powerplayer sind nur ein Vorschlag.

Such dir also die Lebensmittel aus, die dir schmecken. Weiter hinten im Buch findest du Rezepte für Smoothies, Pesto und Salate, damit du deine Lieblingsprodukte leichter ersetzen kannst. Beim Pesto auf Seite 253 oder bei den Smoothies auf Seite 306f. kannst du Grünkohl zum Beispiel durch ein anderes Gemüse derselben Kategorie ersetzen, das dir besser schmeckt. Iss nach deinem eigenen Geschmack! Die einzige wesentliche Zutat, die du neben den unverarbeiteten Produkten brauchst, ist aus meiner Sicht ein gewisses Maß an Fröhlichkeit, die mit der Wahl deiner Lebensmittel einhergehen sollte.

Viele der Lebensmittelkategorien können dich auf deinem Weg zu einem gesünderen Gehirn unterstützen und Symptome von Depressionen und Angststörungen mildern. Es handelt sich um Blattgemüse, Regenbogenobst und -gemüse, Seafood, Nüsse, Bohnen und Samen, Fleisch, Eier und Milchprodukte, fermentierte Lebensmittel und dunkle Schokolade. Die Lebensmittel aus diesen Gruppen enthalten die wichtigen Nährstoffe, die unsere guten Darmbakterien ernähren, Entzündungen reduzieren und das Gehirn in den »Wachstumsmodus« versetzen. All dies kann bei Depressionen und Angststörungen eine Hilfe sein.

### Blattgemüse grün und bunt

Ob grün, lila oder andersfarbig, Blattgemüse lohnt sich immer, wenn es um die Nährstoffdichte, also das Verhältnis von Nährstoffen zur Kalorienmenge geht. Spinat, Grünkohl, Brunnenkresse, Rucola, Blattkohl, Rübenblätter und Mangold eignen sich allesamt hervorragend für die Zufuhr unserer täglichen Dosis an Ballaststoffen, Vitamin C, Vitamin A und Folat. Und dank der leuchtenden Farben in den Blättern stecken sie auch voll gesunder Phytonährstoffe. Jede Mahlzeit mit Blattgemüse erhöht die Flüssigkeitszufuhr, die Sättigung und die Nährstoffdichte.

Doch das Beste an Blattgemüse ist seine kulinarische Vielseitigkeit. Du kannst es in Salaten, Suppen oder als Pfannengemüse verwenden. Oder du machst daraus ein Pesto, das wunderbar zu Hühnchen oder Nudeln schmeckt. Probiere es in Smoothies oder Muffins – der Phantasie sind keine Grenzen gesetzt. Außerdem kostet so ein Bund Blattgemüse wirklich nicht viel, und es hält sich im Kühlschrank eine ganze Weile frisch. Blattgemüse ist ein großartiges Grundnahrungsmittel, aus dem man viele Mahlzeiten zaubern kann, die unser Hirn in Schwung bringen.

Ich habe auch Seetang in diesen Abschnitt aufgenommen, obwohl es sich eigentlich um Algen handelt. Dieses Blattgemüse aus dem Meer enthält besonders viel Jod, einen Nährstoff, der es nicht auf unsere Liste geschafft hat, der aber für die Gesundheit des Gehirns von großer Bedeutung ist, da Jod für die Schilddrüsenfunktion unverzichtbar ist. In den USA ist die Jodversorgung seit langem rückläufig, und Jodmangel während der Schwangerschaft ist eine der Hauptursachen für Entwicklungsverzögerungen bei Kindern weltweit. Hinzu kommt, dass Algen auch ein hervorragender Lieferant von Ballaststoffen, Eisen, Zink und Phytonährstoffen sind.

**POWERPLAYER:** *Grünkohl und Algen*
**VERZEHREMPFEHLUNG:** *50 bis 100 g Blattgemüse pro Tag, eine kleine Portion Algen pro Woche*

### Regenbogenobst und -gemüse

Schau dir genau an, was auf deinem Teller liegt. Ist es schön bunt? Oder sieht es hauptsächlich braun und beige aus? Wenn du dem letzten Satz zustimmen musst, solltest du dir Gedanken über deine Ernährung machen.

Der Verzehr von Regenbogenobst und -gemüse wie Tomaten, Avocados, Paprika, Brokkoli, Blumenkohl und Beeren versorgt uns nicht nur mit wichtigen Phytonährstoffen wie Flavonoiden und Carotinoiden, sondern auch mit Ballaststoffen, die die guten Bakterien im Darm ernähren. Flavonoide sind für die leuchtenden Farben dieser Lebensmittel verantwortlich – und diese gesundheitsfördernden Moleküle nehmen wir nur über die Pflanzen in unserer Nahrung auf. Violette Lebensmittel enthalten Anthocyane. Orangefarbene liefern Carotinoide. Rot signalisiert Lycopin. Und alle enthalten starke Antioxidantien, verfügen über DNA-verbessernde Eigenschaften, halten entzündungsfördernde Moleküle in Schach und unser Gehirn fit.

Besonders möchte ich die Anthocyane hervorheben, jene Pflanzenfarbstoffe, die in rötlich purpurnen Lebensmitteln von Brombeeren bis hin zu Rotkohl vorkommen. Ich möchte die anderen nicht schlechtmachen, aber diese Biomoleküle sind etwas Besonderes. Wir wissen schon lange, dass diese Flavonoide extrem entzündungshemmende Eigenschaften besitzen. Das ist noch keine große Überraschung. Man sagt ihnen aber auch nach, dass sie das Gedächtnis und die Stimmungslage verbessern. Wissenschaftler des Forschungszentrums für Gesundheitstechnologie und Informationssysteme im portugiesischen Porto haben kürzlich herausgefunden, dass sie für ihr »Hexenwerk« die Darmflora zu Hilfe nehmen.[24] Beim Verzehr einer Schale Blaubeeren oder einer leckeren Portion Aubergine-Käse-Auflauf senden die Anthocyane Signale über die Darmflora an das Gehirn, damit der Körper mehr von dem neuroprotektiven Molekül Kynurenin produziert. Diese Aminosäure wirkt schlaffördernd und stimmungsaufhellend und kann auch Bewusstseinstrübungen verringern – und sie reduziert natürlich auch Entzündungen in Darm und Gehirn. Alles Dinge, die dich, wie wir mittlerweile wissen, beim Kampf gegen Depressionen und Angststörungen unterstützen.

Auch Avocados können uns unterstützen. Sie sind ein ganz besonderes Lebensmittel, das aufgrund seines hohen Fett- und Phytonährstoffgehalts von Verfechtern der Gehirngesundheit besonders geschätzt wird. Avocados enthalten 82 Prozent meist einfach ungesättigte Fettsäuren. Das ist bei Pflanzen höchst selten. Diese Fettsäuren unterstützen die Aufnahme anderer Phytonährstoffe, zum Beispiel Lycopin – was sie zu einem Powerplayer in dieser Lebensmittelkategorie macht, denn Lycopin verstärkt die positive Wirkung von Regenbogenobst und -gemüse. Und noch aus einem weiteren Grund gehören Avocados auf den Teller: wegen ihres hohen Gehalts an Ballaststoffen, Kalium und Vitamin E, das zwar nicht auf der Nährstoffliste der Antidepressiven Lebensmittelskala steht, aber eindeutig mit der Verbesserung von Depressionen und der allgemeinen Gehirngesundheit in Verbindung gebracht werden kann. Also iss mehr Avocados und schütze damit die speziellen Fettsäuren deines Gehirns.

Blattgemüse sowie Regenbogenobst und -gemüse sollten der Hauptbestandteil jeder Mahlzeit sein. Wie Blattgemüse sind zum Glück auch Regenbogenobst und -gemüse sehr vielseitig. Beeren zum Beispiel mildern die Bitterkeit bestimmter Gemüsesorten oder süßen Kefir und Joghurt. Tomaten und Paprika lassen sich leicht im Backofen oder in der Pfanne zubereiten oder als Grundlage für Nudelsoßen und Eintöpfe verwenden. Dippe deine Lieblingsrohkost einfach in Hummus (Seite 300), Guacamole oder Ranch-Dip, den Klassiker aus Kalifornien, der aus Buttermilch oder Joghurt, Mayonnaise, Zwiebeln, Knoblauch und verschiedenen Kräutern zubereitet wird. Und nasche ruhig reichlich von deinen Lieblingsbeeren und -früchten. Finde einfach heraus, was dir am besten schmeckt.

**POWERPLAYER:** *rote Paprika und Avocados*
**VERZEHREMPFEHLUNG:** *ein Mix aus Regenbogenobst und -gemüse, mindestens 200 bis 300 g pro Tag*

## Seafood

Mit dieser Lebensmittelkategorie tun sich viele Menschen schwer. Wie bereits erwähnt, war es auch für mich nicht einfach. Ich brauchte einige Zeit, um neue Dinge auszuprobieren und herauszufinden, welchen Fisch und welche Meeresfrüchte mir überhaupt schmeckten. Selbst Menschen, die sonst gar nichts mit Fisch anfangen können, finden manchmal Wege, wie sie Seafood in ihre Ernährung aufnehmen können. Fisch ist der beste Lieferant der langkettigen Omega-3-Fettsäuren, die unser Gehirn so dringend benötigt. Sardinen, Austern, Muscheln, Lachs und Kabeljau strotzen nur so vor Vitamin $B_{12}$, Selen, Eisen, Zink und Proteinen.

Viele Menschen haben Bedenken wegen des Quecksilber- und Mikroplastikgehalts von Fisch. Aber diese Lebensmittelkategorie ist wirklich unschlagbar, wenn man Depressionen und Angststörungen vorbeugen möchte. Ich bestärke dich ausdrücklich darin, Quecksilber zu meiden und auf die Umweltverschmutzung zu achten. Iss einfach kleine Fische und zweischalige Muscheln. Es gibt so viele Gewürze, Soßen und Zubereitungsarten für Fisch und Meeresfrüchte, dass du bestimmt etwas findest, was dir schmeckt und deinem Gehirn guttut. In unserem Sechs-Wochen-Plan gegen Depressionen und Angststörungen beschäftigen wir uns noch eingehender mit Seafood.

**POWERPLAYER:** *Wildlachs, Sardellen und Miesmuscheln*
**VERZEHREMPFEHLUNG:** *zwei bis vier Portionen pro Woche*

### Nüsse, Bohnen und Samen

Diese Lebensmittelkategorie wird im Kampf gegen Depressionen und Angststörungen leider oft vernachlässigt. Ob es sich um Cashewkerne, Kürbiskerne oder Linsen handelt, Nüsse, Samen und Hülsenfrüchte sind die besten Lieferanten pflanzlicher Proteine. Sie enthalten außerdem viele Ballaststoffe, Zink, Eisen und wichtige Vitamine. Schon eine relativ kleine Menge enthält einen phantastischen Mix aus gesunden Fetten, Proteinen und langsam verbrennenden Kohlenhydraten.

Ich liebe Nüsse, Samen und Hülsenfrüchte auch deshalb, weil sie sich hervorragend als Snack eignen. Ich empfehle meinen

Patienten oft als Erstes, ihren derzeitigen Lieblingssnack durch Mandeln, Walnüsse und Cashewkerne zu ersetzen. (Ich erinnere in diesem Zusammenhang an die in Kapitel 2 beschriebene Studie von Heather Francis, in der Nüsse und Nussbutter an Studierende mit Depressionen verabreicht wurden.) Schon eine Handvoll reicht als Muntermacher am Nachmittag, liefert dem Gehirn die benötigten Nährstoffe und gibt ihm einen zusätzlichen Schub des neurotrophen Wachstumsfaktors BDNF, des in Kapitel 3 besprochenen Gehirndüngers.

Nüsse, Bohnen und Samen sind nicht nur als Snack geeignet, sie lassen sich auch in deinen gängigen Mahlzeiten einsetzen. Gib ein paar Walnüsse in den morgendlichen Smoothie oder streue ein paar Kürbiskerne über deinen Lieblingssalat. Cashewkerne eignen sich wunderbar für Pfannengerichte. Und die Bohnen nicht zu vergessen: einfach eine Handvoll schwarzer oder roter Bohnen in die Lieblingssuppe oder den Eintopf geben. (Wir haben sogar den Kefir-Beeren-Smoothie auf Seite 308 mit Bohnen angereichert.) Diese großartigen Möglichkeiten verhelfen dir zu den Nährstoffen, die du zum Aufbau eines besseren Gehirns brauchst.

**POWERPLAYER:** *Kürbiskerne, Cashewkerne, rote Bohnen*

**VERZEHREMPFEHLUNG:** *mindestens 75 bis 150 g Nüsse und/oder Bohnen und ein Esslöffel Samen pro Tag*

### Fleisch

Als ehemaliger Vegetarier verstehe ich, dass viele von uns Probleme mit dem Verzehr von Fleisch haben. Manche Menschen werden nie und nimmer Fleisch essen – und das ist auch völlig in Ordnung. Dennoch, Fleisch enthält bemerkenswert viel Eisen, Proteine und Vitamin $B_{12}$. Ich bin deshalb der Meinung, dass die uralte Debatte darüber, ob wir Fleisch essen sollten oder nicht, von einer Diskussion darüber abgelöst werden muss, wie wir

Fleisch essen, damit es sowohl gesund für unseren Körper als auch nachhaltig für die Umwelt ist. Weiderind, Lamm, Ziege und Huhn peppen unsere Lieblingsgerichte geschmacklich wunderbar auf und enthalten zudem einige wichtige gehirnfördernde Nährstoffe. Es gibt heutzutage viele kleine Bauernhöfe, die auf gesunde Böden achten und die Tiere nicht in Mastanlagen, sondern auf Weiden halten und mit Gras füttern. Der Kontakt zu einem regionalen landwirtschaftlichen Betrieb dient auch unserer mentalen Gesundheit. Mehr darüber im Rahmen des Sechs-Wochen-Plans.

Diese Art der Tierhaltung ist gut für die Umwelt, und das Fleisch dieser Tiere ist gesünder. Fleisch vom Weiderind hat ein Drittel weniger Kalorien als das vom Mastrind. Außerdem weist es ein anderes Fettsäureprofil auf – das Fleisch vom Weiderind hat weniger Omega-6-Fettsäuren, dadurch bleiben die Omega-3-Fettsäuren im Gleichgewicht und können ihren Job machen, indem sie Entzündungen reduzieren und die Gesundheit des Gehirns fördern. Was dem Fleisch des Weiderinds an Kalorien fehlt, macht es an Nährstoffen wieder wett. Da die Tiere frei herumlaufen und Pflanzen fressen, enthält ihr Fleisch mehr gesunde Fette, Vitamin E und Carotinoide sowie wichtige Vitamine und Mineralien, die Körper und Gehirn brauchen, um in Form zu bleiben. Leber steht wahrscheinlich nicht regelmäßig auf deinem Speiseplan und gehört für viele Menschen zu den problematischsten Powerplayern. Dennoch ist Leber in Bezug auf die Gehirnnährstoffe $B_{12}$, Vitamin A, Eisen und Folat der nährstoffreichste Teil eines Tieres. Vielleicht ist das ein Grund, warum unsere Großeltern gerne Leberpastete gegessen, Leber ins Rinderhack und zur Wurst gegeben und Hühnerleber gegessen haben.

**POWERPLAYER:** *Weiderind und Leber*

**VERZEHREMPFEHLUNG:** *drei Portionen pro Woche*

### Eier und Milchprodukte

In den letzten Jahrzehnten wurde in Ernährungskreisen sehr kontrovers über Eier und Milchprodukte diskutiert. Aber Hühnereier sind, wie Grünkohl, ein unglaublich nährstoffreiches Lebensmittel. Dabei hat ein Ei nur siebzig Kalorien. Doch dieses unglaublich preiswerte und einfache Lebensmittel enthält hochwertige Proteine, B-Vitamine und Cholin, einen Cousin der B-Vitamine, dem eine dämpfende Wirkung auf Angstsymptome zugesprochen wird. Eier lassen sich einfach zubereiten und essen. Ob gekocht für einen eiweißreichen Nachmittagssnack oder in einer Frittata mit Regenbogengemüse zum Frühstück: Eier sind zu jeder Mahlzeit eine einfache Ergänzung.

Ich bin in Bezug auf Eier voreingenommen, denn wir halten selbst Hühner auf unserer Farm. Während meiner Arbeit an diesem Buch erlebte ich, wie die Küken unserer eigenen Hühner ausgebrütet wurden und schlüpften. Unsere Hühner sind eine fast immerwährende Quelle hochwertiger Proteine, B-Vitamine und von wirklich allem, was zur Bildung einer Gehirnzelle benötigt wird. Sie liefern nicht nur Eier, sondern auch Stickstoff zur Bodendüngung. Als Landwirt und als Arzt kann ich nur sagen, dass der Verzehr von Eiern sinnvoll ist.

Milchprodukte, insbesondere fermentierte Sorten wie Joghurt oder Kefir, sind eine willkommene Ergänzung unserer Ernährung. Diese Lebensmittel enthalten die vom Körper benötigten guten Bakterien sowie Kalzium und Proteine. Wie Gluten sind auch Milchprodukte wegen möglicher entzündungsfördernder Eigenschaften jedoch infrage gestellt worden. Das mag daran liegen, dass viele gängige Milchprodukte, zum Beispiel fettreduzierte Milch und gesüßte Joghurts, industriell stark verarbeitet sind und erstaunlich viel Zucker enthalten. Außerdem werden sie von manchen Menschen nicht gut vertragen. Vor ein paar Jahren musste ich selbst sie weitgehend aus meiner Ernährung streichen, heute habe ich jedoch keine Probleme mehr damit.

Doch trotz des Trends gegen Milchprodukte und meiner eigenen Erfahrung glaube ich immer noch, dass es viele interessante und gesunde Produkte von einer Vielzahl Wiederkäuer (Schafe, Kühe, Ziegen) gibt. Wir sollten nicht vergessen, dass Milchprodukte im gesamten Mittelmeerraum ein fester Bestandteil der Ernährung sind. Milchprodukte sind kein Muss, können aber

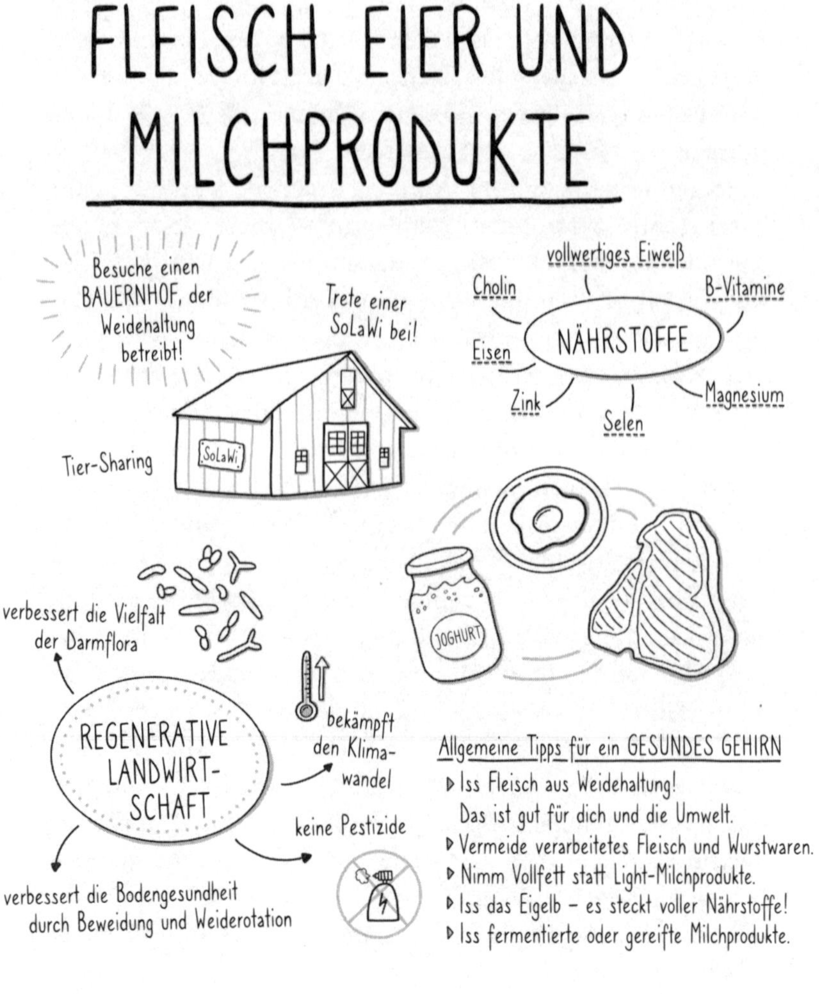
FLEISCH, EIER UND MILCHPRODUKTE
Besuche einen BAUERNHOF, der Weidehaltung betreibt!
Trete einer SoLaWi bei!
SoLaWi
Tier-Sharing
vollwertiges Eiweiß
Cholin
B-Vitamine
NÄHRSTOFFE
Eisen
Zink
Selen
Magnesium
JOGHURT
verbessert die Vielfalt der Darmflora
REGENERATIVE LANDWIRTSCHAFT
bekämpft den Klimawandel
keine Pestizide
verbessert die Bodengesundheit durch Beweidung und Weiderotation
Allgemeine Tipps für ein GESUNDES GEHIRN
Iss Fleisch aus Weidehaltung! Das ist gut für dich und die Umwelt.
Vermeide verarbeitetes Fleisch und Wurstwaren.
Nimm Vollfett statt Light-Milchprodukte.
Iss das Eigelb – es steckt voller Nährstoffe!
Iss fermentierte oder gereifte Milchprodukte.

durchaus zu einer besseren mentalen Gesundheit beitragen, und wie Fleisch sind sie eine Lebensmittelkategorie, mit der man sich durchaus beschäftigen sollte.

**POWERPLAYER:** *Eier und fermentierte Milchprodukte wie ungesüßter Joghurt oder Kefir*
**VERZEHREMPFEHLUNG:** *fünf bis sieben Eier pro Woche; drei bis fünf Portionen Milchprodukte (idealerweise fermentiert) pro Woche*

### Gute Darmbakterien

Dies ist eine Lebensmittelkategorie, die sich mit vielen anderen bereits genannten überschneidet. Das überrascht eigentlich nicht, denn um die maximale Diversität der Darmflora zu sichern, müssen wir eine Vielzahl verschiedener Lebensmittel essen. Die Ballaststoffe, die im Regenbogengemüse und in Bohnen enthalten sind, geben den guten Darmbakterien alle notwendige Unterstützung. Und der regelmäßige Verzehr fermentierter Lebensmittel wie Kefir, Joghurt, Sauerkraut, Miso, Sauerteig, Kimchi und Kombucha führen dem Körper noch mehr nützliche Bakterien zu, die die Gesundheit des Gehirns unterstützen.

**POWERPLAYER:** *Kefir, Miso, Sauerkraut*
**VERZEHREMPFEHLUNG:** *drei bis fünf Portionen fermentierter Lebensmittel pro Woche*

### Dunkle Schokolade

Diese letzte Lebensmittelkategorie ist mein absoluter Favorit. Sie schmeckt nicht nur köstlich, sondern enthält spezifische Flavanole, die extrem gut für das Gehirn sind – unter anderem Epicatechin, ein Molekül, das nachweislich auch das Herz-Kreislauf-System stärkt. Laut einer Studie mit 13 626 Erwachsenen im Rahmen des National Health and Examination Survey (NHANES) haben Menschen, die größere Mengen dunkler Schokolade essen, ein um 70 Prozent geringeres Risiko klinisch relevanter depressiver Symptome. Diese positive Wirkung wurde bei Menschen, die Milchschokolade verzehrten, nicht beobachtet.[25]

Mein Kollege Scott A. Small, MD, Neurologe und Leiter des Alzheimer-Forschungszentrums an der Columbia University, machte 2014 Schlagzeilen, als er nachwies, dass der Verzehr von dunkler Trinkschokolade mit einem hohen Anteil an Kakao-Flavanolen die Gedächtnisfunktion bei älteren Erwachsenen verbessern kann. Small und Kollegen rekrutierten 37 Personen im Alter zwischen 50 und 69 Jahren, die über einen Zeitraum von drei Monaten täglich ein Kakaogetränk tranken. Nicht schlecht, oder? Etwa die Hälfte dieser Personen erhielt ein Getränk mit einem hohen Anteil an Flavanolen. Die anderen bekamen ein Getränk mit einer geringeren Dosis dieser gesunden Verbindung.

Nach Ablauf der drei Monate unterzogen Small und Kollegen die Studienteilnehmer einem Gedächtnistest. Und siehe da, die Personen, die das Getränk mit dem höheren Anteil an Flavanolen konsumiert hatten, zeigten bei den Gedächtnisaufgaben eine um 25 Prozent bessere Leistung als die Probanden aus der Kontrollgruppe.[26] Die Wissenschaftler stellten darüber hinaus fest, dass die Funktion des *Gyrus dentatus*, eines Gehirnareals, das seit langem mit dem Gedächtnis in Verbindung gebracht wird, verbessert worden war.

Du fragst dich vielleicht, was ein Gedächtnistest mit Depressionen und Angststörungen zu tun hat. Ich bin froh, dass du dich das fragst. Konzentrations- und Gedächtnisprobleme können auch Symptome von Depressionen und Angststörungen sein. Es wird vermutet, dass Flavanole wie das Epicatechin Entzündungen unterdrücken, was sich wiederum positiv auf die Stimmung auswirkt. Zudem zeigen andere Studien, dass der Verzehr von täglich 25 Gramm dunkler Schokolade mit einem hohen Anteil an Polyphenol das Cortisol im Speichel verringert, das als Marker für Stress, Angst sowie das individuelle Stressempfinden

# DUNKLE SCHOKOLADE

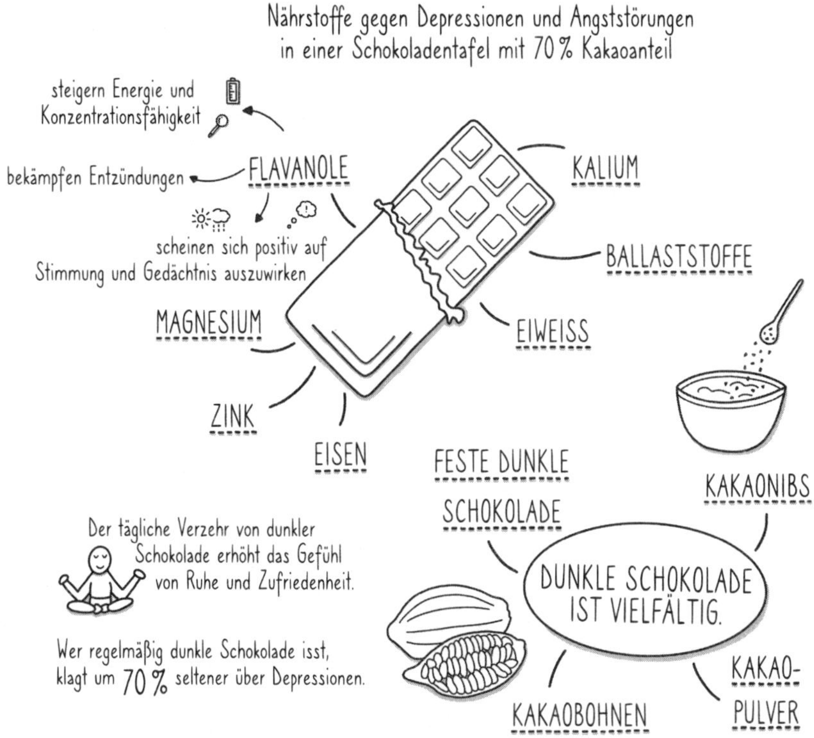


gilt.[27] Zusammenfassend kann man sagen, dass der regelmäßige Verzehr dunkler Schokolade zahlreiche Vorteile für das Gehirn hat und Bewusstseinstrübungen, depressiven Verstimmungen und Stressempfindungen entgegenwirkt, die bei Menschen mit Depressionen oder Angststörungen häufig auftreten. Ich empfehle dir, direkt an den Ursprung zu gehen und einen Vorrat von Kakaobohnen und Kakaonibs sowie einem hochwertigen Kakaopulver anzulegen. Besorge dir dunkle Schokolade, die aus nicht mehr als zwei Zutaten besteht, Kakao und Zucker, und einen Kakaogehalt von mindestens 70 Prozent hat. Je höher der Kakaoanteil, desto besser für das Gehirn. Wenn jemand an deinen Beweggründen zweifelt, sag einfach, dein Arzt hätte dir die Schokolade verordnet.

**POWERPLAYER:** *dunkle Schokolade und Kakao*

**VERZEHREMPFEHLUNG:** *Kakaobohnen oder Kakaonibs und/oder dunkle Schokolade, drei bis fünf Portionen à 80 g pro Woche*

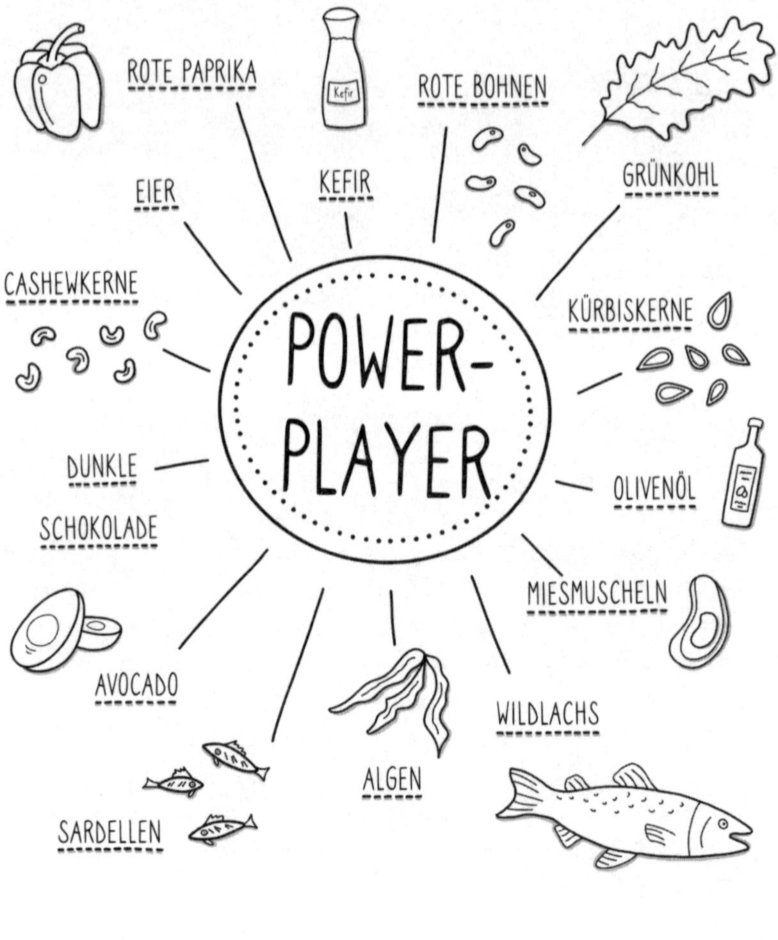

POWER-PLAYER
ROTE PAPRIKA
Kefir
KEFIR
ROTE BOHNEN
GRÜNKOHL
EIER
CASHEWKERNE
KÜRBISKERNE
DUNKLE SCHOKOLADE
OLIVENÖL
MIESMUSCHELN
AVOCADO
WILDLACHS
ALGEN
SARDELLEN

## Essen gegen Depressionen und Angststörungen – ganz individuell

In den vorangegangenen Kapiteln haben wir uns mit dem neuen Forschungsgebiet der Ernährungspsychiatrie beschäftigt – und warum der Weg zu einem stärkeren, widerstandsfähigeren Gehirn bereits mit dem ersten Bissen beginnt. Wir wissen jetzt mehr über Nährstoffe, die Depressionen und Angststörungen bekämpfen, über Lebensmittel, die gegen Entzündungen wirken und das Gehirnwachstum fördern, und darüber, wie unsere Darmflora unsere mentale Gesundheit beeinflusst. Es kommt ganz entscheidend darauf an, welche Lebensmittel du isst, wenn du Depressionen und Angststörungen bekämpfen und bewältigen willst.

Wir haben auch die dafür geeigneten wichtigsten Lebensmittelkategorien kennengelernt. Es handelt sich dabei um Lebensmittelgruppen, die eine maximale Dichte an spezifischen Vitaminen und Mineralien aufweisen, von denen wir wissen, dass sie die mit mentalen Störungen verbundenen Symptome verhindern und überwinden können. Wie du diese verschiedenen Kategorien in deine Ernährung integrierst, bleibt ganz dir überlassen. Wähle die Lebensmittel, die dir am meisten zusagen, und iss ganz nach deinem Geschmack und deinen Vorlieben. Wenn du die verschiedenen Kategorien beim Essen berücksichtigst und aus jeder Kategorie die Lebensmittel aussuchst, die dir am besten schmecken, ist das ein erster Schritt bei der Fürsorge für deinen Körper und dein Gehirn.

Aber wie jeder weiß, sind Wissen und Handeln zweierlei Dinge. Deshalb wird dich das folgende Kapitel dieses Buches auf deinem weiteren Weg unterstützen. Wir besprechen die Schwierigkeiten, mit denen du bei der Umstellung auf eine das Gehirn stärkende Ernährung möglicherweise konfrontiert wirst, stellen verschiedene Tools vor und geben Tipps, um dir die Umstellung zu erleichtern.

Es ist nicht immer einfach, sich mit der Frage auseinanderzusetzen, warum man gerade dieses oder jenes Lebensmittel ausgewählt hat. Psychische Erkrankungen verändern oft die Art und Weise, wie wir über uns selbst denken, wie wir mit unserer Umgebung interagieren und in der Folge auch, wie wir essen. Routinen verändern, also auch die Ernährung, kann eine echte Herausforderung sein. Aber die Forschung sagt uns eindeutig, dass Lebensmittel eine wichtige Rolle bei der Förderung der Gesundheit und der Widerstandsfähigkeit des Gehirns spielen. Und über diesen Teil der Behandlung kannst du voll und ganz die Kontrolle übernehmen.

Weiterhin werden wir besprechen, wie du dich am besten auf den Sechs-Wochen-Plan gegen Depressionen und Angststörungen vorbereitest. Wir geben dir eine einfache Anleitung, wie du mehr Lebensmittelkategorien zu dir nehmen kannst, die gut für die Gehirngesundheit sind. Wir werden deine Ernährungsgewohnheiten, deine Vorlieben und viele der Herausforderungen betrachten, mit denen die Menschen heutzutage beim Essen konfrontiert sind. Dann werden wir uns mit dem Plan selbst befassen, mit bewährten Verfahren und Strategien für die gängigsten Schwierigkeiten und mit Rezepten, die die besprochenen Prinzipien und Lebensmittel hervorheben. Mein Ziel ist es, dass du mit Freude und Selbstbewusstsein zu Lebensmitteln greifst, die dich im Kampf gegen Depressionen und Angststörungen unterstützen.

## KAPITEL 5 – ZUSAMMENFASSUNG

- Bei der Ernährung gegen Depressionen geht es nicht um den Verzehr eines einzigen Superfoods oder darum, ein paar zusätzliche Nährstoffe in deine Ernährung aufzunehmen. Essen für die Gesundheit des

Gehirns beinhaltet den Verzehr von Vollwertkost mit einer hohen Nährstoffdichte, die direkt von Mutter Natur bereitgestellt wird.

- Dieses Buch konzentriert sich auf Lebensmittelkategorien oder Lebensmittelgruppen, die besonders viele Nährstoffe enthalten, die gut für die Gehirngesundheit sind. Dies soll dir bei der Auswahl deiner Lieblingslebensmittel helfen.

- Die breit gefächerten Lebensmittelkategorien machen es einfacher, etwas zu verändern oder zu ersetzen, um die Nährstoffdichte zu erhöhen. Essen sollte keine lästige Pflicht sein – wähle also aus jeder Kategorie die Lebensmittel, die dir am meisten zusagen.

- Die Lebensmittelkategorien unseres Sechs-Wochen-Plans sind Blattgemüse, Regenbogenobst und -gemüse, Seafood, Nüsse, Bohnen und Samen, Fleisch, Eier und Milchprodukte, gute Darmbakterien sowie dunkle Schokolade.

- Jede und jeder, der schon einmal versucht hat, seine Ernährung umzustellen, kann bestätigen, dass Wissen und Handeln zweierlei Dinge sind. Du weißt vielleicht, welche Lebensmittel für deine Gesundheit am besten geeignet sind. Aber wenn du anstelle eines Diätplans die Lebensmittelkategorien verwendest, kannst du zur Versorgung deines Körpers und Gehirns die Lebensmittel nach Belieben wählen.

# TEIL II

# Los geht's: dein Weg zur Heilung

# KAPITEL 6

## Welche Schwierigkeiten wir beim Essen überwinden müssen

Lebensmittel sind aus vielen, vielen Gründen etwas sehr Komplexes. Wir haben ja bereits darüber gesprochen, wie sehr sich die Lebensmittel allein in den USA in den letzten hundert Jahren verändert haben: Statt regionaler, frischer Lebensmittel haben wir heute abgepackte Fertigprodukte. Und darüber hinaus wird unsere Gesellschaft von einer Fülle verschiedener Ernährungstheorien überschwemmt und ständig mit verwirrenden, widersprüchlichen oder schlichtweg ungenauen Informationen über Lebensmittel und deren Einfluss auf die Gesundheit und das Wohlbefinden bombardiert. Es ist schon schwierig genug, all diese Informationen zu durchforsten – und erst recht, herauszufinden, wie man sie effektiv nutzt, um positive Veränderungen im eigenen Speiseplan vorzunehmen.

Jedes Jahr ist wieder eine neue Diät angesagt. Vielleicht ist dir schon mal aufgefallen, dass die Ernährungsempfehlungen des einen Jahres gerne die wichtigsten Punkte der Vorjahresdiät umkehren. Die verschiedenen Modediäten haben jedoch meistens die gleiche Botschaft, nämlich dass du dich irgendwie falsch ernährst. Die Folge ist, dass viele Menschen Angst und Scham empfinden. Angst, dass sie nicht wissen, wie sie sich richtig ernähren sollen, um sich optimal gesund zu erhalten, und Scham, dass vieles, was sie gern essen, auf der Liste der »bösen« Lebensmittel steht.

Nehmen wir zum Beispiel Susan. Als sie zu mir kam, hatte sie sehr genaue Vorstellungen davon, was eine gesunde Ernährung ausmacht – aber sie gestand mir, dass sie dennoch nicht genau wisse, wie sie ihr Gehirn richtig ernähren solle. »Ich lese fast jeden Artikel über Ernährung und Gesundheit, der mir in die Finger kommt«, sagte sie. »Diese Woche habe ich gelesen, dass die Keto-Diät am besten sei. Aber dann heißt es wieder, sie sei schlecht fürs Herz. In einem anderen Artikel stand, dass es am gesündesten sei, sich vegan zu ernähren. Und in einem anderen heißt es, dass man Gojibeeren essen oder fasten oder sonst etwas tun soll, um gesund zu bleiben. Davon kann einem richtig schwindelig werden.«

Da hat sie vollkommen recht. Und viele Menschen mit Angststörungen lassen sich von den widersprüchlichen Informationen bei der Auswahl ihrer Lebensmittel noch mehr verunsichern. Sie haben das Gefühl, dass sie es einfach nie richtig hinbekommen. Ich möchte an dieser Stelle noch einmal betonen, dass es nicht die eine richtige Ernährung gibt, um gegen Depressionen und Angststörungen vorzugehen. Vielleicht gelingt es mal besser, mal weniger gut; wichtig ist, seinen eigenen Weg zu gehen.

Der Druck, den ständig wechselnde Ernährungskonzepte auf uns ausüben, ist nicht das einzige Hindernis, das wir überwinden müssen. Es gibt so viele unterschiedliche Geschmäcker, Vorlieben und gesellschaftliche Faktoren, die unsere Ernährung und unser Essverhalten beeinflussen. Einige von uns sind von Natur aus wählerisch beim Essen, andere sind vielleicht mit religiösen oder kulturellen Vorgaben aufgewachsen, die ihnen bestimmte Lebensmittel verbieten. Es gibt viele politische und ökologische Werthaltungen, die uns darin bestärken, uns einer bestimmten Ernährungsweise zuzuwenden. Und vielen von uns mag es schlicht an Zeit, Geld oder einfach nur an Motivation mangeln, um auf Fertiggerichte zu verzichten.

Susans Angewohnheit, regelmäßig Eisbergsalat mit Hühnchen und Gurke zu essen, basierte auf einer solchen persönlichen Werthaltung. Von ihrer Mutter hatte sie gelernt, dass dieses Gericht »schlank« mache – was ihrer Vorstellung nach viel mit Gesundheit zu tun hatte. Als wir diskutierten, wie sie sich auf einfache Weise nährstoffreicher ernähren könnte, mussten diese Überzeugung und andere Hürden zur Sprache kommen, um sie in die Lage zu versetzen, notwendige Veränderungen vorzunehmen. Andernfalls wäre es für sie viel schwieriger gewesen, mit langjährigen Gewohnheiten zu brechen.

Egal wie man es betrachtet, Essen bleibt eine komplexe Angelegenheit – und es gibt genug Menschen, die uns irgendeine Diät aufdrängen wollen. (Manchmal werden einem von bestimmten Nahrungsergänzungsmitteln regelrechte Wunder versprochen.) Deshalb sollten wir uns klarmachen, dass uns manches, was wir über »gesundes« Essen gehört haben, im Weg stehen kann, wenn wir unser Gehirn optimal ernähren wollen. Dieses Buch ist wie gesagt kein Diätbuch, und ich schlage dir auch nicht vor, einfach deine Ernährung umzustellen, als wäre das ein Allheilmittel, das andere Maßnahmen wie Gesprächstherapie oder antidepressive Medikamente überflüssig macht. Als Therapeut möchte ich meine Patienten darin unterstützen, Fortschritte zu machen, nicht Perfektion zu erreichen. Um einen Fortschritt zu erreichen, müssen die Patienten ihre individuellen Geschmacksvorlieben und Werthaltungen gegenüber Lebensmitteln respektieren, die genauso einzigartig sind wie ihre Erfahrungen mit Depressionen und Angststörungen.

Beim Thema Ernährung und Gehirn gibt es nicht das eine »richtige« Konzept. Die Erörterung der in der Antidepressiven Lebensmittelskala hervorgehobenen Nährstoffe sowie der empfohlenen Lebensmittelkategorien aus dem vorherigen Kapitel soll dir nahebringen, welche Grundbausteine für die Ernährung des Gehirns wirklich wichtig sind. Du musst selbst herausfinden, was am besten zu dir passt – dann ist es viel wahrscheinlicher, dass sich Stimmungslage und Angstniveau positiv und nachhaltig verändern.

## Häufige Fragen zum Thema Essen gegen Depression und Angststörungen

Zugegeben, es ist nicht einfach, eingefahrene Ernährungs- und Essgewohnheiten zu ändern, vor allem wenn es einem nicht besonders gut geht. Deshalb gehe ich in diesem Abschnitt auf einige der häufigsten Fragen ein, die mir Patientinnen und Teilnehmer meiner Vorträge zu verschiedenen Ernährungsproblemen stellen. Meine Antworten sollen dir helfen, dich auf den Sechs-Wochen-Plan von Kapitel 9 besser vorzubereiten. Und vielleicht gehört eine der unten erörterten Fragen zu jenen Hürden, die auch dir bei der Optimierung deiner Ernährung bisher im Weg gestanden haben. Ich hoffe, dass du diese Herausforderungen offensiv annehmen und dadurch mehr Selbstvertrauen und Freude entwickeln kannst, die kleinen Ernährungsumstellungen und Lebensmittelsubstitutionen vorzunehmen, die sich so positiv auf deine Stimmungslage und dein Angstniveau auswirken können.

### Kann ich nicht einfach Nahrungsergänzungsmittel zu mir nehmen?

In den letzten hundert Jahren haben viele US-Amerikaner ihren Anteil an bestimmten Mineralien und Vitaminen durch die tägliche Einnahme eines Multivitaminpräparats erhöht. Natürlich können Nahrungsergänzungsmittel bestimmte Nährstoffmängel ausgleichen – dein Arzt hat dir vielleicht selbst schon welche verschrieben –, trotzdem können Multivitaminpräparate und andere Nahrungsergänzungsmittel den Nährwert der guten alten Lebensmittel nicht ersetzen. Eine Reihe von Studien hat gezeigt, dass der Nährstoffgehalt von Multivitaminpräparaten einfach nicht ausreicht, um wirklich wirksam zu sein – und so konnte durch eine tägliche Vitamineinnahme auch keine Verbesserung der Gesundheit nachgewiesen werden. Auch aus diesem Grund empfiehlt die U.S. Preventive Services Task Force (USPSTF) – ein unabhängiges Gremium von Gesundheitsexperten, das die Wirksamkeit von präventiven Medikamenten, Tests und Verfahren begutachtet – keine Nahrungsergänzungsmittel zur Vorbeugung oder Behandlung von Krankheiten.

Es gibt mehrere Gründe, warum Nahrungsergänzungsmittel nicht mit Lebensmitteln konkurrieren können. Erstens die Resorption. Unser Körper ist so konstruiert, dass er aus der Nahrung lebenswichtige Nährstoffe aufnimmt. Gängige Mineralien wie Kalzium, Magnesium und Eisen können verhindern, dass andere Mineralien über den Darm in den Körper gelangen. Sind in einer Pille zwei oder mehr Mineralien enthalten, ist es sehr wahrscheinlich, dass der Körper sie nicht vollständig aufnimmt.

Zweitens lassen sich viele der Phytonährstoffe, die in Regenbogenobst und -gemüse und in Blattgemüse enthalten sind, nur schwer in eine Pille pressen. Das Sulforaphan in frischem Spinat unterscheidet sich stark von den dehydrierten Lebensmittelkonzentraten, die häufig in Vitaminpillen enthalten sind.

Und drittens sind viele Nahrungsergänzungsmittel mit anderen Inhaltsstoffen verunreinigt, die zu unerwünschten Reaktionen führen können. Nahrungsergänzungsmittel benötigen keine FDA-Zulassung und werden nicht mit derselben Sorgfalt überwacht oder getestet wie Medikamente. Im Laufe der Jahre sind verschiedene Vitaminprodukte zurückgerufen worden, weil sie Schwermetalle wie Blei oder Kadmium oder Allergien auslösende Verfälschungsmittel enthielten. Nichts leichter, als morgens ein Multivitaminpräparat einzuwerfen, aber die vollständige Nährstoffversorgung, die dein Gehirn braucht, um gesund und stark zu bleiben, ist damit nicht gewährleistet.

Auch ich empfehle hin und wieder ein Nahrungsergänzungsmittel. Vitamin-D-Mangel zum Beispiel ist sehr verbreitet, deshalb müssen manche Menschen ein Vitamin-D-Präparat einnehmen, und auch du solltest deinen Vitamin-D-Spiegel jährlich vom Arzt überprüfen lassen. Ich habe auch schon Magnesium, Johanniskraut, Melatonin, L-Methylfolat und viele andere Mittel verschrieben. Oft erlebe ich jedoch, dass Patienten eine Reihe von Ergänzungsmitteln einnehmen, ohne dass eine deutliche Wirkung zu erkennen ist. Wir dürfen auch nicht vergessen, dass unser Körper alles, was wir zu uns nehmen, verarbeiten muss. Die Verarbeitung von Megadosen von Vitaminen, Mineralien, Kräutern und oft auch Zusatzstoffen (manchmal sogar Giftstoffen wie Kadmium, Blei und pharmazeutische Analoga) ist für Leber und Nieren harte Arbeit.

Ich möchte hinzufügen, dass es synergetische Beziehungen zwischen den in verschiedenen Lebensmitteln enthaltenen Nährstoffen gibt. Wie bereits erwähnt ergänzen sich viele dieser Nährstoffe – und das ist kein Zufall. Mutter Natur wusste, was sie tat. Olivenöl zum Beispiel ist ein solcher Powerplayer für die Gesundheit des Gehirns. Es unterstützt den Körper bei der Aufnahme lebenswichtiger fettlöslicher Nährstoffe wie Vitamin A und den Phytonährstoff Lycopin. Nahrungsergänzungsmittel können da nicht mithalten. Aber der Hauptgrund, weshalb ich Lebensmitteln den Vorzug vor Nahrungsergänzungsmitteln gebe, hat mit Genuss zu tun. Mit Vitaminpillen kann man keine neuen Rezepte ausprobieren. Man setzt sich nicht mit Freunden und Familie an den Tisch, um einen Proteinshake zu genießen. Und beim Schlucken einer Vitaminpille hat auch noch niemand gerufen: »Wow, schmeckt das toll!« Ein Leben, das sich ausschließlich aus Pülverchen, Shakes und Pillen speist, ist nicht besonders gehaltvoll, weder für den Körper noch für den Geist.

Wer schon einmal in vergnügter Runde gegessen hat, weiß, dass das, was wir essen, auch dem Genuss dienen soll. Wenn wir das Essen nur auf eine Reihe von Nährstoffen reduzieren und uns immer weiter von unseren sozialen Verflechtungen und dem allgemeinen Nahrungssystem entfernen, verlieren wir mehr als nur den Geschmack. Wir verlieren die Verbindung zu Freunden, Familie und der Welt um uns herum. Wir verlieren unsere Fähigkeit, uns mit uns selbst zu verbinden. Wenn wir uns überlegen, welche Nährstoffe unser Gehirn wirklich braucht, sollte dieses Wissen Anstoß sein, die Orte aufzusuchen, wo wir frische, vollwertige Lebensmittel bekommen, die sowohl unseren Körper als auch unsere Seele sättigen, anstatt dem Vitaminregal in der Drogerie einen Besuch abzustatten.

### Ist Junkfood wirklich so schlecht?

Es ist nicht schlimm, wenn man gelegentlich etwas Süßes isst. Ich bin selbst eine Naschkatze. Problematisch wird es, wenn der Großteil der Ernährung aus verarbeiteten Lebensmitteln besteht. Essen müssen wir auf jeden Fall. Wenn du also keine nährstoffreichen Lebensmittel zu dir nimmst, isst du wahrscheinlich Dinge, die sich negativ auf deine Gesundheit auswirken. Die gelegentliche Tüte Chips oder Schachtel Schokokekse steht dem Essen gegen Depressionen nicht im Weg. Aber wenn du dich vorwiegend von Fertiggerichten oder Junkfood ernährst, entsteht eine Nährstofflücke, die kaum zu schließen ist.

### Nehme ich ab, wenn ich mich von diesen Lebensmittelkategorien ernähre? Oder nehme ich zu?

Sehr oft gehen Depressionen und Angststörungen mit Gewichtsproblemen einher. Manche Menschen nehmen deutlich zu, während andere in einem ungesunden Ausmaß an Gewicht verlieren. Medikamente zur Behandlung dieser Erkrankungen können ebenso zu Gewichtszunahme führen wie das sogenannte emotionale Essen. Es ist also nicht verwunderlich, dass mich viele meiner Patienten fragen, wie sich eine Änderung ihrer Ernährungsgewohnheiten auf ihr Gewicht auswirkt.

Gewichtsschwankungen bei Depressionen haben eine Vielzahl von Gründen und hängen stark davon ab, wie sich die Betroffenen aktuell ernähren und bewegen. Der Sechs-Wochen-Plan in Kapitel 9 soll kein Programm zur Gewichtsabnahme sein. Er ist ein Leitfaden, der dir beim Aufbau eines stärkeren, widerstandsfähigeren Gehirns helfen soll. Allerdings stellen viele Menschen, die den Plan befolgen, eine gewisse Gewichtsabnahme fest, da sie verarbeitete Lebensmittel durch mehr Vollwertkost wie frischen Fisch und Gemüse ersetzen.

### Was ist, wenn ich Lebensmittelallergien oder -unverträglichkeiten habe?

Viele der gehirnfördernden Powerplayer einschließlich Seafood, Eiern und Nüssen stehen auch ganz oben auf der Liste der häufigsten Lebensmittelallergene. Bei manchen Menschen kann es beim Verzehr zu einem leichten Ausschlag oder Magenbeschwerden kommen – andere reagieren auf diese Allergene möglicherweise mit erheblichen Darmproblemen oder sogar einem anaphylaktischen Schock.

Lebensmittelallergien sind ein weiterer Grund, warum ich von der Empfehlung einzelner Lebensmittel zu den breiteren Kategorien übergegangen bin. Jemand reagiert zum Beispiel allergisch auf Cashew-, aber nicht auf Kürbiskerne. Auf jeden Fall ist Vorsicht geboten, wenn du eine Lebensmittelallergie haben solltest. Meistens kannst du aus der entsprechenden Kategorie ein anderes Lebensmittel mit einem ähnlichen Nährstoffprofil wählen. Um sicherzugehen, frage vorher am besten deinen Arzt um Rat.

Es kommt auch vor, dass man auf ein bestimmtes Lebensmittel nicht allergisch reagiert, sondern nur überempfindlich ist. Vielleicht bekommt man Blähungen oder fühlt sich besonders aufgeputscht oder müde. Jedenfalls fühlt man sich nach dem Verzehr dieses Lebensmittels einfach nicht gut. Die gute Nachricht ist, dass du es nicht essen musst. Auch dies ist ein Grund, warum ich für Lebensmittelkategorien eintrete. Wenn du ein Lebensmittel aus irgendeinem Grund nicht verträgst, gibt es viele andere Möglichkeiten, an die benötigten Nährstoffe zu kommen. Geh die Kategorien durch und notiere dir genau, was am besten zu dir passt – und dann wählst du einfach die Lebensmittel aus, die dir am besten schmecken.

**Und wenn ich kein grünes Gemüse mag?**

Da bist du kein Einzelfall! Tatsächlich sind fast 15 Prozent der Menschen »Supertaster«. Deren Geschmacksknospen reagieren besonders empfindlich auf die Bitterstoffe in grünem Gemüse – und deshalb essen sie es einfach nicht gern. Gegen den bitteren Geschmack kann man eine ganze Menge tun, und viele meiner Patienten haben Wege gefunden, wie sie trotzdem grünes Gemüse in ihre Ernährung integrieren können.

Versuch es zum Beispiel mit jungem Gemüse anstelle ausgewachsener Pflanzen. Oder kauf Gemüse im Spätherbst nach dem ersten Frost, dann schmeckt es meist etwas süßer. Probier verschiedene Sorten aus – vielleicht verträgst du Brunnenkresse, Rotkohl oder roten Kopfsalat besser als Grünkohl oder Rucola. Wem das immer noch nicht behagt, der kann es mit Gewürzen geschmacklich verändern oder mit Zwiebeln oder Knoblauch anbraten. Grünes und anderes Gemüse in Suppen und Eintöpfen mildert ebenfalls seinen Geschmack. Bestimmt findest du irgendein grünes Gemüse, das deinen Geschmacksknospen zusagt. Experimentier einfach ein bisschen.

Andere haben möglicherweise Probleme mit der Textur von Blattgemüse und auch anderen Gemüsesorten. Sie mögen es einfach nicht, wie sich diese Lebensmittel im Mund anfühlen. Auch hier bietet sich an, Suppen und Eintöpfe oder Smoothies mit einer Extraportion Gemüse anzureichern. Auf diese Weise lassen sich vielerlei nährstoffreiche Gemüsesorten auch dem wählerischsten Esser schmackhaft machen.

### Muss ich Bedenken beim Verzehr von Seafood haben?

Es gibt eine Vielzahl von Gründen, warum Menschen nicht noch mehr Fisch essen wollen – oder überhaupt den Konsum von Seafood ablehnen. Bei mir war das jedenfalls so. Als Bauernjunge aus Indiana habe ich als Kind nur die Fischstäbchen aus der Schulmensa gekannt. Meine Erfahrung mit Fisch beschränkte sich auf den Geruch dieser panierten Stäbchen. Kein Wunder, dass ich die meiste Zeit meines Lebens dachte, ich würde Fisch verabscheuen!

Als es immer mehr Hinweise auf den Zusammenhang zwischen Omega-3-Fettsäuren und der Gesundheit des Gehirns gab – sowie Studien, die zeigten, dass Menschen, die regelmäßig Fisch verzehren, seltener zu Depressionen oder Ängsten neigen –, wusste ich, dass ich meine Abneigung überwinden musste. Ich musste lernen, Fisch zu essen, denn Fisch ist die Hauptquelle dieser phantastischen langkettigen Omega-3-Fettsäuren. Dies gelang mir, indem ich verschiedene Fischsorten probierte, die auf ganz unterschiedliche Weise zubereitet waren. Es dauerte einige Zeit, aber ich habe es geschafft.

Auch wenn du nicht von der Erinnerung an matschige Fischstäbchen verfolgt wirst, kann es sein, dass du den Geschmack von Seafood einfach nicht magst. Für manche ist der »fischige« Geschmack nur schwer zu ertragen. Fisch enthält einen hohen Anteil mehrfach ungesättigter Fettsäuren und verdirbt deshalb viel schneller als Schweine-, Rind- oder Hühnerfleisch. Am besten ist natürlich der Kauf von fangfrischem Seafood. Fisch soll nach Meer riechen und schmecken, aber nicht »fischig«. Einen milden Weißfisch zum Beispiel kannst du mit deinen Lieblingssoßen und Gewürzen geschmacklich abrunden.

Auch wer den Geschmack von Lachs oder Austern liebt, hat womöglich Probleme mit den »fischigeren« Fischen wie Makrele. (Tipp: Ingwer hinzufügen!) Irrtümlich werden beliebte Schalentiere wie Miesmuscheln und Venusmuscheln oft für »Bodenfresser« gehalten. Sie sind jedoch Filtrierer, das heißt, sie filtern ihre Nährstoffe aus dem Meerwasser, während es durch ihre Schalen fließt. Durch diese Art der Ernährung sind sie weder schmutzig noch ungesund.

Und dann gibt es auch noch religiöse Vorbehalte. Menschen, die sich koscher ernähren, dürfen zum Beispiel nur Seafood essen, das Schuppen oder Flossen hat. Das bedeutet, dass Garnelen, Austern und Hummer – um nur einige zu nennen – aus dem Rennen sind.

Und schließlich haben viele meiner Patienten Bedenken wegen der Schadstoffe in Seafood, seien es Schwermetalle, Quecksilber oder Mikroplastik. Vor fast zwanzig Jahren entdeckten Wissenschaftler, dass sowohl Meeres- als auch Süßwasserfische alarmierend hohe Werte an Quecksilber und hartnäckigen organischen Schadstoffen wie Flammschutzmitteln und Kunststoffen enthielten. Fische und Schalentiere neigen aufgrund ihres physiologischen Aufbaus dazu, Schwermetalle aus verschmutzten Gewässern aufzunehmen und zu konzentrieren. Hohe Quecksilberkonzentrationen sind gefährlich, das ist in der Tat besorgniserregend. Mit der zunehmenden Wasserverschmutzung nehmen viele Fische heute winzige Plastikteile, sogenanntes Mikroplastik, auf, das in ihrem Körper verbleibt – und so auch auf unseren Tellern landet. Sowohl Quecksilber als auch Mikroplastik lassen sich durch den Verzehr von kleineren Fischen wie Sardellen oder Sardinen oder Muscheln wie Venus- und Miesmuscheln vermeiden.

Die Lebensmittelkategorie Seafood ist sehr breit angelegt. Wenn du nach neuen Geschmackserlebnissen suchst, sei ein wenig abenteuerlustig und probier die Fischspezialitäten in deinem

Lieblingsrestaurant – oder lass dir von einem Fischhändler empfehlen, was besonders frisch und schmackhaft ist.

### Ist rotes Fleisch nicht ungesund fürs Herz?

In den vergangenen Jahren gab es viele Studien über die gesundheitlichen Auswirkungen von rotem Fleisch – darunter Rindfleisch, Lammfleisch und verarbeitetes Fleisch. Darin hieß es immer wieder, dass rotes Fleisch das Risiko von Herzkrankheiten und Entzündungen erhöhe. Es gibt sogar einige Studien, die nahelegen, dass der Verzehr großer Mengen an rotem Fleisch das Krebsrisiko erhöhe.[28] In der Vergangenheit wurden diese Risiken den im Fleisch vorhandenen gesättigten Fetten und dem Cholesterin zugeschrieben sowie den großen Mengen an Rindfleisch, die der Durchschnittsamerikaner jede Woche isst.

Darüber hinaus machen sich viele Menschen auch Sorgen über die Auswirkungen des Fleischkonsums auf die Umwelt. Die Massenhaltung von Rindern ist nicht unbedingt tiergerecht, und die Herstellung von Rindfleischprodukten in vielen Betrieben wirft ernste Fragen nach der Nachhaltigkeit auf. Die Art der Rindfleischproduktion kann zu einem höheren Anteil an gesättigten Fetten im Fleisch führen. Ist es da ein Wunder, dass so viele Menschen eine vegetarische oder sogar vegane Ernährung in Betracht ziehen oder zumindest ihren Fleischkonsum einschränken wollen?

Als ehemaliger Vegetarier möchte ich betonen, dass es möglich ist, den Fleischkonsum gesund, ethisch und verantwortungsbewusst zu gestalten – und dass Fleisch im Ernährungsplan gegen Depressionen und Angststörungen eine wichtige Rolle spielt. In mehreren Studien wurde ein Zusammenhang zwischen vegetarischer Ernährung und depressiven Symptomen, insbesondere bei Männern, festgestellt. Und eine im *European Journal of Clinical Nutrition* veröffentlichte Studie ergab, dass Veganer häufig einen erheblichen Mangel an Vitamin $B_{12}$ aufweisen. Das ist besorgniserregend, vor allem da $B_{12}$ einer der Hauptnährstoffe der Antidepressiven Lebensmittelskala ist und nicht in Pflanzen vorkommt.

Das heißt aber nicht, dass du dich zwischen Herzgesundheit und Gehirngesundheit entscheiden musst. Du musst auch nicht deine ethischen Grundsätze in Bezug auf die Umwelt aufgeben. Es gibt einen goldenen Mittelweg, wie du rotes Fleisch am besten in deinen Speiseplan integrieren kannst. Erstens, wähle beim Kauf Fleisch aus Weidehaltung. Es hat ein ganz anderes Fettprofil als Fleisch aus Masthaltung. Es hat insgesamt weniger Fett und mehr einfach ungesättigte Fettsäuren, Omega-3-Fettsäuren und die gesundheitsfördernden CLA-Fette (konjugierte Linolsäuren). Kaufe Fleisch von kleineren, familiengeführten Bauernhöfen, bei denen Qualität an erster Stelle steht, dann kannst du davon ausgehen, dass es von besserer Qualität ist und auch die Umwelt weniger belastet.

Außerdem ist es wichtig, Fleisch nicht mehr als Hauptbestandteil einer Mahlzeit anzusehen. Felice Jacka, die Leiterin der SMILES-Studie, fand heraus, dass es auf die Menge des verzehrten roten Fleisches ankommt, besonders im Hinblick auf die Gesundheit von Herz und Gehirn. Im Jahr 2012 untersuchten sie und ihre Kollegen bei eintausend erwachsenen Frauen den Zusammenhang zwischen dem Verzehr roten Fleisches und Depressionen. Dabei stießen sie auf eine interessante Tendenz: Frauen, die regelmäßig mehr als die empfohlene Tagesdosis aßen, neigten eher zu Depressionen. Okay, das war vielleicht gar nicht so überraschend. Doch sie entdeckten auch, dass Frauen, die ständig *weniger* als die empfohlenen Mengen konsumierten, ebenfalls mehr zu Depressionen neigten – und das, nachdem alle anderen in Betracht kommenden Faktoren überprüft worden waren. Nach der Auswertung der Zahlen stellte Jacka fest, dass der Verzehr einer moderaten Menge an magerem rotem Fleisch – nicht mehr als 900 Gramm pro Woche – ein wahrer Segen für die Gesundheit des Gehirns sein kann. Wenn du Fleisch also sparsam verwendest und damit die Gemüse und Getreide, die den Hauptteil deiner Mahlzeit ausmachen sollten, geschmacklich etwas ergänzt, kannst du davon ausgehen, dass du dabei die Gesundheit sowohl des Herzens als auch des Gehirns beachtest.

### Ich möchte meinen veganen/vegetarischen Lebensstil nicht aufgeben.

Kein Problem! Wie ich bereits sagte, gibt es eine Vielzahl von Möglichkeiten, sich gehirngesund zu ernähren. Ich weiß, dass sich viele Menschen einem vegetarischen oder veganen Lebensstil verschrieben haben. Trotzdem kann man durch die richtige Ernährung gegen Depressionen und Angststörungen vorgehen. Schau dir die verschiedenen Optionen innerhalb der einzelnen Lebensmittelkategorien genau an, um sicherzustellen, dass du genug mehrfach ungesättigte Fettsäuren und Vitamin $B_{12}$ zu dir nimmst. Ich will ehrlich sein: Es ist schwieriger, wenn man keinen Fisch und kein Fleisch isst, aber es ist sicher nicht unmöglich.

Eine Möglichkeit, die $B_{12}$-Aufnahme zu erhöhen, ist die Verwendung von aus Algen hergestellten violetten Noriblättern – dies ist auch der Grund, warum Algen für mich ein Powerplayer-Lebensmittel sind. Die in Asialäden in getrockneter Form verkaufte violette Meerespflanze enthält mehrere verschiedene Arten biologisch aktiver $B_{12}$-Verbindungen. Als Wissenschaftler des japanischen Hagoromo Gakuen College Vitamin-$B_{12}$-defizienten Ratten dieses Superfood verabreichten, erhöhte sich deren Vitaminstatus signifikant.[29] Und diese positiven Auswirkungen sind nicht nur bei Nagetieren zu beobachten. Wissenschaftler der Universität Tottori, ebenfalls Japan, bezeichneten in einem Review violette Noriblätter als für fleischlos lebende Menschen bedeutende Lieferanten lebenswichtiger Nährstoffe von Vitamin $B_{12}$ bis Eisen.[30]

**Enthält Hühnerfleisch die notwendigen Nährstoffe?**

Für viele Menschen ist Hühnerfleisch die bevorzugte Eiweißquelle. Das ist verständlich, denn es ist vielseitig, schmackhaft und leichter als Rindfleisch. Eine Portion magere Hühnerbrust enthält etwa die Hälfte des empfohlenen Tagesbedarfs an Vitamin $B_6$ und Selen, hat aber nicht dieselbe Nährstoffpower wie rotes Fleisch.

**Darf ich eigentlich Eier essen?**

Früher gab es in den USA einen Werbeslogan über das »incredible, edible egg«, sinngemäß: das unglaubliche, leckere Ei. Viele Menschen haben gelernt, dass Eier zu viel Cholesterin enthielten und im Sinn einer gesunden Ernährung nur eingeschränkt oder möglichst gar nicht gegessen werden sollten. Die Wahrheit ist, dass Eier die perfekte Hirnnahrung sind, randvoll mit B-Vitaminen, darunter Prominenz aus der Antidepressiven Lebensmittelskala wie $B_6$, $B_{12}$ und Folat. Sie sind prall gefüllt mit Vitamin D und enthalten auch Magnesium, Zink und Eisen. Eier sind eine ausgezeichnete Proteinquelle und enthalten die wichtigen Omega-3-Fettsäuren, auf die unser Gehirn angewiesen ist. Sie sind ein wahres Kraftpaket an Nährstoffen und können eine wichtige Rolle bei der Bekämpfung von Depressionen und Angststörungen spielen.

Eier enthalten obendrein Cholin, einen engen Verwandten der B-Vitamin-Familie, der bei der Vorbeugung und Behandlung von Angstsymptomen helfen soll. Cholin unterstützt Lern- und Gedächtnisprozesse, indem es die Bausteine für Myelin bereitstellt, das eine wichtige Funktion bei der Isolierung des Gehirns spielt, sowie mehrere wichtige Neurotransmitter.

Was das Cholesterin anbetrifft, so sind Eier nicht so schädlich für die Gesundheit, wie man uns glauben machen wollte. Obwohl sie einen hohen Cholesteringehalt haben, nimmt der Körper das meiste davon gar nicht auf. Wenn du dir also nicht jeden Tag ein paar Dutzend Eier brätst, sondern ein Ei zum Frühstück oder als Zwischenmahlzeit am Nachmittag isst, dürfte sich das nicht negativ auf deinen Cholesterinspiegel auswirken.

Manche Menschen haben beim Verzehr von Eiern auch ethische Bedenken. Aber wie beim roten Fleisch glaube ich auch hier, dass es möglich ist, Gesundheit und Nachhaltigkeit zu beachten. In unseren Läden gibt es eine so große Auswahl an Eiern – Güteklasse A, Freilandhaltung, Bodenhaltung, ökologische Erzeugung –, dass man kaum weiß, welche am gesündesten sind. Bezüglich des Nährstoffgehalts gibt es keine großen Unterschiede. Kauf möglichst Eier aus einem regionalen Betrieb, wo die Tiere frei laufen dürfen. Diese enthalten wahrscheinlich mehr Nährstoffe und haben einen höheren Gehalt an Omega-3-Fettsäuren. Aber auch die Bioeier aus Boden- oder Freilandhaltung aus dem Supermarkt sind phantastische Lieferanten gehirnfördernder Nährstoffe.

### Dasselbe gilt doch auch für Milchprodukte?

Milch, Butter und Käse sind ebenfalls Lebensmittel, die in Ernährungskreisen oft umstritten sind. Und in den vergangenen Jahren wurde immer wieder verkündet, diese Lebensmittel steckten voller »schlechter« gesättigter Fette, die zu Herzkrankheiten führten.

Ich habe schon an verschiedenen Stellen darauf hingewiesen, dass unser Feind nicht das Fett ist. Und ich sage es hier wieder: Fett ist wirklich nicht unser Feind. Es spielt eine wichtige Rolle für die Gesundheit des Gehirns. Milchprodukte enthalten viele Nährstoffe, darunter verschiedene Fette, die dazu beitragen, die Gehirnzellen in Topform zu halten. Insbesondere wenn die Produkte von Weidetieren stammen.

Viele Menschen greifen zu Schmelzkäseprodukten – jenen alten abgepackten Überbleibseln aus der Kindheit. Diese Produkte sind voll von gehärteten Ölen sowie künstlichen Farb- und Aromastoffen. Offen gesagt bestehen diese Produkte oft mehr aus anderem Zeug als aus Käse. Dabei ist die Lebensmittelkategorie Milchprodukte so vielfältig! Neben Kuhmilchkäse gibt es noch viele andere Optionen. Schafskäse zum Beispiel schmeckt ganz wunderbar! Geh doch mal auf den Bauernmarkt in deiner Stadt und unterhalte dich am Käsestand über die verschiedenen Produkte und Geschmacksrichtungen.

Besonders gut sind die vielen fermentierten Varianten von Milchprodukten. Joghurt und Kefir sind beide hervorragend für die Darmflora, die, wie wir wissen, Einfluss auf die Gesundheit des Gehirns hat. Menschen mit Laktoseintoleranz vertragen fermentierte Produkte besser, weil der Milchzucker in ihnen weitgehend eliminiert ist und sie deshalb leichter verdaulich sind. Aber lies die Etiketten der verschiedenen Produkte im Kühlregal sorgfältig durch, bevor du sie mit nach Hause nimmst. Viele beliebte Joghurtmarken sind nichts anderes als glorifizierte Zuckerbomben – und sogar aromatisierter Kefir kann mit Süßstoffen überladen sein. Am besten, du kaufst von beiden Sorten nur die Vollmilchvariante, der du dann in Eigenregie eine Handvoll Beeren, etwas Honig oder ein wenig dunkle Schokolade zufügst.

### Apropos Zucker …

In den Medien wird viel über die Gefahren des Zuckerkonsums berichtet – und das aus gutem Grund. Der durchschnittliche US-Amerikaner konsumiert alarmierende Mengen davon. Nach Angaben der American Heart Association liegt die empfohlene Höchstmenge an zugesetztem Zucker zwischen 6 und 9 Teelöffeln *täglich*. Der Durchschnittsamerikaner konsumiert jedoch 22 Teelöffel zugesetzten Zucker pro Tag.[31] Ja, richtig gelesen. Die meisten von uns essen weit mehr als das, ohne es zu merken – manche Menschen schaffen diese Menge sogar schon mit ein paar Tassen Kaffee. Es ist erstaunlich, wie viel Zucker in einer Dose Limonade oder in manchen Kaffeezubereitungen steckt.

Nach neuen Studien, zum Beispiel der Whitehall-II-Studie, wurde bei Personen, die viel Zucker konsumieren, häufiger eine Stimmungsstörung oder andere psychische Störung diagnostiziert.[32] Deshalb ist es wichtig, einige Lebensmittel genau unter die Lupe zu nehmen. Viele Fertigprodukte sind vollgestopft mit Zucker, und selbst Produkte, die als »gesund« oder »biologisch« vermarktet werden, enthalten übermäßig viel raffinierten Zucker. Wenn du überlegst, wie deine Ernährung gegen Depressionen und Angststörungen aussehen soll, solltest du wissen, dass zu viel Zucker die gegenteilige Wirkung haben kann.

Es gibt zahlreiche Zuckerersatzstoffe, und viele Menschen vertrauen auf künstliche Süßstoffe, um den Geschmack von Kaffee bis hin zu Backwaren zu verbessern. Ich rate jedoch zur Vorsicht: Die Verwendung solcher Süßstoffe über einen längeren Zeitraum kann das Geschmacksempfinden verändern. Einfacher ausgedrückt: Sie gaukeln den Geschmacksknospen vor, dass sie ein bisschen Zucker bekommen, aber das Gehirn lässt sich nicht täuschen. Der ständige Gebrauch künstlicher Süßstoffe, zum Beispiel wenn man jeden Tag ein paar Diätlimonaden trinkt, kann dazu führen, dass man mehr zuckerhaltige Lebensmittel und damit viel mehr leere Kalorien zu sich nimmt.

Heißhunger auf Zucker und Kohlenhydrate ist eine der häufigsten Sorgen, von denen mir berichtet wird. Doch nicht alle Kohlenhydrate sind gleich. Achte auf die »langsam verbrennenden« Kohlenhydrate in pflanzlichen Lebensmitteln und Vollkornprodukten. Darunter sind auch gesunde Alternativen für den Fall, dass du wieder eine Heißhungerattacke bekommen solltest.

### Was ist besser: Intervallfasten oder die Keto-Diät?

Es gibt Einzelberichte, die darauf hindeuten, dass beide Ernährungsformen förderlich für die mentale Gesundheit sein können – und es gibt ein paar Studien, die diese Annahme un-

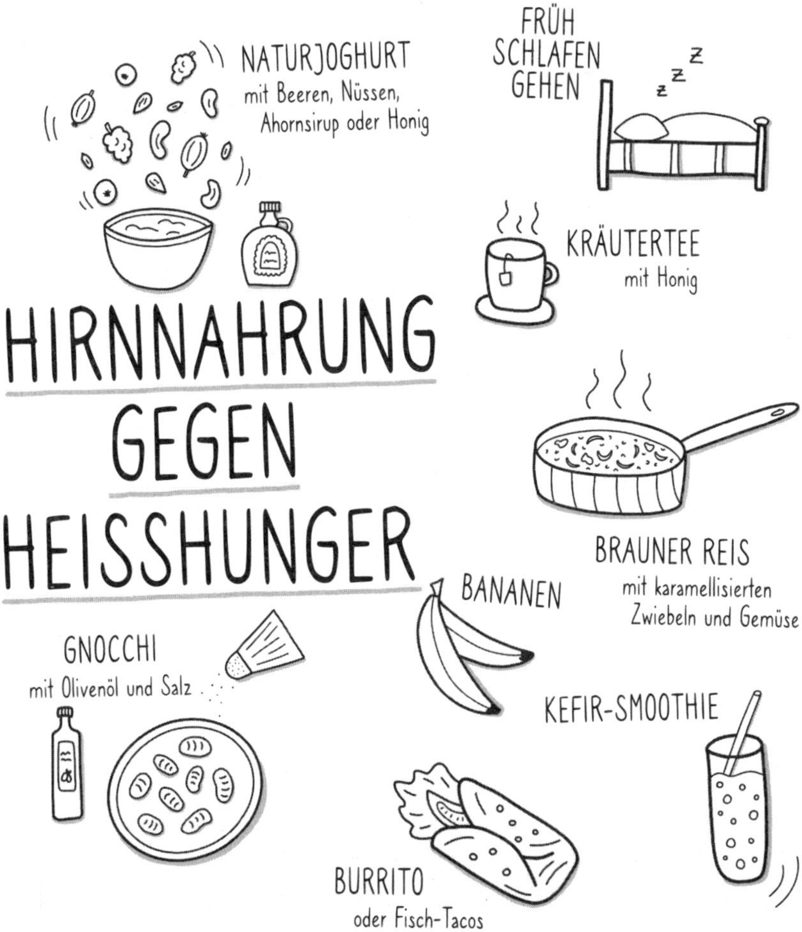
HIRNNAHRUNG
GEGEN
HEISSHUNGER
NATURJOGHURT
mit Beeren, Nüssen, Ahornsirup oder Honig
FRÜH SCHLAFEN GEHEN
Z Z Z
KRÄUTERTEE
mit Honig
BRAUNER REIS
mit karamellisierten Zwiebeln und Gemüse
BANANEN
GNOCCHI
mit Olivenöl und Salz
KEFIR-SMOOTHIE
BURRITO
oder Fisch-Tacos

terstützen. Viele Tierversuche haben sich inzwischen mit dem Intervallfasten (dem Nahrungsverzicht für sechzehn Stunden am Tag) beschäftigt. Dabei wurde festgestellt, dass Intervallfasten das Gehirn vor einer Reihe von Stressfaktoren schützen kann, die von oxidativem Stress bis hin zu Schlaganfällen reicht. Ähnlich verhält es sich mit ketogenen Diäten, die mit ihrem hohen Eiweiß-/Fettanteil die Verbrennung von Fett anstelle von Kohlenhydraten animieren, was ebenfalls zur Optimierung der Gehirnfunktionen beiträgt. Beide erfreuen sich zunehmender Beliebtheit – einige meiner Patienten hatten durchaus Erfolg damit –, allerdings waren die Menschenstudien bisher in Bezug auf Umfang und Dauer recht begrenzt. Die Datenlage ist noch nicht wirklich ausreichend.

Ich möchte noch hinzufügen, dass es nicht einfach ist, solche Diäten durchzuhalten. Es ist sehr aufwendig, das richtige Verhältnis von Proteinen und Kohlenhydraten zu finden, um in einen ketogenen Zustand zu gelangen. Auch das Intervallfasten ist für viele Menschen, insbesondere wenn sie mit Depressionen oder Angststörungen zu kämpfen haben, beschwerlich. Wenn du dich für das Intervallfasten oder die Keto-Diät interessierst, lass dich bitte von deinem Arzt beraten, einen machbaren und gesunden Weg zu finden.

#### Aber meinen Kaffee darf ich doch weiter trinken, oder?

Viele von uns vertrauen auf den ersten Koffeinschub am Morgen als Muntermacher, um in die Gänge zu kommen. So wie ich dich bitte, eine größere Vielfalt an Regenbogenobst und -gemüse zu essen, bitte ich dich jetzt, dir Gedanken darüber zu machen, was es außer Kaffee sonst noch für morgendliche Muntermacher gibt. Es gibt viele wunderbare grüne und schwarze Teesorten – glaub mir, die Chancen stehen gut, dass du etwas findest, das du genauso genießen wirst wie Kaffee. Warum also nicht ein wenig Abwechslung reinbringen? Tees haben zudem viele gesundheitliche Pluspunkte, da sie jede Menge Antioxidantien und Polyphenole enthalten. Viele Sorten enthalten auch Koffein, in der Regel aber weniger als normaler Kaffee.

Wer mit Angststörungen zu kämpfen hat, sollte meiner Meinung nach einen genauen Blick auf seinen Koffeinkonsum werfen. Der Grund, warum dir der morgendliche Schuss Koffein so wichtig ist: Er ist ein Stimulans, ein Aufputschmittel. Zu viel Koffein kann jedoch Angstgefühle und in manchen Fällen sogar Angststörungen auslösen, wie man herausgefunden hat. Kräutertee oder ein anderes koffeinfreies Getränk statt Kaffee ist wahrscheinlich besser geeignet, wenn du gegen Angststörungen vorgehen möchtest.

### Muss ich glutenhaltiges Getreide aus meiner Ernährung streichen?

Auch diese Frage höre ich sehr oft. Ungefähr ein Prozent der Bevölkerung leidet unter Zöliakie, einer vererbten Autoimmunerkrankung, bei der das Immunsystem während der Verdauung glutenhaltiger Nahrung den Dünndarm angreift. Gluten ist das sogenannte Klebereiweiß, das in Weizen, Gerste und Roggen enthalten ist. Die Krankheit Zöliakie war lange Zeit weitgehend unbekannt und ist immer noch stark unterdiagnostiziert, hat in den letzten Jahren aber viel Aufmerksamkeit auf sich gezogen. Es handelt sich allerdings um eine recht seltene Erkrankung.

Manche Menschen reagieren empfindlich auf Gluten. In den USA wird bei etwa 200 000 Menschen jährlich eine Glutensensitivität diagnostiziert. Ihr Immunsystem reagiert nicht so stark auf das Protein wie das von Menschen, die unter Zöliakie leiden, aber der Verzehr glutenhaltiger Lebensmittel führt im Unterbauch zu Entzündungen, die zu Durchfall, Blähungen oder Müdigkeit führen können. Menschen mit Gluten- und anderen Nahrungsmittelunverträglichkeiten reagieren häufig mit

Hautausschlägen, Kopfschmerzen, Gelenkschmerzen und Stimmungsschwankungen. Die Symptome sind sehr unterschiedlich ausgeprägt und reichen von Unwohlsein bis zu ernsten gesundheitlichen Beschwerden.

Der Verzicht auf Gluten kann durchaus hilfreich sein, aber Gluten beziehungsweise der Verzehr von Getreide ist in der Regel nicht die Hauptursache von Depressionen und Angststörungen. Manche Menschen profitieren vom Verzicht auf Getreide, nicht unbedingt wegen des Glutens, sondern wegen der leeren Kalorien, die in Nudeln, Brot, Keksen und Gebäck enthalten sind. Du weißt am besten, was dir guttut – und vielleicht bekommt dir Weizen einfach nicht. Das macht nichts, denn uns stehen viele tolle Getreidesorten zur Verfügung, die kein Gluten enthalten. Probier doch einmal Reis, Quinoa, Amaranth, Hafer oder Buchweizen, für die auch ihre hohe Nährstoffdichte spricht. Auch wenn du nicht empfindlich auf Gluten reagierst, lohnt es sich, einen Vorrat dieser Körner anzulegen.

Manche von uns gieren einfach nach einer guten Scheibe Brot. Beim Bäcker gibt es viele Sorten Vollkornbrot, zum Beispiel mit Nüssen und Saaten, deren Zutaten unterschiedlichen Lebensmittelkategorien zugeordnet sind. Sauerteigbrot mit seinem einzigartigen Geschmack, der auf einen Fermentationsprozess im Teig zurückgeht, ist Futter für die guten Darmbakterien. Wenn Brot für dich nicht mehr ausschließlich geschnittenes Weißbrot ist, wirst du feststellen, dass es eine riesige Auswahl an Getreidesorten gibt, mit denen gehirnfördernde Mahlzeiten problemlos ergänzt werden können.

### Ist diese Art der Ernährung nicht furchtbar teuer?

Eine naheliegende Annahme, zumal die meisten als gesund vermarkteten Produkte oft etwas mehr kosten. Doch gehirngesunde Ernährung muss niemanden ruinieren. Erinnerst du dich noch an die SMILES-Studie? Viele der empfohlenen Lebensmittelkategorien, wie Blattgemüse und Regenbogengemüse, sind oft sehr günstig. Ein Bund Grünkohl oder Mangold muss wirklich nicht viel kosten. Sie halten sich im Kühlschrank eine Woche lang – und man kann sie sogar einfrieren. Viele vorverpackte Fertiggerichte sind unterm Strich viel, viel teurer. Als Felice Jacka und ihre Kollegen während der SMILES-Studie auch untersuchten, wie viel die Umstellung auf eine gehirngesunde Ernährung kostet, stellten sie fest, dass die Studienteilnehmer im Durchschnitt etwa 25 Dollar pro Woche weniger für Lebensmitteleinkäufe ausgaben.

»Viele Lebensmittel, die gesund für das Gehirn sind, sind eigentlich recht preiswert«, so Jacka. »Als wir eine Kostenanalyse durchführten und sehr detailliert untersuchten, was die Menschen monatlich für Lebensmittel ausgaben, ergab sich, dass sie im Durchschnitt bisher mehr ausgaben, als die Kosten der von uns befürworteten Ernährung ausmachten. Unsere Ernährung war nicht nur gesünder, sondern auch billiger.«

Ich verstehe durchaus, warum die Kosten ein Problem darstellen, zumal frisches Gemüse viel schneller verdirbt als verarbeitetes oder konserviertes. Aber viele Lebensmittel sind billiger, wenn sie in größeren Mengen gekauft werden. Mit ein wenig Vorbereitung lässt sich also durchaus Geld sparen. Plane deine Mahlzeiten im Voraus oder koche auf Vorrat, um frisches Obst und Gemüse zu verarbeiten, bevor es schlecht wird.

Eine weitere Einsparmöglichkeit ist der Einkauf außerhalb der traditionellen Lebensmittelläden. Manche Biobauern liefern sogenannte Gemüsekisten direkt ins Haus, und in vielen Regionen gibt es Modelle Solidarischer Landwirtschaft (SoLaWi), ein Konzept, bei dem Verbraucher auf lokaler Ebene langfristig mit einem oder mehreren Partnerlandwirten kooperieren. Du wirst schnell herausfinden, wie groß deine wöchentliche Gemüsekiste oder dein SoLaWi-Anteil sein soll. Man kann seinen Anteil auch mit Freunden oder Nachbarn teilen. Manche Auslieferer haben sich auch darauf spezialisiert, »unperfekte« Produkte zu liefern, also frisches Obst und Gemüse, das zwar keinen Schönheitswettbewerb gewinnt, aber genauso frisch, gesund und lecker ist wie die hübscheren Exemplare im Supermarkt – für 20 bis 30 Prozent weniger als der normale Ladenpreis.

Es ist vielleicht etwas mehr Aufwand, aber auch mit einem kleinen Budget kann man gegen Depressionen und Angststörungen anessen. Wenn du erst einmal angefangen hast, deinen Speiseplan entsprechend zu ergänzen und deine Ernährung umzustellen, wirst du feststellen, dass deine wöchentlichen Ausgaben für Lebensmittel mehr oder weniger auf dem bisherigen Niveau bleiben werden.

## Mach dich bereit!

Ich wiederhole mich schon wieder: Essen ist eine komplexe Angelegenheit. Aber du bist nicht allein, wenn du dich den Herausforderungen stellst, die eine Ernährungsumstellung zugunsten der mentalen Gesundheit mit sich bringt. Im nächsten Kapitel geht es darum zu überlegen, welche Probleme du mit verschiedenen Lebensmitteln hast. Und dich eingehender mit deinen derzeitigen Ernährungsgewohnheiten zu beschäftigen und warum du bevorzugt zu bestimmten Lebensmitteln greifst. Sowohl Depressionen als auch Ängste können unseren Blick auf uns selbst und unsere Umwelt verändern – und damit auch die Art und Weise, wie wir uns ernähren. Essen sollte aber nicht mit Angst oder Scham besetzt sein. Das würde eine Ernährungsumstellung nur erschweren.

Wenn du dir überlegst, wie du die verschiedenen Lebensmittelkategorien in deinen Speiseplan integrieren könntest, solltest du zunächst sorgfältig prüfen, wo du stehst – und, noch wichtiger, wohin du willst. Wir werden uns Zeit nehmen, um deine grundsätzliche Beziehung zum Essen zu untersuchen und zu ergründen, was dich bei der Wahl deiner Lebensmittel motiviert. Lass uns gemeinsam beginnen!

## KAPITEL 6 – ZUSAMMENFASSUNG

- Lebensmittel sind komplex. Jeden Tag werden Verbraucher mit verwirrenden, widersprüchlichen und schlichtweg ungenauen Informationen darüber bombardiert, was sie essen sollten. Aber wenn es darum geht, Lebensmittel für die mentale Gesundheit zu wählen, gibt es nicht den einen »richtigen« Weg.
- Bevor du dich mit dem Sechs-Wochen-Plan in Kapitel 9 beschäftigst, solltest du dich kritisch mit den Fragen und Herausforderungen auseinandersetzen, die bei der Umstellung auf eine gehirngesunde Ernährung auftreten.
- Häufige Fragen und Herausforderungen in Bezug auf die Ernährung für das Gehirn betreffen unter anderem Nahrungsergänzungsmittel, Lebensmittelallergien, Schadstoffe in Seafood, den Zusammenhang zwischen Fleisch und Herzgesundheit, Zucker, Fasten, Koffein und die Kosten, die mit dieser Art der Ernährung verbunden sind.

# KAPITEL 7

## Jenseits aller Nährstoffe

### Wichtige Lehren aus der Brain Food Clinic

In den vergangenen zehn Jahren haben sich die Behandlungsmethoden von Depressionen in meinem klinischen Praxisalltag radikal gewandelt. Alles begann mit den sich häufenden Beweisen, dass Essen wahrlich Medizin ist: Es kann die Gehirngesundheit fördern und dabei helfen, psychischen Erkrankungen besser vorzubeugen und sie zu behandeln. Während ich in der Folge Patienten zuhörte, denen es schwerfiel, ihre Ernährung umzustellen, veränderte sich auch mein Umgang mit diesem neuen Wissen. Denn von diesen Umstellungsproblemen gab es einige, und das mussten wir anerkennen, bevor wir irgendeinen Fortschritt machen konnten.

Mein Ziel als Mediziner ist es, eine erfreulichere und nahrhaftere Beziehung zum Essen aufzubauen. Ich kann meine Patienten nicht einfach nur beauftragen, »besser zu essen« oder ihr Frühstücksbrot mit ein bisschen Grünkohl zu belegen. So einfach ist das nicht. Man kann Menschen nicht einfach befehlen, was zu tun ist. Viel wichtiger ist es, sich die Zeit zu nehmen und sorgfältig abzuwägen, was genau ihnen im Weg steht – und im Laufe des Prozesses das Wissen, die Fähigkeiten und die Zuversicht zu vermitteln, die sie benötigen, um Depressionen und Angststörungen mit Hilfe ihrer Ernährung zu überwinden. Darum habe ich in New York City die Brain Food Clinic eröffnet. Ich wollte einen Ort schaffen, wo ich eine erwiesenermaßen gehirngesunde Ernährung und integrative psychiatrische Behandlungsmethoden in traditionelle Therapieformen integrieren konnte, um Menschen dabei zu helfen, mehr Freude zu empfinden und ein erfüllteres Leben zu führen.

Im letzten Kapitel habe ich ein paar der Fragen vorgestellt, die ich von meinen Patienten und aus dem Publikum am häufigsten höre, wenn ich Vorträge halte. Leider machen es sich viele Menschen aufgrund verschiedener Faktoren am Ende noch schwerer, als es eigentlich sein müsste. Vielleicht hast du dich in einigen der beschriebenen Herausforderungen wiedererkannt, oder aber du stehst vor anderen Hürden, die es dir erschweren, deine Essgewohnheiten zu ändern. In jedem Fall besteht der nächste Schritt darin, sich die Zeit zu nehmen, deine Beziehung zum Essen genau zu betrachten. Auf diese Weise kannst du nicht nur die Zusammenhänge zwischen Nahrung und mentaler Gesundheit besser verstehen, sondern auch das Wie, Wo und Wann, um dir konkrete, realistische und nachhaltige Ziele zu setzen.

In meinem Berufsalltag arbeiten die Patienten eng mit mir oder meiner Kollegin Samantha Elkrief – einer Therapeutin, Gesundheitsberaterin und Köchin – zusammen, um eine Ernährungseinschätzung vorzunehmen. Auf der Basis unserer gemeinsam entwickelten Erkenntnisse erstellen wir dann einen angemessenen Handlungsplan. Diese Einschätzung trägt entscheidend zum späteren Behandlungsplan bei. Es geht darum, zum Kern dessen vorzudringen, was ein Mensch isst, die Lebensmittel zu entdecken, die ihm am besten schmecken, ebenso das, was er bereits gut macht, sowie die Möglichkeiten zu identifizieren, wo kleine Veränderungen viel bewirken können.

»Oft wissen die Menschen bereits, was sie für ein gesünderes Gehirn essen müssen, stecken aber fest, wenn es darum geht, tatsächlich etwas an ihren Mahlzeiten und Zwischenmahlzeiten zu verändern«, sagt Elkrief. »Viele Menschen sehen auf den ersten Blick nicht, was sie blockiert. Man muss ihnen die richtigen Fragen stellen, damit sie erkennen: ›Oh, das ist ein Muster‹ oder ›Ich habe gar nicht gewusst, dass das ein Problem für mich ist‹. Deshalb ist diese Selbsteinschätzung so wertvoll.«

Doch Patienten müssen keinen Termin bei uns machen, um von den Vorteilen einer Ernährungseinschätzung zu profitieren. Stattdessen kann jeder, der möchte, zu Hause ein paar einfache Fragen beantworten.

Behalte beim Beantworten der Fragen bitte immer im Hinterkopf, dass es bei dieser Aufgabe nicht um Urteile oder Scham geht. Der Fragebogen ist nicht dazu gedacht, dass du dich schlecht fühlst oder, noch schlimmer, um dich glauben zu lassen, du strebtest das Unmögliche an – ganz im Gegenteil. Es geht uns darum, deine Beziehung zum Essen eingehender zu beleuchten, damit du kleine Schritte in die richtige Richtung machen kannst. Noch einmal: Es geht um Fortschritte, nicht um Perfektion. Auch wenn es wichtig ist, die Hürden rund um Ernährung und Veränderungen anzuerkennen, sollte der Fokus darauf liegen, die nötigen Mittel und die Motivation zu finden, die du brauchst, um auf lange Sicht etwas zu bewirken.

Oft stelle ich fest, dass die Menschen bereits einen guten Blick dafür haben, wo sie in ihrer Ernährung Verbesserungen vornehmen können. Vertraue deinem Bauchgefühl. Doch genauso oft kommt es vor, dass sich einem weniger offensichtliche Herausforderungen stellen. Dies ist der Moment, in dem du dich hinsetzen solltest, um darüber nachzudenken, was dich hindert. Nenne deine Hindernisse beim Namen. Auf diese Weise stellst du sicher, dass sie auch angegangen werden, wenn du mit dem Sechs-Wochen-Plan in Kapitel 9 beginnst.

Selbsteinschätzung ist kein Hexenwerk. Beantworte einfach ehrlich die Fragen und geh dann im Detail durch, was du jeden Tag isst. Wahrscheinlich wirst du feststellen, dass du allein durch das Aufschreiben anders über deine Ernährung denkst. Dann kannst du auch leichter Muster in deinen Essgewohnheiten identifizieren, die gut für dich funktionieren – und jene, die du vielleicht überdenken solltest. Von dort aus kannst du die nötigen Fähigkeiten entwickeln und dir kleine, konkrete Ziele setzen, die dich in die richtige Richtung bringen. Und nicht vergessen: Fortschritt, nicht Perfektion. Das bedeutet: eine Mahlzeit, eine Zutat und ein Bissen nach dem anderen.

## Warum bist du hier?

Es gibt einen Grund, warum du dieses Buch in die Hand genommen hast. Das ist der erste Punkt, über den ich dich bitten möchte nachzudenken, während du dich darauf vorbereitest, deinen Sechs-Wochen-Plan anzugehen. In der Psychiatrie würden wir sagen, es geht darum, die »Hauptbeschwerde« eines Patienten zu definieren. Denk also bitte über folgende Fragen nach:

- Wurde bei dir oder einer geliebten Person eine Depression oder Angststörung diagnostiziert?
- Wenn dem so ist, welches waren die ersten Symptome?
- Was bereitet dir am meisten Sorgen, wenn es darum geht, die Symptome, die mit diesen Krankheiten in Verbindung stehen, gar nicht erst zu entwickeln beziehungsweise sie zu bewältigen?
- Was sind deine größten Sorgen in Bezug auf deine mentale Gesundheit, und wann kamen sie zum ersten Mal auf?

- Was stört dich am meisten – und hat dich an den Punkt gebracht, nun etwas verändern zu wollen?
- Wenn Essen dir tatsächlich dabei helfen würde, Depressionen und Angststörungen zu überwinden, wie würde das bei dir aussehen?

Erinnerst du dich noch an Pete, den jungen Mann, der wegen seiner neu aufflammenden Depressionen zu mir in Behandlung kam? Von außen betrachtet haben viele Menschen vielleicht angenommen, dass es Pete am meisten störte, wieder bei seinen Eltern zu leben oder keiner Arbeit nachzugehen. Von außen betrachtet wirken seine Startschwierigkeiten wie die Ursache seiner Enttäuschung. Doch Petes Hauptgründe, warum er sich in Behandlung begab, lagen in seinem Innern – er fühlte sich meistens »down und ziemlich düster«. Sein Hauptziel bestand darin, wieder mehr Energie zu gewinnen und wieder Freude an Dingen zu empfinden, die ihm früher Spaß bereitet hatten. Kurz gesagt, er wollte sich wieder besser fühlen.

»Mir fehlt einfach die Energie, um irgendwas zu machen«, sagte er. »Manchmal fühlt es sich an, als wäre nichts, was ich früher gemacht habe, mehr die Mühe wert. Das möchte ich ändern.«

Ob du nun wie Pete hoffst, wieder mehr Energie zu bekommen, oder einfach nur deine Familie besser ernähren möchtest: Die Warums zu verstehen kann dir dabei helfen, die nächsten Schritte vorzubereiten. Außerdem können sie dabei helfen, mögliche Herausforderungen zu erkennen, die auf dich zukommen könnten, wenn du mehr Lebensmittelkategorien in deinen Speiseplan aufnimmst.

## Wie sieht deine aktuelle Beziehung zum Essen aus?

Vielleicht warst du als Kind eher jemand, der den Teller blitzblank hinterließ – und hast heute erst das Gefühl, eine Mahlzeit beendet zu haben, wenn du dich bis oben hin voll fühlst. Vielleicht ist Essen auch eng mit der Kultur verflochten, in der du aufgewachsen bist. Du verknüpfst Wohlbehagen mit einem großen Teller Pasta oder einem frisch gebackenen Kuchen? Gut möglich auch, dass du aus einer Familie stammst, die alles von Grund auf selbst gekocht hat, und allein beim Gedanken an eine Mahlzeit, die aus einer Schachtel kommt, rümpfst du die Nase. Oder du bist in einem Zuhause aufgewachsen, wo von dir bereits in einem sehr jungen Alter erwartet wurde, deine Mahlzeiten selbst zuzubereiten, während deine Eltern gearbeitet haben. Entsprechend liegen deine Stärken in der Küche darin, die Knöpfe der Mikrowelle zu bedienen. Jeder von uns hat eine Beziehung zum Essen, und sie spielt für unsere Ernährung eine entscheidende Rolle.

Wie du dich vielleicht noch erinnerst, ist Susan mit ziemlich gewöhnlichen Eisbergsalaten aufgewachsen. Ihr wurde gesagt, dass sie gesund seien und ihr helfen würden, ihr Gewicht zu kontrollieren. Als sie über ihr Verhältnis zum Essen nachdachte, erkannte sie, wie viel sich bei ihr um eine Form der Entbehrung drehte – und welch heftige Ängste und Sorgen dieses Thema bei ihr auslöste. Außerdem haderte sie mit der Idee, dass es eine »richtige« Art geben sollte, sich zu ernähren, und sie meistens irgendetwas falsch machte. Als wir uns eingehender über ihre Beziehung zum Essen unterhielten, erfuhr ich noch etwas über Susan. Ihre Mutter hatte nie gekocht. Entsprechend hatte auch Susan nie viel Zeit aufs Kochen verwendet. Bereits bei den grundlegendsten Dingen in der Küche fühlte sie sich unsicher.

»Um ehrlich zu sein, essen wir viel auswärts. Und natürlich

kann ich Dinge in der Mikrowelle aufwärmen. Und ich kann Gemüse schnippeln«, sagte sie. »Aber das war's dann auch schon.«

Nachdem sie diesen Aspekt ihres Verhältnisses zum Essen verstanden hatte, hatte Susan schon einen guten Einblick, wo sie anfangen konnte, einfache, stressfreie Veränderungen vorzunehmen. Es braucht nicht viel, um ein bisschen Obst, Blattgemüse und Kefir in einen Mixer zu geben und sich einen nährstoffreichen Smoothie zu machen. Hart gekochte Eier beherrschte sie auch. Und da Susan gut schnippeln konnte, war sie auch in der Lage, ein folatreiches Pesto zu machen, das zu einem Lieblingsgericht der ganzen Familie avancieren sollte.

Wenn du über deine eigene Beziehung zum Essen nachdenkst, stell dir folgende Fragen:

(Anmerkung: Wir haben festgestellt, dass unsere Patienten diese Fragen besser beantworten, wenn sie sich die Zeit nehmen, die Antworten in Ruhe aufzuschreiben.)

- Wie sah Essen in deiner Kindheit aus?
- Hat deine Familie gemeinsam gegessen? Was bedeutete das für dich?
- Wo bekommst du dein Essen heutzutage her? Von der Arbeit? Aus der Schule? Oder bereitet dein Partner oder jemand anderes es zu?
- Kochst du gern?
- Isst du gern in Restaurants?
- Wie viel Prozent deiner Mahlzeiten wurden zu Hause zubereitet? Wie oft isst du auswärts?

- Welche Lebensmittel isst du am häufigsten? Welche stellen dich am meisten zufrieden? Und mit welchen fühlst du dich nach dem Essen am wohlsten?
- Wie fühlt es sich an, gesunde Lebensmittel im Supermarkt einzukaufen?
- Wie ist es um deine Kochkünste bestellt?
- Welchen Aspekt an deinem Verhältnis zum Essen und welche Fähigkeit in der Küche würdest du gern verbessern?

Diese Bestandsaufnahme liefert Einblicke in deine Geschichte und Gewohnheiten und hilft dir, besser zu verstehen, wie du deine persönliche Beziehung zum Essen beeinflussen kannst. Sie kann auch dabei helfen, Herausforderungen bezüglich deines zukünftigen Speiseplans zu beleuchten, die du vorher noch gar nicht bedacht hattest. Doch was noch viel wichtiger ist: Sie kann helfen, Möglichkeiten zu erkennen, wo du etwas verändern kannst.

Oft zeigt uns unsere Geschichte, wobei wir uns wohlfühlen. Wenn du beispielsweise damit aufgewachsen bist, viele verschiedene Lebensmittel zu essen, bist du vielleicht offener dafür, etwas Neues auszuprobieren. Wenn du mit einer sehr einseitigen Küche aufgewachsen bist, erkennst du möglicherweise nicht, dass man Essen auf gesündere Art zubereiten kann. Das gefrorene Mikrowellengemüse, das dir deine Mutter vorgesetzt hat, war vielleicht nicht nach deinem Geschmack, aber wenn du mal wunderbar angebratenen Rosenkohl probierst, wirst du womöglich feststellen, dass du grünes Gemüse doch magst. Indem wir verstehen, wo wir herkommen, können wir Möglichkeiten zur Veränderung erst erkennen und dann schaffen – und mit mehr Zuversicht kleine Dinge tun, damit diese Veränderungen auch stattfinden können.

## Wie sehen deine aktuellen Essgewohnheiten aus?

Dein derzeitiges Ernährungsmuster zu verstehen bedeutet vor allem zu wissen, was du regelmäßig isst. Stell dir dafür folgende Fragen:

- Wie sieht ein typisches Frühstück aus?
- Wie sieht ein typisches Mittagessen aus?
- Wie sieht ein typisches Abendessen aus?
- Isst du Snacks zwischendurch? Wenn ja, welche?
- Isst du über den Tag verteilt kleinere Mahlzeiten? Oder lediglich drei große?
- Was sind deine Lieblingslebensmittel?
- Welche Lebensmittel magst du gar nicht?
- Was trinkst du gewöhnlich den Tag über?
- Hast du Nahrungsmittelallergien oder -unverträglichkeiten?
- Wie sieht es mit starken Abneigungen beim Essen aus?
- Welche sind deine bevorzugten Lebensmittelkategorien? Wo bist du bereits auf einem guten Weg?

Auch wenn du vielleicht denkst, dass du diese Fragen problemlos rundheraus beantworten kannst, zeigt uns die Erfahrung, dass Menschen wichtige Gewohnheiten oder Hürden oft übersehen, wenn sie sich lediglich auf ihr Gedächtnis verlassen. Stattdessen raten wir dir eindringlich, schriftlich festzuhalten, was du im Laufe einer Woche alles isst. Schnapp dir ein Notizbuch und schreib auf, was du wirklich isst und was du an dir beobachtest. Nimm beispielsweise deinen Arbeitsweg als Anlass, um darüber nachzudenken. Alternativ gibt es inzwischen auch eine Menge toller Essenstagebuch-Apps, die du aufs Smartphone oder andere elektronische Geräte laden kannst. In unserer Klinik empfehlen wir einfach das Medium, mit dem es einem am leichtesten fällt, lückenlos und detailliert festzuhalten, was man isst. Ganz wichtig: Grüble nicht zu viel darüber nach.

Schreib einfach nach jeder Mahlzeit und jedem Snack genau auf, was und wann du es gegessen hast. Sei dir selbst gegenüber ehrlich und denk daran, dass diese Übung dir allein dienen soll. Es geht nicht darum, über dich zu urteilen. Du sollst dich wegen deiner Entscheidungen nicht schlecht fühlen. Es geht lediglich darum, dir zu zeigen, wo du stehst. In unserem Klinikalltag sehen wir oft, dass dieses erste Food-Journal den Menschen die Augen über ihre Essgewohnheiten öffnet. Diese Informationen gemeinsam mit ein paar Notizen, wie gut du schläfst, und einer Bewertung deiner Stimmung und deines Angstempfindens auf einer Skala von 1 bis 10 kann eine große Hilfe sein. Als Starthilfe haben wir ein simples Food-Journal erstellt.

Wenn du dir die Zeit nimmst, eine Woche lang zu dokumentieren, was du isst, treten deine Muster schon deutlicher zutage. Vielleicht bemerkst du, dass du am Nachmittag oft müde wirst und sofort zu einer Tüte Chips oder Süßkram aus einem Automaten greifst. Das ist eine hervorragende Möglichkeit, wo du einschreiten und etwas umstellen könntest. Wenn du dieses Mittagstief bei dir beobachtest, könntest du dafür sorgen, immer ein paar Nüsse oder ein bisschen Obst griffbereit zu haben. Oder vielleicht bemerkst du, dass du dir auf dem Weg zur Arbeit immer einen Donut kaufst, wenn du spät dran bist. Eine gute Alternative sind hart gekochte Eier. Die könntest du immer im Kühlschrank aufbewahren und dich so mit hochwertigen Proteinen versorgen, selbst wenn du in Zeitnot gerätst.

# FOOD & MOOD

| TAG | FRÜHSTÜCK | MITTAG | ABENDESSEN |
|---|---|---|---|
| MAHLZEITEN | | | |
| SNACKS | | | |
| KOFFEIN | | | |
| ALKOHOL | | | |

MOOD: 1 2 3 4 5 6 7 8 9 10

SCHLAF-QUALITÄT

ANGSTLEVEL

gering — hoch

Beobachtest du, dass du dich zum Ende der Woche magisch von Lasagne angezogen fühlst? Vielleicht ist das dein Wohlfühlessen – und daran ist nichts Schlechtes! Es ist etwas, was du genießt. Und trotzdem eröffnet es eine Möglichkeit zum Wandel. Du liebst Lasagne – aber könntest du noch mehr Gemüse und Blattgemüse hinzufügen? Könntest du dein Lieblingsgericht um Nährstoffe ergänzen, die dein Gehirn benötigt? Haben wir erst einmal akzeptiert, dass es sich um ein wichtiges Gericht für uns handelt, dann können wir darüber nachdenken, wie wir damit arbeiten.

Doch bei dem Journal geht es nicht nur darum, Anknüpfungspunkte für Verbesserungen zu finden. Du kannst dadurch auch deine Erfolge in Sachen Mood Food dokumentieren – und feiern.

»Nachdem die Patienten eine Woche lang Tagebuch geführt haben, kommen sie oft in die Klinik und sagen: ›Wow, ich habe jeden Tag Blattgemüse gegessen!‹ Oder: ›Ich habe festgestellt, dass ich in Wahrheit sehr viel Regenbogenobst und -gemüse esse.‹ Bevor sie es schriftlich festhielten, war ihnen gar nicht klar, dass sie sich in der einen oder anderen Kategorie schon sehr gut ernähren«, so Elkrief. »Wer an Depressionen oder Angststörungen leidet, hat mitunter das Gefühl, überhaupt nichts hinzubekommen. Das Tagebuch kann einem jedoch Bereiche eröffnen, in denen man bereits Erfolg hat. Es liefert einen konkreten Einblick, wo man mit seiner Ernährung wirklich steht.«

## Was ist deine Motivation?

Nun, da du deine größten Sorgen, deine Beziehung zum Essen und deine Ernährungsmuster identifiziert hast, ist es an der Zeit, sich zur Veränderung zu motivieren. Was treibt dich an?

Psychologen sprechen oft von intrinsischer und extrinsischer Motivation. Eine intrinsische Motivation liegt vor, wenn die angestrebte Veränderung einen in irgendeiner Form erfüllt, während eine extrinsische Motivation bedeutet, dass man etwas aus äußeren Gründen tut – beispielsweise um einer Strafe zu entgehen oder eine Art Belohnung zu erhalten. Frag dich also, was dich dazu motiviert, Depressionen und Angststörungen mit Hilfe deiner Ernährung zu bekämpfen. Was ist dein Ziel?

Essgewohnheiten umzustellen ist kein einfaches Vorhaben. Nachdem wir über die vielen Herausforderungen gesprochen haben, sollte das klar sein. Doch wir haben noch etwas klargestellt: Es ist durchaus machbar. Dennoch fallen einem Veränderungen viel leichter, wenn man intrinsisch motiviert ist oder wenn die Gründe, diese Veränderungen durchzusetzen, von etwas herrühren, das man ganz allein für sich tun möchte.

»Wer versucht, seine Essgewohnheiten umzustellen, verliert leicht den Mut«, sagt Elkrief. »Darum ist es so wichtig, sich wirklich darüber im Klaren zu sein, was man will und warum man es tut. Dauerhafte und nachhaltige Veränderungen erreicht man nur, wenn man wirklich an etwas glaubt, eine Verbindung dazu verspürt und einen Wert darin sieht. Zu wissen, warum man diese Veränderungen will – sich bewusst zu machen, was einem Angststörungen oder Depressionen wegnehmen –, dieses Wissen wird einem später helfen, nicht aufzugeben.«

Du möchtest, dass deine Motivation, wie auch immer sie aussehen mag, jedwede Herausforderung, die sich dir stellen wird, überwiegt, damit du auch nach Rückschritten weiter am Ball bleibst. Denn wie bei jeder neuen Anstrengung werden dir auch in diesem Fall von Zeit zu Zeit Fehler unterlaufen.

Unser Ziel ist es, Menschen dabei zu helfen, selbst einen Weg zu finden, wie sie Fortschritte machen können. Einige Leute kommen mit der Erwartung zu uns, dass sie ihre gesamte Ernährung auf den Kopf stellen müssen. Aber für die meisten Menschen ist das wenig realistisch. Stattdessen sollte man in kleinen Schritten vorgehen und sich stets vor Augen halten, dass man einer Lernkurve folgt. Du möchtest, dass deine Motivation so stark ist, dass du angesichts von Herausforderungen oder Fehlern nicht aufgeben wirst. Stattdessen solltest du aus Erfahrungen lernen und weitermachen.

Sei also offen für diesen Lernprozess. Wenn dir Fehler unterlaufen, bedeutet das nicht, dass du versagt hast. Es ist lediglich eine Lehre. Von all den Fehlern, die mir bereits beim Kochen unterlaufen sind, könnte ich unzählige Geschichten erzählen. Als ich zum ersten Mal ausprobiert habe, Fisch in meine Ernährung zu integrieren, lagen einige seltsam gewürzte, verkochte und wenig appetitliche Filetstücke auf meinem Teller. (Das kommt bis heute manchmal vor.) Als ich zum ersten Mal frittierten Bacalao (gesalzenen Kabeljau) zubereiten wollte, war der Geruch nach frittiertem Fisch so stark, dass ich mich in meine Schulcafeteria zurückversetzt fühlte. Doch diese Fehlschläge lehrten mich wichtige Dinge und gaben mir Zuversicht. Mit der Zeit fand ich heraus, wie mir Fisch und Meeresfrüchte am besten schmecken – und welche Zubereitungsformen meine Familie bevorzugt. Und während ich lernte, was ich *nicht* wollte, gewann ich auch mehr Sicherheit darin, wo sich Fisch und Meeresfrüchte gut in meine wöchentliche Ernährung einfügen ließen. Ohne die Fehlschläge wäre mir das nicht gelungen. Du wirst sehen, dass auch deine Fehler wichtige Lehren sein werden, die dir den Weg weisen.

## Setz dir Ziele für deinen Erfolg

Wie Elkrief sagt, geht es bei Mood Food nicht darum, deine gesamte Ernährung auf den Kopf zu stellen. Das wäre für die meisten Menschen einfach nicht praktikabel. Vielmehr geht es um viele kleine, nachhaltige Veränderungen, die nährstoffreichere Lebensmittel aus verschiedenen Kategorien in deine Essgewohnheiten einbinden, damit dein Gehirn in einen Wachstums- und Plastizitätsmodus versetzt werden kann. Jede Reise beginnt bekanntlich mit einem ersten Schritt. Und zu lernen, wie man seine Ernährung ändert, erfolgt Bissen für Bissen.

Managementexperten sprechen oft von SMART-Zielen, die dabei helfen, ein Geschäft wachsen zu lassen und am Laufen zu halten. Dabei ist es ihnen zufolge wichtig, dass die Ziele, die man sich setzt, (s)pezifisch, (m)essbar, *(a)chievable,* zu Deutsch erreichbar, (r)ealistisch und *(t)imely*, also zeitnah, sind.[33] Nicht anders sieht es mit deinen Essgewohnheiten aus. Indem du alle Schritte deiner Selbsteinschätzung durchläufst, kannst du präziser festlegen, welche deine SMART-Ziele sein sollen – und erfolgreicher beim Erreichen ebenjener sein.

Nehmen wir beispielsweise an, deine Selbsteinschätzung hätte ergeben, dass du mehr Blattgemüse essen solltest und außerdem Mühe hast, ein gesundes Frühstück zu dir zu nehmen. Damit eröffnen sich dir tolle Möglichkeiten, wo du anfangen könntest. Mit dieser Information im Hinterkopf wird dein Ziel in der Blattgemüsewoche des Sechs-Wochen-Plans vielleicht sein, mehrmals innerhalb einer Woche dein Lieblingsblattgemüse zum Frühstück zu essen. Am Montag machst du dir einen gehirngesunden Smoothie mit Blattgemüse, dessen Rezept du auf Seite 306 findest. Am Mittwoch mischst du Blattgemüse in ein leckeres Omelett oder eine Quiche. Und wenn der Freitag kommt, schnippelst du dein Blattgemüse klein und servierst es mit deinen Lieblingsnudeln. Diese Ziele sind spezifisch, messbar, erreichbar, realistisch und zeitnah. Es sind Ziele, die du mit Leichtigkeit selbst setzen und erreichen kannst. Und während du das tust, baust du zudem das Wissen, die Fähigkeiten und die Zuversicht auf, die du brauchst, um erfolgreicher Blattgemüse zu anderen Mahlzeiten hinzuzufügen.

Nachdem du derartige Möglichkeiten von Veränderungen identifiziert hast, beginnst du mit den kleinen konkreten Zielen. Wenn du sie erreichst, sei stolz auf dich. Wenn man an Angststörungen oder Depressionen leidet, tut man die kleinen Siege oft ab. Stell daher sicher, dass du all deine Etappenziele anerkennst, damit du deinem Gehirn antrainierst zu erkennen, wo du Erfolg hast – und motiviere dich weiterhin, Veränderungen zum Positiven zu verfolgen.

Lebensmittel können kompliziert sein, aber Mood Food muss es nicht sein. Du musst nicht aufhören, Gerichte zu essen, die du gern magst. Du musst auch kein ganzes Kochbuch voller gehirngesunder Rezepte auswendig lernen. Du musst einfach nur festlegen, wo, wann und wie du nährstoffreichere Lebensmittel in die Mahlzeiten einbinden kannst, die du bereits regelmäßig mit Genuss verspeist. Setze dir realistische Ziele. Und indem du all deine kleinen Siege feierst, wirst du bald sehen, dass du eine starke Grundlage aufgebaut hast, um größere und nachhaltigere Veränderungen umzusetzen, die deine Stimmung spürbar verbessern und Ängste verringern.

## Es liegt in deiner Macht

Elkrief und ich haben gelernt, dass nachhaltige, gesunde Ernährungsumstellungen bei jedem einzelnen Menschen mehr erfordern als lediglich eine Liste an Lebensmitteln und/oder gehirngesunden Nährstoffen. Sie erfordern auch einen genauen Blick auf die individuelle Beziehung zum Essen, auf Ernährungsmuster, persönliche Herausforderungen und die Motivation. Ohne diese Informationen ist es nicht nur schwieriger, jene kleinen, nachhaltigen Ziele zu formulieren, die dir dabei helfen, eine erfreulichere Verbindung zu nährstoffreicherem Essen aufzubauen, es wird auch schwieriger, die nötigen Fähigkeiten zu entwickeln, um kleine Triumphe in große, lang anhaltende Siege zu verwandeln.

Vergiss nicht: Den einen richtigen Weg gibt es nicht. Keinen Essensplan oder strenge Protokolle, die es zu befolgen gilt. Vielmehr geht es darum, die Selbstachtsamkeit zu finden, um deine Gewohnheiten zu verstehen – und Mitgefühl mit dir selbst zu haben, während du daran arbeitest, dich besser zu fühlen.

Einige finden vielleicht, dass sechs Wochen viel zu kurz sind. Andere versuchen vielleicht, zu viele Umstellungen in einer einzigen Woche unterzubringen, und scheitern. Lass mich dir also in Erinnerung rufen, dass es in deiner Macht liegt, dich selbst zu heilen. Wie auch immer du diesen Plan angehst – inklusive der Fehltritte, die du auf dem Weg machst –, ist es vollkommen okay.

Du hast immer die Möglichkeit, einen Schritt zurückzutreten und es erneut zu versuchen. Doch wenn du dir die erforderliche Zeit nimmst und reflektierst, was dich als Esser ausmacht – und welche Herausforderungen sich dir für gewöhnlich stellen –, dann kannst du dich in eine bessere Position bringen, diese Ziele auch zu erreichen. Du wirst die nötige Selbstachtsamkeit gegenüber deiner Beziehung zum Essen haben, die dich kompetenter und zuversichtlicher machen wird, während du dein Gehirn mit den Nährstoffen versorgst, die es zu Höchstleistungen antreibt. Dies ist die Grundlage, die du benötigst, um Depressionen und Angststörungen mit Hilfe von Mood Food zu überwinden.

## KAPITEL 7 – ZUSAMMENFASSUNG

- Um dich auf den Sechs-Wochen-Plan in Kapitel 9 vorzubereiten, überlege, wo du etwas an deinen Ernährungsmustern verändern möchtest. Was sind deine größten Sorgen bezüglich deiner oder der mentalen Gesundheit einer geliebten Person?
- Wirf einen Blick auf deine ganz persönliche Beziehung zum Essen. Wie sah dein Essen als Kind und Jugendlicher aus? Kochst du gern? Welche Lebensmittel isst du besonders häufig?
- Nimm dir die Zeit, eine Woche lang ein Food-Journal wie das in diesem Kapitel abgebildete zu führen, um deine aktuellen Essgewohnheiten besser zu verstehen. Wie sehen typische Mahlzeiten bei dir aus? Wie und wann nimmst du Snacks zu dir? Was sind deine stärksten Gefühle gegenüber bestimmten Lebensmitteln? Wie ist es um deine Stimmung und deine Angst bestellt?

- Bevor du mit dem Plan beginnst, ist es wichtig, ein paar SMART-Ziele zu formulieren – Ziele, die spezifisch, messbar, *achievable* (erreichbar), realistisch und *timely* (zeitnah) sind. Mit welchen Zielen kannst du Woche für Woche kleine Siege einfahren und dich dafür wappnen, lang anhaltenden Erfolg zu haben?
- Vergiss nicht: Was deine Ernährung betrifft, liegt die Macht ganz allein bei dir. Es gibt keine strikten Essenspläne oder Protokolle. Doch indem du dir die Zeit nimmst, deinen Hintergrund und deine Gewohnheiten zu verstehen, gelangst du in eine stärkere Position, die nächsten sechs Wochen voller Kompetenz und Zuversicht anzugehen.

# KAPITEL 8

## Die Küche

### Schaff dir den bestmöglichen Arbeitsplatz für mentale Gesundheit

Der berühmte New York Yankee Yogi Berra witzelte einmal: »90 Prozent des Spiels sind zur Hälfte mental.« Natürlich bezog er sich auf Baseball, doch diese Formel lässt sich im Grunde auf die meisten Ziele im Leben anwenden. In den letzten zwei Kapiteln hast du erfahren, wie du dich besser auf die mentalen Aspekte einer Ernährungsumstellung vorbereiten kannst. Indem du die größten Herausforderungen, die sich uns beim Essen heutzutage stellen, berücksichtigst und deine ganz persönliche Ernährungseinschätzung vorgenommen hast, hast du herausgefunden, was dich davon abhält, mehr gehirngesunde Lebensmittel in deine Mahlzeiten zu integrieren. Außerdem hast du tolle Möglichkeiten entdeckt, wo du einfache Umstellungen vornehmen oder bestimmte Lebensmittel gegen nährstoffreichere Alternativen austauschen kannst.

Der nächste Schritt ist ziemlich einfach: Verwandle deine Küche in einen positiven und zuverlässigen Arbeitsplatz. Viel zu oft lassen wir zu, dass die Zeit, die es kostet, Essen zu kaufen und vorzubereiten, zu einem Hindernis für unsere Gehirngesundheit wird. Oder wir lassen uns von unserer mangelnden Erfahrung in der Küche einschüchtern. Ich kann dir gar nicht sagen, wie viele Menschen ich getroffen habe, die fest davon überzeugt waren, sie könnten nicht kochen. Doch mit ein bisschen Zeit und Übung konnten auch sie zu Meistern der »Selbsternährung« werden. Einfach ausgedrückt: Die richtige Einstellung, gepaart mit einer grundlegenden Küchenausstattung, bringt dich in eine Position, in der du bei der Planung und Zubereitung deiner Mahlzeiten durchdachter und effizienter vorgehen kannst. Mood Food für eine bessere mentale Gesundheit besteht zu einem großen Teil darin, einen Arbeitsplatz zu schaffen, der es dir leichter macht, deine Lieblingsgerichte aus verschiedenen Lebensmittelkategorien zuzubereiten.

In diesem Kapitel werden wir die Utensilien, Gewürze und Techniken beleuchten, die dir helfen können, in der Küche effizienter zu arbeiten und deinen Sechs-Wochen-Plan voller Zuversicht anzugehen. Indem du deine Kochkünste verbesserst, kannst du deine Küche unbefangen betreten, was es dir wiederum ermöglicht, deine mentale Gesundheit auf lange Sicht zu pflegen. Außerdem kann mehr Expertise dich anregen, mit der Zeit neue Gerichte und Rezepte auszuprobieren.

Es gibt viele gute Gründe, warum Menschen nicht im Sinne ihrer Gehirngesundheit essen. Gut möglich, dass du beim Ausfüllen deiner Ernährungseinschätzung selbst auf ein paar gestoßen bist. Vielleicht bist du sehr beschäftigt und hast das Gefühl, dir fehlt einfach die Zeit zum Kochen. Oder du bist eingeschüchtert davon, ein vollständiges Gericht zu kreieren. Vielleicht ist es auch aufgrund deines Wohnorts oder Lebenswandels schwieriger, an frisches Obst und Gemüse zu kommen. Auch der Kostenaufwand muss berücksichtigt werden.

Sich gesund und dennoch günstig zu ernähren erscheint auf den ersten Blick oft schwieriger, als es eigentlich ist. Möglicherweise mangelt es dir aufgrund deiner Symptome schlicht an Motivation oder Energie, um damit anzufangen. Was auch immer deine Gründe sind: Indem du deine Küche in einen angenehmen Arbeitsplatz verwandelst – und damit den physischen Teil von

Yogi Berras Erfolgsrezept in Angriff nimmst –, kannst du dir zu einem besseren Start verhelfen, um den Sechs-Wochen-Plan in die Tat umzusetzen. Auf die Plätze, fertig …

## Was befindet sich in deiner Küche?

Bevor du irgendetwas anderes unternimmst, lohnt es sich, deine derzeitige Ausstattung in Augenschein zu nehmen. Sieh dich gründlich in deiner Küche um und notiere im Geiste, was sich in den Schränken und Regalen befindet. Was für Lebensmittel hast du zu Hause? (Was sind beispielsweise typische Snacks, und wo befinden sie sich?) Was versteckt sich wohl in den Tiefen des Gefrierfachs? Oder in der Kühlschranktür? Was für Küchen- und Haushaltsgeräte finden sich in den Schubladen? Welche Utensilien benutzt du regelmäßig, und welche haben schon seit einer ganzen Weile nicht mehr das Tageslicht gesehen? Wie sieht es mit Haushaltsgeräten aus? Wie bewahrst du deine Lebensmittel auf? Liegen irgendwo Kräuter oder Gewürze herum? Sind sie vom Herd aus leicht zu erreichen?

Die Idee dahinter ist, dass du dir vor Augen führst, womit du arbeitest – und aussortierst, was du nicht brauchst. Mag sein, dass der Gedanke, deine Küche zu entrümpeln, ähnlich verlockend klingt, wie die Steuererklärung zu machen, doch es ist ein großartiger Weg, um den Arbeitsplatz aufzubauen, den du für deinen Erfolg benötigst. Die mysteriösen Fleischklumpen ganz hinten im Gefrierfach? Wahrscheinlich schon längst abgelaufen, besetzen sie wertvollen Raum, den gefrorene Beeren, Blattgemüse oder Meeresfrüchte einnehmen könnten. Diese Chips oder salzigen Snacks nehmen nützliche, leicht erreichbare Regalflächen ein? Das klingt nach einem tollen Ort für Nüsse, Saaten und andere gehirngesunde Snacks, die auf diese Weise deine erste Anlaufstelle für den kleinen Hunger zwischendurch werden können. Indem du dir einen konkreten Eindruck von der aktuellen Lage verschaffst, kannst du dir überlegen, wie du deine Küche am besten umsortieren könntest, um die nötige Funktionalität zu erhalten, die du für deinen Sechs-Wochen-Plan benötigst.

Lass dich aber von dem Vorhaben, deine Küche zu entrümpeln, nicht stressen. Schließlich musst du nicht alles auf einmal tun – es lohnt nicht, deshalb in Panik zu verfallen. Während du mit dem Plan anfängst, kannst du beispielsweise zehn Minuten am Tag auf die Küche verwenden. Schmeiß an einem Tag all die abgelaufenen Sachen aus dem Gefrierfach. Am zweiten gehst du die Schubladen durch, wirst unnützen Kram los und sortierst deine wichtigsten Küchenutensilien. An Tag drei kannst du den Bestand des Vorratsschranks sichten und an Tag vier das Gewürzregal in Angriff nehmen. Nach einer oder zwei Wochen wirst du feststellen, dass du deinen Arbeitsplatz so weit optimiert hast, wie es eine gute Ernährung für die mentale Gesundheit erfordert.

Wie gesagt, jede Reise beginnt mit einem ersten Schritt. Im Gegensatz zur allgemeinen Annahme braucht man für eine praktische Küche nicht viel Platz oder viele Geräte. Vielmehr geht es darum, die Dinge, die man besitzt, so zu sortieren, dass man sie bei Bedarf schnell findet. Hast du erst einmal einen funktionalen Arbeitsplatz, wirst du sehen, dass die Grundlage, um Depressionen und Angststörungen mit Mood Food zu begegnen, lediglich aus einigen grundlegenden Küchenutensilien, frischen Zutaten, ein paar leckeren Kräutern und Gewürzen und dem Willen besteht, deinen Speiseplan durch Lebensmittel mit einer größeren Nährstoffdichte zu ergänzen.

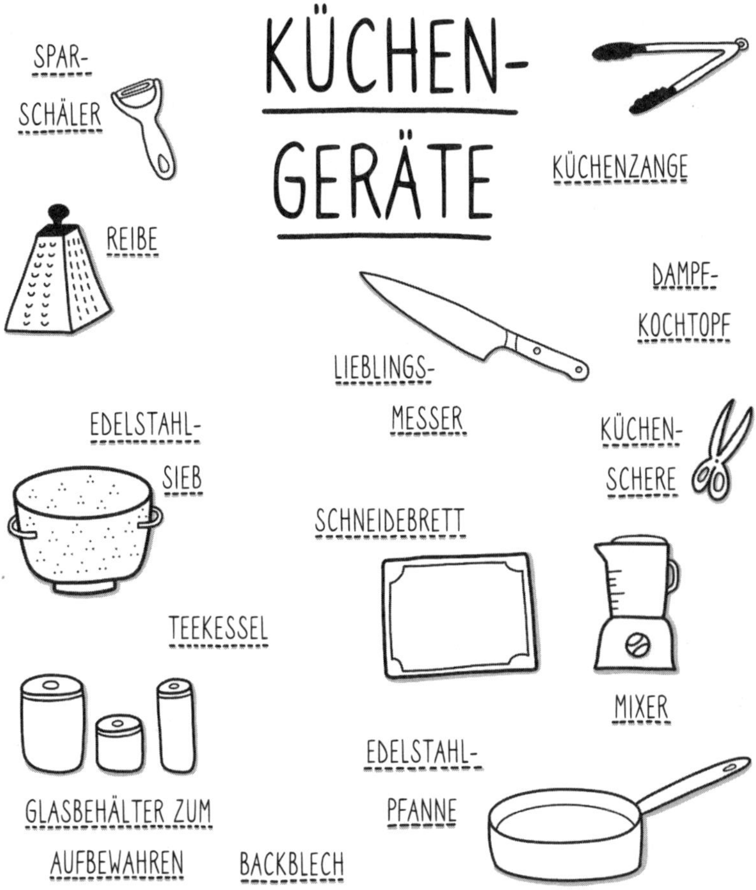
KÜCHEN-
GERÄTE
SPAR-
SCHÄLER
KÜCHENZANGE
REIBE
DAMPF-
KOCHTOPF
LIEBLINGS-
MESSER
EDELSTAHL-
SIEB
KÜCHEN-
SCHERE
SCHNEIDEBRETT
TEEKESSEL
MIXER
EDELSTAHL-
PFANNE
GLASBEHÄLTER ZUM
AUFBEWAHREN
BACKBLECH

### Stell dir dein Handwerkszeug zusammen

Den passenden Satz an Küchenutensilien anzulegen ist einfacher, als du vielleicht glaubst. Hier habe ich einige Utensilien aufgeführt, die für die Rezepte des Folgekapitels nützlich wären. Um Erfolg zu haben, musst du jedoch nicht alle, ja noch nicht einmal die meisten davon besitzen. Dein grundlegendes Werkzeugset besteht lediglich aus einem guten Messer, einem Metallsieb, einem Schneidebrett, einem Kochtopf, einer Bratpfanne und dem Wunsch, mehr gehirngesunde Mahlzeiten zu dir zu nehmen. Mehr nicht.

Wenn du weiter vorankommst und auf deinem Weg vielleicht frischen Ehrgeiz entwickelst, mehr von den Rezepten des Sechs-Wochen-Plans auszuprobieren, dann möchtest du vielleicht in ein paar zusätzliche Dinge investieren. Das hier sind die von uns empfohlenen Küchenutensilien:

**Küchenzange.** Küchenzangen, die gut öffnen und schließen, helfen dir bei der Zubereitung aller möglicher Gerichte, vom einfachen Salat bis hin zu deinem liebsten Wokgericht. Greif zu Zangen, die spülmaschinenfest und damit einfach zu säubern sind. Und schon kannst du deine Lieblingslebensmittel im Ofen, in der Pfanne oder auf dem Grill schwenken, wenden und sicher herunternehmen.

**Schneidebretter.** Mit Schneidebrettern kann man eigentlich nichts falsch machen. Ich persönlich favorisiere die Handhabung und den Anblick von Holz, aber Plastikbretter sind billig, spülmaschinenfest und halten deine Arbeitsflächen sauber. Mit ein paar Brettern wird jede Zubereitung zum Kinderspiel, ganz egal was heute auf der Karte steht. Doch wenn du bereits ein verlässliches Holzschneidebrett zur Hand hast, keine Sorge – es wird den Job erledigen.

**Sparschäler.** Ein guter Sparschäler entfernt nicht einfach nur Kartoffelschalen oder schält deine Karotten – er hilft auch bei der Zubereitung von Zucchininudeln und schält Früchte mit einer dickeren Schale wie Zitrusfrüchte oder Mangos. Du kannst damit sogar kalte Butter oder Käse in Scheiben schneiden. Um die Klingen deines Sparschälers scharf zu halten, solltest du ihn per Hand mit warmem Wasser und Seife waschen.

**Messer.** In den meisten Geschäften stehen dir allerlei Küchenmesser in sehr verschiedenen Preiskategorien zur Auswahl. Der Schlüssel ist, eines zu finden, das dir im alltäglichen Gebrauch liegt, und es regelmäßig zu schärfen. Leg dir ein oder zwei robuste Gemüsemesser, ein etwa 20 Zentimeter langes Küchenmesser und ein etwa 25 Zentimeter langes Brotmesser zu. Mit den richtigen Messern schnippelst, hackst, würfelst und schneidest du wie ein Profi. Um die Klingen zu schonen, solltest du sie immer per Hand waschen.

**Austernmesser.** Diese spezielle Klinge hilft dabei, Austern und andere Schalentiere von ihrer Schale zu befreien. Halte nach einem Messer Ausschau, das gut in der Hand liegt, damit du dein Lieblingsschalentier ohne Verletzungen verzehren kannst.

**Reibe.** Ob es sich nun um eine altmodische viereckige Käsereibe oder eine längliche Feinreibe handelt – sie helfen dir dabei, alles zu reiben, von Knoblauch über Käse bis hin zur Zitronenschale. Die meisten Reiben sind spülmaschinenfest, was es kinderleicht macht, sie sauber zu halten.

**Edelstahlsieb.** Hierbei handelt es sich um eines der am meisten genutzten Utensilien in meiner Küche. Mit einem einfachen Sieb wäschst du dein Lieblingsobst und -gemüse und lässt deine Nudeln abtropfen. Vertrau mir – hast du erst einmal eines zur Hand, wirst du dich fragen, wie du jemals ohne leben konntest.

**Küchenschere.** Mit einer scharfen Küchenschere schneidest du alles von frischen Kräutern bis hin zur Hühnchenbrust. Kauf eine mit Edelstahlklingen, die du getrost in deine Spülmaschine stecken kannst. Einige kann man zum besseren Säubern sogar auseinandernehmen.

**Mixer.** Um mit Schnippeln, Würfeln oder Mixen kurzen Prozess zu machen, ist ein Mixer mit einem starken Motor ein Segen. Auch wenn Miniblender (für Einzelportionen), Stabmixer (um Suppen oder Smoothies direkt im Topf oder Glas herzustellen) oder Küchenmaschinen (die Meister des Schneidens, Würfelns und Schredderns) sicherlich von Nutzen sind, haben größere Mixer den Vorteil, dass sie viele dieser Aufgaben erfüllen können. Luxusmixer sind kostspielig, doch inzwischen gibt es auch günstigere Alternativen auf dem Markt. Investiere in den robustesten und stärksten, den du dir leisten kannst, und schon wird die Zubereitung von Suppen, Smoothies, Pestos und Soßen ein völlig neues Erlebnis.

**Edelstahlpfannen.** Der Markt bietet jede Menge Pfannensets, doch für unsere Zwecke benötigst du lediglich eine große und eine kleine Pfanne, um kurz angebratene, gebratene und geschmorte Gerichte zuzubereiten. Wenn du noch mehr zur Verfügung haben möchtest, investiere in eine gusseiserne Pfanne. Die sind in der Einbrennung und Säuberung zwar etwas arbeitsintensiver, können jedoch sowohl auf dem Herd als auch im Ofen verwendet werden – und sind ein tolles Mittel für Vegetarier, um ihre Ernährung um ein bisschen mehr Eisen zu erweitern.

**Backblech.** Backbleche sind nicht mehr nur zum Backen da. Ein eingefasstes, etwas tieferes Backblech hilft beim Vorkochen und bei der Zubereitung der Mahlzeiten im Backofen – und ist dabei erstaunlich billig in der Anschaffung. Wenn du dich für eine Edelstahlvariante entscheidest, ist es zudem leicht sauber zu halten. Du kannst dein Blech nach dem Gebrauch einfach in die Spülmaschine stellen.

**Schongarer, Reiskocher und Instant Pot.** Es hat einen guten Grund, warum all deine Freunde sich in den letzten Jahren einen Instant Pot zugelegt haben. Diese Superschongarer ersetzen klassische Schongarer, Schnellkochtopf, Reiskocher, Dampfkochtopf und Heißluftfritteuse in einem. Gib einfach ein paar Zutaten hinein, und der Instant Pot wird schnell und zuverlässig den Rest erledigen. Doch wenn du nicht auf den Instant-Pot-Zug aufspringen willst, empfehle ich dir dringend einen Reiskocher oder Schongarer. Das sind zwei meiner liebsten Küchengeräte. Mit einem Reiskocher kannst du deine Körner jedes Mal perfekt kochen, und ein Schongarer ist ideal für einfache, in einem Topf köchelnde Mahlzeiten, etwa eine Hühnergemüsesuppe oder ein Chili an kalten Wintertagen.

**Glasbehälter zur Aufbewahrung.** Auch wenn viele Menschen ihre Tupperware lieben, empfehle ich aus gutem Grund Glasbehälter zur Aufbewahrung. Zunächst einmal erkennst du auf einen Blick, was sich in deinem Kühlschrank oder Gefrierfach befindet. Nie mehr Essensresterätselraten! Doch Glasbehälter haben noch mehr Vorteile. Sie sind umweltfreundlicher, halten länger und geben keine unerwünschten chemischen Stoffe an dein Essen ab, wie es bei Plastikbehältern oft der Fall ist.

## Gesunde Grundnahrungsmittel und Vorräte

Nun, da du Ordnung in deine Küchenutensilien gebracht hast, ist es an der Zeit, dich deinen Vorräten zuzuwenden. Die meisten Amerikaner haben ganze Regale voll mit gezuckerten und verarbeiteten Produkten. Neben all diesen Packungen bleibt oft kein Platz mehr für nährstoffreiche Lebensmittel, die dabei helfen, dein Gehirn in den gewünschten Wachstumsmodus zu versetzen. Überlege dir also, dieses ungesunde Essen durch die folgenden Körner, Hülsenfrüchte und weitere frische und gefrorene Zutaten zu ersetzen, damit du stets gehirngesunde Optionen in Reichweite hast.

### Getreide/Körner

Manchmal möchtest du nichts lieber als eine Scheibe Toast – das verstehe ich! –, doch wenn du über die alltäglichen Backwaren hinausblickst, entdeckst du einen Reichtum an unterschiedlichen Getreidesorten, die deine Mahlzeiten aufpeppen und dir eine breitere Vielfalt an Phytonährstoffen bieten können. Wenn du das verarbeitete Weizenmehl, das üblicherweise für Weißbrot und Nudeln verwendet wird, gegen die in Vollkorn enthaltenen, etwas komplexeren Kohlenhydrate eintauschst, wirst du schnell feststellen, dass du damit deinen Heißhunger sättigen und zugleich dein Gehirn mit wichtigen Nährstoffen auf Trab bringen kannst. Hier einige Getreidesorten, die man immer zu Hause haben sollte:

**Reis.** Nicht umsonst ist Reis das Grundnahrungsmittel vieler Kulturen. Dieses Getreidekorn ist einfach, vielseitig verwendbar und lecker. Während du wahrscheinlich mit weißem Reis, dem durch Schleifen und »Polieren« die äußere Schicht entfernt wurde, vertraut bist, weisen die braunen, wilden und schwarzen Sorten – deren Schale noch intakt ist – eine höhere Nährstoffdichte auf, darunter auch das gehirngesunde Vitamin $B_1$ oder Thiamin. Verwende deinen Instant Pot oder Reiskocher und füge den Reis deinem Blattgemüse, Regenbogengemüse und Lachs hinzu – schon hast du ein einfaches, gesundes Gericht. Probier auch mal das Rezept für Bunten Bratreis mit Kimchi auf Seite 270.

**Quinoa und Amaranth.** Diese beiden Pseudogetreidearten sind in den letzten Jahren immer beliebter geworden – zu Recht. Sie waren das Grundnahrungsmittel der alten Azteken und rühmen sich eines hohen Gehalts an Protein und sowohl einfach als auch mehrfach ungesättigten Fettsäuren. Zudem liefern sie eine Vielzahl von Vitaminen, Mineralstoffen und Phytonährstoffen, die wir allesamt in der Antidepressiven Lebensmittelskala festgehalten haben. Beide Körnerfrüchte sind schnell und einfach zuzubereiten.

**Hafer.** Haferflocken haben sich den Beinamen »Gehirnnahrung« absolut verdient. Mit ihren langsam verbrennenden Kohlenhydraten sind sie eine tolle Frühstücksgrundlage und geben dir den nötigen Energieschub, um in den Tag zu starten. Haferschrot gibt zudem dank der wichtigen Phytonährstoffe und Cholin – das B-Vitamin, das mit einem Rückgang von Ängsten in Verbindung gebracht wird – extra viel Kraft. Aber Vorsicht: Greif nicht auf die einfachen Instant-Haferbreipackungen zurück, die im Supermarkt den meisten Platz einnehmen. Die meisten enthalten viel Zucker. Koch stattdessen Haferschrot und süße ihn selbst mit Honig, Beeren und dunkler Schokolade. Du kannst auch abseits des Frühstücks leckere Hafermahlzeiten zubereiten. Probier doch mal eine Kombination mit Cheddar, Schnittlauch und einem Spiegelei.

**Hirse.** Wenn du auf der Suche nach einem Korn mit einem hohen Proteingehalt und jeder Menge Ballaststoffen bist, dann steht Hirse ganz oben auf deiner Liste. Es dient zudem als ausgezeichneter Lieferant von Magnesium und Polyphenolen. Kolbenhirse enthält sogar Kalzium! Während Hirse in den USA oft übersehen wird, belegt sie weltweit den sechsten Platz unter den am meisten konsumierten Getreidesorten. Genau wie Reis wird sie mit einer Beilage aus Blatt- oder Regenbogengemüse zu einer gehirngesunden Mahlzeit.

### Bohnen und Hülsenfrüchte

Einer der besten – und kostengünstigsten – Wege, um Mahlzeiten mit Nährstoffen anzureichern, besteht darin, eine Handvoll Bohnen oder Hülsenfrüchte hineinzugeben. Beliebte Varianten wie Kichererbsen, Linsen und Kidneybohnen liefern einzigartige pflanzliche Proteine sowie Phytonährstoffe, Mineralstoffe und essenzielle B-Vitamine. Das macht sie so unglaublich wertvoll. Du kannst in jedem beliebigen Supermarkt für ein paar Euro ein Pfund getrockneter Bohnen erwerben – und auf diese Weise für einen merklichen Anstieg verschiedener Nährstoffe sorgen, die deinem Gehirn zu Bestleistungen verhelfen.

### Kräuter

Du kannst den Geschmack einer jeden Mahlzeit durch Kräuter gezielt intensivieren. Ein zusätzlicher Vorteil frischer Kräuter ist, dass sie lebenswichtige Phytonährstoffe liefern. Die Rezepte im nächsten Kapitel enthalten einige Vorschläge, wie du verschiedene Kräuter am besten mit Lebensmitteln kombinieren kannst, doch ein bisschen Experimentieren schadet nie. Hier sind ein paar Ideen, wie du Kräuter verwenden kannst, um Gerichte zu kreieren, die deine Geschmacksknospen anregen und zugleich dein Gehirn auf Trab bringen.

**Basilikum.** Es gibt mehrere leckere Basilikumsorten, vom italienischen bis hin zum süßen Thaibasilikum. Probier einfach, bis du deine Lieblingssorte gefunden hast. Egal welche du am Ende wählst, du wirst bald feststellen, dass sich dieses Kraut gut mit Gemüse und Obst mit einem hohen Wassergehalt kombinieren lässt – Tomaten und Zucchini beispielsweise. Und mit deinen Lieblingskäsesorten. Außerdem gibt es weißem Fisch, Hühnchen und Garnelen eine leichte Säurenote. Alles in allem ein großartiges Kraut, mit dem du dich auch spielerisch an neue Lebensmittelkategorien heranwagen kannst.

**Schnittlauch.** Vielleicht ist es dir bisher nicht aufgefallen, doch Schnittlauch ist eine Zwiebelpflanze. Das ist einer der Gründe, warum dieses Kraut so vielseitig einsetzbar ist. Es ergänzt Fischgerichte oder Regenbogengemüse und gibt deinen Lieblingssuppen, -soßen und -salatdressings eine leckere Schärfe. Ein Kraut, das man stets zur Hand haben sollte, um seine Mahlzeiten etwas aufzupeppen.

**Koriander.** Achtung: Für manche Menschen hat Koriander einen seifigen Beigeschmack. Doch der Rest von uns kann seinen zitronigen, blumigen Geschmack in Gemüse-, Hühnchen- und Fischgerichten genießen. Wenn dieses Kraut neu für dich ist, probier es zunächst gekocht in einem mexikanischen oder thailändischen Gericht. Gekocht kommt sein Geschmack nur sehr dezent durch. Bist du erst einmal auf den Geschmack gekommen, steht dem Herumexperimentieren nichts mehr im Wege, und du kannst Koriander zu Bohnen, Kartoffeln und Pilzen servieren. Probier auch mal das Pestorezept auf Seite 255 auf Korianderbasis aus.

**Petersilie.** Vielleicht ist dir aufgefallen, dass viele Gerichte, die du im Restaurant bestellst, mit frischer Petersilie garniert sind. Warum? Dieses Kraut steht das ganze Jahr über zur Verfügung und gibt dem Essen einen frischen, frühlingshaften Geschmack. Du kannst Petersilie in deinen Lieblingssuppen und -soßen sowie in Fleisch- und Fischgerichten verwenden – ein Kraut für alle Fälle.

**Salbei.** Dieses kräftige, leckere Kraut passt toll zu Gegrilltem und Marinaden. Außerdem ist es eine hervorragende Ergänzung zu einfachem Olivenöl oder Knoblauchsoße in Gemüse- oder Nudelgerichten. Wenn dir dieses Kraut noch unbekannt sein sollte, beginn wegen seiner Intensität zunächst einmal mit einem Blatt und arbeite dich von dort aus hoch. Doch ich bin mir sicher, dass du es mit der Zeit in einer Vielzahl von Gerichten verwenden wirst, darunter Butternusskürbis, Kartoffeln, Hühnchen und deiner Lieblingspasta.

**Rosmarin.** Dieses Kraut ist eine großartige Zutat für Marinaden. Es verleiht ihnen nicht nur einen einzigartigen Geschmack, sondern ergänzt sie um ein paar zusätzliche Phytonährstoffe wie Rosmarinsäure und Rosmanol. Beide haben entzündungshemmende Eigenschaften und schützen erwiesenermaßen das Gehirn. Hacke ein oder zwei frische Zweige klein oder streue einfach etwas getrockneten Rosmarin über deine Lieblingsgerichte.

**Estragon.** Es überrascht dich vielleicht, aber Estragon ist mit der hellen, fröhlichen Sonnenblume verwandt. Der süßholzartige Geschmack dieses Krauts ist eine Säule der französischen Küche – er passt gut zu allem, von Grapefruit bis hin zu Spargel. Eines meiner Lieblingsgerichte mit Estragon ist gegrillter Fisch mit Zitronenschale.

**Thymian.** Thymian ist ein Mitglied der Minzfamilie und häufige Zutat von Suppen, Eintöpfen und gebackenem Fisch. Aufgrund seines recht scharfen Geschmacks zeigt bereits eine kleine Prise große Wirkung. Beliebten Kräutermischungen wie »Kräuter der Provence« oder »Italienische Gewürzmischung« verleiht es mehr Geschmacksintensität.

### Gewürze

Vielleicht hast du es schon mal gehört: Ein gutes Gericht steht und fällt mit den richtigen Gewürzen. Während du Mittel und Wege findest, um mehr Lebensmittel aus den verschiedenen Kategorien zu verarbeiten, kann die richtige Würze deinen Gerichten von einem »Okay« zu einem »Wow!« verhelfen. Hier kommen ein paar Gewürze, die du stets in der Küche haben solltest. Nicht nur um deinen Gerichten mehr Geschmack zu verleihen, sondern auch um zusätzliche Phytonährstoffe und Vitamine aufzunehmen.

**Schwarzer Pfeffer.** Frisch gemahlener Pfeffer verleiht allem eine erdige Note. Er ist reich an Antioxidantien und birst nur so vor entzündungshemmenden Eigenschaften.

**Chilis.** Chiliflocken verleihen Fleisch und Gemüse die nötige Schärfe und stecken noch dazu voller Vitamin C, Kalium und Vitamin $B_6$. Allen, die es scharf mögen, geben sie den (kleinen) Extrakick. Eine gute Alternative ist salz- und zuckerfreies Chilipulver (eine Gewürzmischung).

**Kreuzkümmel.** Ein universales, wenn auch stark vernachlässigtes Gewürz. Von Gumbo über Chili und Linsen bis hin zu Hummus gibt Kreuzkümmel vielen beliebten Gerichten einen sanften Schubs. Sein einzigartiger, erdiger Geschmack befeuert nicht nur jede Mahlzeit, sondern ergänzt sie auch um zusätzliche Phytonährstoffe und eine Extradosis Eisen.

**Curry.** Diese Gewürzmischung ist ein Pfeiler der indischen Küche und bietet viel mehr als lediglich einen einzigartig würzigen Geschmack. Es fördert nachgewiesenermaßen auch das Immunsystem und hält deinen Kreislauf in Topform. Mit Currypulver kannst du verschiedene Suppen und Eintöpfe sowie Gemüse, Fisch und Hühnchen würzen.

**Knoblauchpulver.** Ich habe mehr als nur ein paar Menschen getroffen, die rohen Knoblauch schwer vertragen, und manchmal hat man einfach keine Zeit oder Lust, Knoblauch zu hacken. Keine Sorge, denn Knoblauchpulver liefert deinen Lieblingsgerichten ohne viel Aufhebens denselben Geschmack. Achtung: Bei Knoblauchsalz handelt es sich einfach um mit Tafelsalz gemischtes Knoblauchpulver. Wenn du es bei einem Rezept verwenden möchtest, achte darauf, den Rest der Gewürze anzupassen, um das Gericht nicht zu versalzen.

**Kurkuma**. Mit seinem säuerlichen, leicht beißenden Geschmack, der sowohl Gerichten der östlichen als auch der westlichen Küchen das geheimnisvolle Etwas verleiht, ist Kurkuma nicht nur ein wichtiges Gewürz, sondern auch ein zentraler Bestandteil der ayurvedischen Medizin. Wenn man sie sparsam einsetzt, dient die Kurkumawurzel sowohl Hauptspeisen als auch Desserts. Um deinem Gehirn ein bisschen Extrapower zu liefern, kannst du Kurkuma mit schwarzem Pfeffer mischen. Der fördert nämlich die Aufnahme von Curcumin, einer der in der außergewöhnlichen Wurzel enthaltenen aktiven chemischen Verbindungen, die mit erhöhter BDNF-Ausschüttung in Verbindung gebracht wird.

### Speisefette

Wer den Motor seines Autos fit halten will, investiert gern etwas mehr in qualitativ hochwertiges Motoröl. Dasselbe gilt für die Öle, die du zum Kochen verwenden solltest. Mach nicht all deine Mühen bezüglich deiner Ernährung zunichte, indem du falsche oder ultragesättigte Fette verwendest. Halte dich stattdessen lieber an gehirngesunde natürliche, einfach ungesättigte Fettsäuren. Indem du kleinere Flaschen kaufst und vor direktem Sonnenlicht schützt, verhinderst du, dass sie oxidieren. Außerdem solltest du mit möglichst niedriger Temperatur kochen und anbraten und damit die Nährstoffaufnahme aus deinem Lieblingsregenbogengemüse steigern. Von all den verschiedenen Speisefetten und -ölen, die der Markt zu bieten hat, empfehle ich drei: Olivenöl, Weidelandbutter und Kokosnussöl.

**Olivenöl.** Es heißt, was gut fürs Herz ist, ist auch gut fürs Gehirn – und Olivenöl schützt mit einem bestimmten Phytonährstoff namens Hydroxytyrosol deine Blutgefäße, was wiederum das kardiovaskuläre und das Nervensystem in Topform hält. Nicht ohne Grund kommen Gesundheitsexperten überein, dass Olivenöl Bestandteil jeder gesunden Ernährung sein sollte. Als einer der Eckpfeiler der mediterranen Küche hilft es nicht nur nachweislich bei der Prävention und Bewältigung depressiver Symptome, es wirkt auch entzündungshemmend. Greif am besten zu extranativem Olivenöl, es enthält die meisten Phytonährstoffe. Falls du mal nach einem Rezept kochen solltest, das eine höhere Kochtemperatur erfordert, weiche auf ein raffiniertes Olivenöl mit einem höheren Rauchpunkt aus.

**Weidelandbutter.** Lass die Margarine oder andere pflanzliche Streichfette im Supermarktregal. Weidelandbutter bietet nicht nur einen vollmundigeren und cremigeren Geschmack, sondern auch gesündere Fette, die dabei helfen, Muskel- und Gehirnzellen aufzubauen. Zudem enthält Weidelandbutter weitere Vitamine und Mineralstoffe, die eine wichtige Rolle für Hirnentwicklung und -funktion spielen. Wenn du etwas experimentierfreudiger bist, kannst du auch Ghee probieren, eine geklärte Butter, die in traditionellen indischen Rezepten zum Einsatz kommt. Es hat einen höheren Rauchpunkt als Butter und einen angenehm nussigen Geschmack, der Fisch- oder Gemüsegerichten das gewisse Extra verleiht.

**Kokosnussöl.** Dieses Öl ist ebenfalls frei von unerwünschten Transfetten und eine tolle Option für Wok- oder Pfannengerichte. Während sein Status als Superfood umstritten ist, verfügt Kokosnussöl erwiesenermaßen über einige entzündungshemmende Eigenschaften und einen hohen Anteil mittelkettiger Triglyceride (MKT). Forscher haben herausgefunden, dass diese Fettsäuren dem Energieverbrauch des Gehirns von Alzheimerpatienten nützen und Menschen, die sich nach der Keto-Diät ernähren, dabei hilft, in der Ketose zu bleiben.

### Tiefgefrorene Lebensmittel

Auch wenn knackiges saisonales Obst und Gemüse sowie frische Proteinquellen im Allgemeinen die beste Wahl sind, um mit jedem Bissen möglichst viele Phytonährstoffe aufzunehmen, stehen frische Lebensmittel natürlich nicht immer zur Verfügung. Doch immerhin verfügen auch tiefgefrorene Lebensmittel noch über viele Nährstoffe und sind obendrein das ganze Jahr über im Supermarkt erhältlich. Für einen gehirngesunden Frühstückssmoothie oder ein Wokgericht musst du nur in die Truhe greifen.

**Beeren und Früchte.** Bist du auf der Suche nach einem schnellen Frühstück? Dann sind Heidelbeeren, Erdbeeren und Pfirsiche die erste Wahl. Manchmal stößt man sogar auf exotischere Früchte wie Mangos oder Granatäpfel. Am Morgen einfach eine Handvoll gefrorener Früchte in den Smoothie geben, genau wie du es mit frischen Lebensmitteln tun würdest – und der Geschmack des Sommers begleitet dich durchs ganze Jahr.

**Blattgemüse.** Spinat, Brokkoli, Grünkohl und Rosenkohl lassen sich ebenfalls gut einfrieren. Es hat sich bewährt, stets etwas Tiefkühlgemüse zu Hause zu haben, das man schnell in den Wok, den Schongarer oder die Edelstahlpfanne werfen kann.

**Fisch und Meeresfrüchte.** Nicht alle von uns haben einen Fischhändler vor der Tür, um den Fang des Tages frisch an Land zu ziehen. Doch viele Fische und Meeresfrüchte lassen sich gut einfrieren. Seebarsch, Seelachs und Garnelen können ganz unproblematisch im Gefrierfach gelagert werden und warten nur darauf, zur passenden Gelegenheit zu einem hervorragenden Dinner zu werden.

Dies sind nicht die einzigen tiefgefrorenen Lebensmittel, die dir auf deiner Mission Mood Food beiseitestehen können. Wahrscheinlich hast du bereits etwas Hühnchen oder Rindfleisch in deinem Gefrierfach. Aber denk doch mal über die altmodischen Tiefkühlgerichte, die man vor dem Fernseher isst, hinaus. Dann könntest du mit Leichtigkeit sicherstellen, immer ein paar gesunde, nährstoffreiche Optionen zur Auswahl zu haben, wenn die nächste Mahlzeit ansteht.

## Einkaufstipps

Im Supermarkt lauern viele Versuchungen. Wenn du deinen ganz normalen Einkauf erledigst und die Regalreihen auf und ab gehst, stehen die Chancen gut, dass du am Ende eine Menge Lebensmittel kaufst, die du gar nicht brauchst – insbesondere salzige und zuckerhaltige verarbeitete Lebensmittel, die du ohnehin besser meiden solltest. Damit du wirklich die richtigen Zutaten für Mood Food bekommst, halte dich lieber an die Randzonen des Supermarkts. Dort finden sich meistens frisches Obst, Gemüse, Fisch und Meeresfrüchte, Fleisch und andere Kost für deinen Sechs-Wochen-Plan. Dann noch schnell zur Getreide-/Körner- und zur Tiefkühlabteilung für alles, was du sonst noch benötigst.

## Im Voraus planen

Wenn es einem nicht gut geht, kann die Vorstellung, ein Abendessen zubereiten zu müssen – oder überhaupt irgendeine Mahlzeit –, ziemlich erdrückend sein. Selbst wenn ich nicht niedergeschlagen bin, geht es mir manchmal so! Genau deshalb ist es so wichtig zu planen. Indem du Techniken des sogenannten Batch Cooking anwendest, bei dem man mehrere Mahlzeiten im Voraus zubereitet, kannst du sicherstellen, dass dir stets für ein paar Tage Frühstück, Mittagessen und Abendessen zur Verfügung stehen, selbst wenn du keine Lust auf Kochen hast.

Ein ähnlicher Trick: Wenn dich die Aussicht auf den Abwasch abschreckt, sind Gerichte aus dem Backofen eine tolle Alternative. Alles, was du tun musst, ist, ein paar Zutaten auf ein Backblech zu legen und es in den Ofen zu schieben. Es gibt so viele Rezepte, dass dir nie langweilig werden wird. Doch das Beste daran ist, dass du danach lediglich ein Messer und ein oder zwei Backbleche abwaschen musst. Schongarer und Instant Pots sind ebenfalls hervorragende Lösungen für schnelle, simple Mahlzeiten ohne viel Abwasch.

Wenn du vorausplanst, wird es dir auch viel leichter fallen, stets die richtige Menge zu essen. Vor allem Menschen, die psychische Probleme haben, essen oft zu wenig oder zu viel. Indem du dir die Zeit nimmst, die vorgekochten Mahlzeiten in einzelne Portionen einzuteilen, sorgst du dafür, dass du und deine Familie genau die Menge bekommt, die ihr braucht.

## Keine Angst vor Abkürzungen

Wie schon gesagt: In diesem Kapitel geht es mir darum, verschiedene Utensilien und Techniken zu beleuchten, die dir zu mehr Effizienz in der Küche verhelfen können und dich auf den Sechs-

Wochen-Plan in Kapitel 9 vorbereiten. Obwohl es viele Gründe gibt, warum Menschen sich nicht so ernähren, wie es für ihre Gehirngesundheit am besten wäre, kannst du durch eine angemessene Vorbereitungszeit – mental und physisch – in eine Position gelangen, um das Beste aus dem Sechs-Wochen-Plan zu machen. Bevor du dichs versiehst, bist du bereits auf dem Weg, deine mentale Gesundheit konsequent zu fördern.

Nichtsdestotrotz, wenn du bisher nicht viel Zeit in der Küche verbracht oder mit deiner mentalen Gesundheit zu kämpfen hast, verstehe ich, dass manche Teile der Vorbereitung auch abschreckend wirken können. Deshalb möchte ich das wichtigste Credo überhaupt betonen: Ein paar Abkürzungen sind erlaubt. Um Depressionen und Angststörungen mit Hilfe der Ernährung zu bekämpfen, brauchst du keine voll ausgestattete Küche und gefüllte Vorratskammer. Die einzige wirklich wichtige Zutat ist dein Wille, deine Ernährung ein bisschen zu verändern. Wenn du dich noch nicht bereit fühlst, neue Rezepte auszuprobieren, denk darüber nach, wie du ein oder zwei Lebensmittel aus den verschiedenen Kategorien in deinen Lieblingsgerichten unterbringen könntest. Identifiziere ein paar Möglichkeiten, wo du ohne großes Bohei etwas verändern oder austauschen kannst.

Vielleicht ist auch die Vorstellung, einkaufen gehen zu müssen, derzeit etwas viel. Es spricht nichts dagegen, eine der vorbereiteten Zutaten- oder Kochboxen beim Lieferdienst deines Supermarkts zu bestellen – oder gar einen der beliebten Lieferdienste für diese Boxen zu abonnieren. Wenn das für dich der beste Weg ist, um mehr Seafood, Blatt- und Regenbogengemüse in deiner Woche unterzubringen, kann es nicht schaden.

Und wenn du nun überhaupt nicht kochen möchtest? Selbst das geht. Es gibt keinen Grund, warum du die nötigen Nährstoffe nicht auch von deinem Lieblingslieferanten bekommen könntest. Frag bei den Restaurants deiner Wahl nach, ob sie ein wenig Extraspinat oder -rucola dazugeben können. Verlass deine

Komfortzone und bestell das Fischgericht oder das scharfe Wokgericht von der Tageskarte. Wende all dein neu erlangtes Wissen über die Antidepressive Lebensmittelskala und die Lebensmittelkategorien an, um Gerichte auszuwählen, die die Nährstoffdichte deiner Nahrung erhöhen.

Wie schon gesagt funktioniert Mood Food Bissen für Bissen. Wie du zu diesem ersten Bissen kommst, liegt ganz bei dir. Welche Strategien auch immer du anwendest, um dorthin zu gelangen, du musst dich nicht dafür schämen oder schuldig fühlen.

Genau wie ich meinen Patienten sage, dass ich nicht darüber urteile, was oder wie sie essen, solltest auch du deine Fortschritte nicht beurteilen. Deine einzigartigen Geschmacksvorlieben, Werte und Herangehensweisen ans Essen gehören allein dir. Wenn dir deine ganz persönlichen Taktiken dabei helfen, alte, eingefahrene Gewohnheiten zu verändern und nährstoffreichere Lebensmittel in deinen Mahlzeiten unterzubringen, dann bist du ganz vorne mit dabei. Ich beobachte oft, dass meine Patienten, sobald sie die Qualität ihrer Ernährung verbessert haben und anfangen, sich besser zu fühlen, experimentierfreudiger in der Küche werden. Irgendwann haben sie das nötige Selbstvertrauen und Know-how beisammen, um besser einzukaufen und sich selbst Mahlzeiten zuzubereiten. Es muss ja kein absolutes Gourmetniveau sein, um seinen Zweck zu erfüllen.

Im nächsten Kapitel werden wir Schritt für Schritt den Sechs-Wochen-Plan durchgehen und die Bereiche besprechen, die sich für uns am wirkungsvollsten bei Menschen erwiesen haben, die ihre Essgewohnheiten ändern wollen. Wenn du deine persönliche Ernährungseinschätzung abgeschlossen und dir deine Küche und deine Vorräte angesehen hast, liegt das Schlimmste bereits hinter dir. Jetzt bist du startklar für den Erfolg. Höchste Zeit, sich den Plan anzusehen und deine Reise zur »Selbsternährung« zu beginnen. Worauf wartest du noch?

## KAPITEL 8 – ZUSAMMENFASSUNG

- Deine Küche auf Mood Food vorzubereiten ist ein weiterer wichtiger Bestandteil deiner Reise. Eine funktionale Küche ermöglicht dir eine durchdachtere und effizientere Planung und Zubereitung deiner Mahlzeiten.
- Nimm dir die Zeit und betrachte die aktuelle Ausstattung deiner Küche. Welche Geräte hast du? Welche Grundnahrungsmittel stehen stets zur Verfügung? Und welcher unnütze Kram nimmt nur Platz weg?
- Die grundlegendste Küchenausstattung überhaupt besteht lediglich aus einem guten Messer, einem Metallsieb, einem Schneidebrett, einer Bratpfanne und dem Wunsch, mehr gehirngesunde Mahlzeiten zu essen. Mit zunehmender Selbstsicherheit in der Küche wirst du vielleicht noch in weitere Küchenutensilien wie eine Kochzange, einen Sparschäler, eine Reibe, ein Austernmesser, eine Küchenschere und Glasbehälter zur Aufbewahrung investieren wollen.
- Ein Vorrat an Grundnahrungsmitteln wie Hülsenfrüchten und Getreide/Körnern stellt sicher, dass du stets gesunde Ergänzungen zu Suppen und Salaten zur Hand hast. Kräuter und Gewürze geben deinen Lieblingsgerichten für ein gesundes Gehirn zudem den nötigen Kick.
- Im Voraus zu planen kann ein Riesenvorteil sein, insbesondere wenn du dich nicht gut fühlst. Indem du an ein oder zwei Tagen die Woche Mahlzeiten vorkochst, kannst du sicherstellen, jederzeit nährstoffreiche Optionen zur Auswahl zu haben, wenn du Hunger bekommst.

- Keine Angst vor Abkürzungen! Du brauchst keine voll ausgestattete Küche und Vorratskammer, um Erfolg zu haben. Anstatt alle Arbeitsflächen und Regale auf den Kopf zu stellen, fang lieber mit ein, zwei einfachen Veränderungen an.

# KAPITEL 9

## Der Sechs-Wochen-Plan – mit Rezepten

Du hast nun viel darüber erfahren, wie sich Lebensmittel auf die Gesundheit deines Gehirns auswirken und welche spezifischen Lebensmittel und Lebensmittelkategorien echtes Mood Food ausmachen. Jetzt ist es an der Zeit, dieses Wissen endlich in die Tat umzusetzen. Für Menschen, die unter Stimmungs- oder Angststörungen leiden und einfach nicht wissen, wie sie anfangen sollen, habe ich als ein Sprungbrett den Sechs-Wochen-Plan entwickelt. In der Brain Food Clinic verwende ich solche Pläne häufig, um meinen Patienten dabei zu helfen, einen einfachen und nachhaltigen Weg zur Änderung ihrer Ernährung und zur Aufnahme von mehr gehirngesunden Nährstoffen zu finden.[34]

Es geht mir nicht darum, deine gesamte Ernährung umzustellen – das wäre auch gar nicht realistisch. Du sollst auch nicht genötigt werden, Lebensmittel zu essen, die du nicht magst – das würde auf lange Sicht auch nicht helfen. Vielmehr soll dir dieser Sechs-Wochen-Plan Woche für Woche eine einfache Anleitung für jene Bereiche an die Hand geben, in denen Samantha Elkrief und ich bei unseren Patienten den größten Erfolg erzielen. Eine starke Grundlage, die du im Laufe der Zeit selbst erweitern kannst. Dein Mood Food wird in sechs Wochen, drei Monaten oder sogar in einem Jahr wahrscheinlich ganz anders aussehen als heute. Wenn du neue Gerichte ausprobierst, deine Kochkünste verfeinerst und dich bei der optimalen Ernährung deines Gehirns sicherer fühlst, wirst du feststellen, dass sich deine Ernährungsgewohnheiten allmählich ändern. Und genau so soll es auch sein.

In jeder Woche wird eine bestimmte Lebensmittelkategorie behandelt, und du wirst über Ziele, einfache Umstellungen, Ernährungsalternativen, mögliche Schwierigkeiten informiert und lernst praktische, leckere Rezepte kennen. Am Ende jeder Woche gibt es eine Selbsteinschätzung, aus der du deine Erfolge beim Erreichen deiner einzigartigen SMART-Ziele ablesen kannst – jene spezifischen, messbaren, erreichbaren, realistischen und zeitnahen Ziele, die du dir setzt. Dies ist auch der Zeitpunkt, an dem du dir überlegst, was vielleicht nicht so gut gelaufen ist wie geplant und was du beim nächsten Mal ein kleines bisschen besser machen kannst.

In den folgenden sechs Wochen wirst du feststellen, wie die Lebensmittelkategorien aufeinander aufbauen. Die Lebensmittel der Vorwoche werden in die Rezepte und den Speiseplan der Folgewoche integriert. Dann, sobald die vier wichtigsten Lebensmittelkategorien etabliert sind, kommen Lebensmittel hinzu, die für eine gesunde, vielfältige Darmflora förderlich sind. Und in der letzten Woche bitten wir dich, über die Wurzeln deiner Essgewohnheiten nachzudenken und zu überlegen, wie du deine Esskultur noch besser mit regionalen Lebensmittelerzeugern und einer größeren Food-Community vernetzen kannst, damit dein Gehirn noch lange nach Ablauf der sechs Wochen optimal ernährt wird.

Versteh es als einen neuen Leitspruch oder eine Art Mantra: Es gibt nicht nur eine einzige Art der Ernährung, um Depressionen und Angststörungen zu besiegen. Wir haben Rezepte zum Ausprobieren beigefügt, die nicht Teil eines obligatorischen Speiseplans sind. Sie sollen als Anregung dienen, sind aber sicherlich nicht der einzige gangbare Weg. Finde in den nächsten sechs Wochen heraus, was zu dir passt. Statt eines grünen Schakschuka zum Frühstück liegt dir vielleicht eher eine Handvoll Grünkohl oder Brunnenkresse im Rührei. Vielleicht traust du dir selbst noch nicht zu, ein Fischgericht zuzubereiten, bist aber wie Pete bereit, ein paar Fisch-Tacos bei deinem Lieblingsmexikaner zu bestellen. Es gibt viele Wege zum Erfolg. Du musst dich nur auf einen von ihnen begeben. Ich versichere dir, dass es auch für dich einen Weg nach vorne gibt, unabhängig von deinen aktuellen Ernährungsmustern und gegebenenfalls Essproblemen.

Dein größtes Kapital ist dein Gehirn. Es soll so gesund wie möglich bleiben, für dich selbst und für die Menschen, die du liebst. Wenn du diesen evidenzbasierten Plan als Ausgangspunkt nimmst, kannst du die Gesundheit deines Gehirns ein Leben lang unterstützen.

Noch eine letzte Bemerkung, bevor es losgeht: Der folgende Plan ist auf einen Zeitraum von sechs Wochen ausgelegt, wobei jede Lektion auf der vorangegangenen aufbaut. Es spricht aber nichts dagegen, ihn über acht, zwölf oder sogar dreißig Wochen laufen zu lassen. Die Umstellung deiner Ernährung kann sehr herausfordernd sein, besonders wenn du mit mentalen Problemen zu kämpfen hast. Das Ziel ist Fortschritt, nicht Perfektion – und jeder schreitet in seinem eigenen Tempo voran. Wenn du in einer Woche deine Ziele nicht erreicht haben solltest oder wenn du dich nicht in der Lage fühlst, eine weitere Woche anzuhängen, ist das in Ordnung. Du kannst die Lebensmittelkategorien jederzeit variieren, um besser ans Ziel zu kommen. Wenn nötig, kannst du eine Kategorie auch mehrmals wiederholen, um das gewünschte Ziel zu erreichen. Wenn du den Plan eine Woche unterbrechen musst, mach einfach da weiter, wo du aufgehört hast. So ist das Leben. Lass dich nicht von Schuldgefühlen oder Scham daran hindern, deine Kompetenzen bei der optimalen Ernährung deines Gehirns auszubauen. Es liegt ganz bei dir, wie du mit Mood Food gegen Depressionen und Angst vorgehen möchtest. Ich verspreche dir, dass es deinen Erfolg nicht schmälert, wenn du mehr Zeit brauchen solltest, um an dein Ziel zu kommen.

## WOCHE 1:

### Grünes (und anderes) Blattgemüse

Es ist kein Zufall, dass fast alle Diäten Blattgemüse empfehlen. Grünkohl, Senfblätter, Spinat und Brunnenkresse gehören zu den fundamentalen Nahrungsmitteln unserer Erde. Schau dir an, wie deine Lieblingslebensmittel entstehen: Fast alle beginnen mit einer Energiequelle und einem Blatt. Das ist einer der Hauptgründe, warum grünes Blattgemüse (oder rotes oder violettes – wir machen da keinen Unterschied) Bestandteil fast aller Mahlzeiten sein sollte.

Eine große Portion Blätter garantiert dir mit jeder Mahlzeit mehr Flüssigkeit, einen größeren Sättigungsgrad und eine höhere Nährstoffdichte. Und sie liefert dir die wichtigen Ballaststoffe, die deine Darmflora so liebt, sowie eine Vielzahl von Phytonährstoffen, Vitaminen und Mineralien.

Zum Beispiel eine Portion Grünkohl von ca. 100 Gramm: Er enthält nur 36 Kalorien, liefert aber über 600 Prozent des täglich empfohlenen Vitamin K, 200 Prozent des täglichen Vitamin A und 134 Prozent des Vitamin C, ganz zu schweigen von Eisen, Folat, Kalzium und einer Reihe entzündungshemmender Phytonährstoffe. Das ist eine ganze Menge.

Ziel ist es, in dieser Woche mindestens **ein bis zwei Portionen zerkleinertes grünes Blattgemüse pro Tag** zu essen – und möglichst sogar noch mehr. (Wenn dir das viel erscheint, lässt sich die Menge durch kurzes Anschwitzen oder als Einlage in einer

Suppe deutlich verringern. Ein Beispiel hierfür ist die Puten-Zucchini-Lasagne auf Seite 272).

### So legst du los

Schau dir noch einmal deine Selbsteinschätzung aus Kapitel 7 an. An welchem Punkt stehst du, wenn es um grünes Gemüse geht? Hast du bereits dein Ziel erreicht und isst jeden Tag ein bis zwei Portionen? Wenn ja, überlege dir als nächstes Wochenziel vielleicht ein paar Variationen. Probier ein paar Sonnenblumensprossen oder Senfblätter anstelle der üblichen Sorten.

Wenn du Probleme mit Blattgemüse hast, mixe es einfach in einen gehirngesunden Smoothie, um diese Nährstoffkraftwerke in deine Ernährung einzubauen. Wirf eine halbe Banane, ein paar Beeren, eine Handvoll Walnüsse, eine Portion gehackten Grünkohl, ein paar Eiswürfel und etwas Kefir in den Mixer. Das ergibt ein leckeres, sättigendes Frühstück, das den Nährstoffgehalt des Gehirns ordentlich auflädt. Oder du versteckst es in deinen Lieblingsspeisen. Viele meiner Patienten geben Brunnenkresse in ein Rührei mit Käse oder eine Extraportion Spinat in eine Lasagne oder in Enchiladas. Wenn du deine SMART-Ziele für diese Woche planst, überlege dir, welche Lebensmittel du bei deinen Mahlzeiten leicht ersetzen oder hinzufügen kannst, um auf die Portion(en) dieser nährstoffreichen Nahrung zu kommen.

### Tipps und Tricks

Am Blattgemüse liebe ich besonders seine phantastische Vielseitigkeit. Viele Menschen verbinden mit Blattgemüse als Erstes Eisbergsalat. Wie langweilig! Es gibt so viele andere Möglichkeiten, eine Mahlzeit mit grünem Gemüse zu ergänzen. Natürlich ist Salat schon ein guter Anfang. Susan zum Beispiel hat schon viel gewonnen, indem sie Eisbergsalat gegen Rucola und rotblättrigen Kopfsalat austauschte. Auch du kannst die Qualität deines Salats verbessern, indem du ein Blattgemüse hinzufügst, das du besonders magst. Oder du machst daraus ein Pesto, schwitzt es kurz an oder mischst es unter dein Lieblingspfannengericht. Bei der Kategorie Blattgemüse sind der Phantasie wahrhaft keine Grenzen gesetzt.

Ich werde oft gefragt, ob Gemüse roh oder gekocht gegessen werden soll. Und meine Antwort ist immer klar und eindeutig: beides! Beim Erhitzen von Gemüse gehen zwar Folat und hitzeempfindliche Phytonährstoffe verloren. Trotzdem bekommst du mit jedem Bissen eine große Dosis gesunder Vitamine und Mineralien. Und wenn du beim Verzehr von rohem Gemüse etwas zögerlich bist, solltest du wissen, dass das richtige Dressing oder die richtige Soße – wie das reichhaltige, cremige Knoblauchdressing im Caesar's Salad mit Grünkohl (Seite 248) – wirklich viel ausmacht.

Es gibt heutzutage so viel zu entdecken. Die meisten Supermärkte bieten eine riesige Auswahl frischer, tiefgekühlter oder abgepackter Gemüseoptionen, das macht es wirklich einfach, diese Lebensmittelkategorie jeder Mahlzeit hinzuzufügen. Wenn du dabei nicht nur an den klassischen Salat denkst, wirst du bald feststellen, dass grünes Gemüse ein zentraler Bestandteil des Frühstücks, Mittag- oder Abendessens sein kann. Zum Beispiel könntest du den Tag mit einem köstlichen grünen Schakschuka beginnen, gefolgt von einer dampfenden Schüssel Caldo Verde zum Mittagessen und deinem Lieblingsgericht mit Pesto zum Abendessen. Köstlich!

### Herausforderungen

Für die meisten Menschen ist die größte Herausforderung, neue Wege des Verzehrs von grünem Gemüse zu finden. Aber sobald sie neue Gerichte und verschiedene Zubereitungsarten ausprobiert haben, stellen sie fest, dass ihnen Blattgemüse eigentlich gut schmeckt – zumindest viel besser, als sie erwartet haben. Ein Hinweis jedoch: Ungewaschenes Blattgemüse ist häufig ein

Überträger von Krankheitserregern wie Kolibakterien, Salmonellen und Listerien. Achte darauf, es sorgfältig zu waschen, um Krankheiten zu vermeiden – einfach eine Schüssel mit kühlem Wasser füllen und das Gemüse darin schwenken. Der Schmutz sammelt sich am Boden. In manchen Supermärkten wird auch vorgewaschenes Gemüse verkauft.

# GRÜNES BLATTGEMÜSE

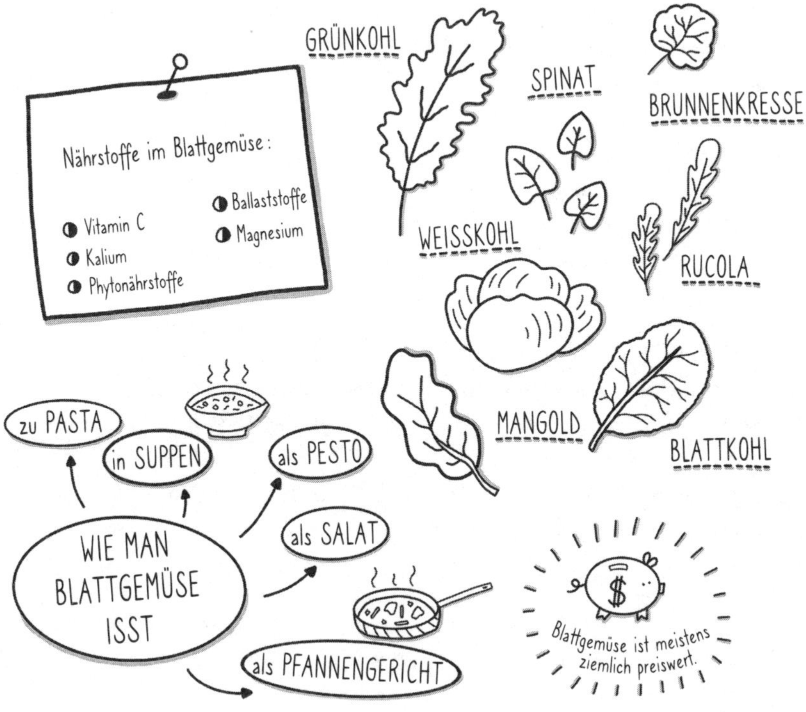

## Grünes Schakschuka

**FÜR 4 PERSONEN**

Dieses Gericht versorgt uns reichlich mit Cholin und B-Vitaminen – wichtig für eine stabile Stimmung und innere Ruhe. Den Tag mit Eiern und Blattgemüse beginnen? Ja, bitte! Dieses Gericht kann das ganze Jahr über und mit jedem beliebigen Blattgemüse zubereitet werden: Blattkohl im Winter, Mangold und Grünkohl im Frühling und Spinat im Sommer oder einer Kombination aus mehreren Sorten. Mit knusprigem Brot oder Pita lassen sich das saftige Grünzeug und das Eigelb wunderbar aufnehmen, die knackigen Kürbiskerne sorgen aber auch ohne Brot für eine tolle Textur. Für ein traditionelles Tomatenschakschuka, das trotzdem jede Menge Grünzeug enthält, verwende anstelle der Gemüsebrühe eine Dose (400 g) gewürfelte Tomaten. Köcheln und eindicken lassen, bis die Soße die Konsistenz einer Marinara hat, dann abschmecken. Die Eier in die Soße aufschlagen.

**2 EL Olivenöl**
**2 große Bund Mangold (etwa 750 g), Stiele und Blätter trennen und grob zerkleinern**
**1 mittelgroße gelbe Zwiebel, gewürfelt**
**3 Knoblauchzehen, gehackt**
**1 TL Kreuzkümmel, gemahlen**
**Salz**
**½ TL Paprikapulver, geräuchert**
**¼ TL Paprikaflocken**
**¼ TL Kurkuma, gemahlen**
**ca. 80 ml natriumarme Gemüsebrühe**
**8 große Eier**
**85 g Feta, zerkrümelt**
**2 EL frischer Koriander, gehackt**
**2 EL Kürbiskerne, gehackt**

Das Olivenöl in einer großen Pfanne (Durchmesser ca. 30 cm) auf mittlerer Stufe erhitzen. Die Mangoldstiele und die Zwiebel hinzufügen und unter häufigem Rühren 4 bis 5 Minuten dünsten.

Knoblauch, Kreuzkümmel, ¾ Teelöffel Salz, Paprika, Paprikaflocken und Kurkuma hinzufügen und unter Rühren ungefähr eine weitere Minute dünsten, dann sollte sich ein herrlicher Duft entwickeln. Mangoldblätter und Gemüsebrühe einrühren und 2 bis 3 Minuten köcheln lassen, bis die Blätter zusammengefallen sind und der größte Teil der Brühe verdampft ist.

Die Hitze reduzieren und mit der Rückseite eines Holzlöffels acht Vertiefungen in die Mangoldmischung drücken. In jede Vertiefung ein Ei hineinschlagen und mit einer Prise Salz würzen. Köcheln lassen, bis das Eiweiß fast fest ist, das dauert ca. 5 bis 7 Minuten.

Den Feta darüberstreuen, dann zudecken und weitere 2 bis 4 Minuten köcheln lassen, bis das Eiweiß fest und das Eigelb so ist, wie du es am liebsten magst.

In flachen Schalen servieren und mit Koriander und Kürbiskernen anrichten.

**Nährwertangaben pro Portion:** 348 Kilokalorien, 21 g Eiweiß, 17 g Kohlenhydrate, 22 g Fett (7 g gesättigt), 369 mg Cholesterin, 6 g Zucker, 5 g Ballaststoffe, 744 mg Natrium

**Topnährstoffe:** Vitamin A = 130 %, Vitamin $B_{12}$ = 125 %, Vitamin C = 80 %, Cholin = 69 %, Magnesium = 57 % des Tagesbedarfs

## Caesar's Salad mit Grünkohl

**FÜR 4 PERSONEN**

Das ist mein liebstes Grünkohlrezept. Jeder Grünkohl eignet sich dafür, aber die langen, dunklen Blätter des Palmkohls (Cavolo nero) sind am besten. Dieser sättigende, reichhaltige Salat enthält die Spitzenpowerplayer Grünkohl, Sardellen und Cashewkerne. Je mehr Sardellen, desto besser für das Gehirn, denn jede Sardelle enthält 85 Milligramm der langkettigen Omega-3-Fettsäuren. Im herkömmlichen Caesar-Dressing wird rohes Ei verwendet. Wir haben eingeweichte Cashewkerne genommen, die dem Dressing eine pflanzenbasierte Cremigkeit verleihen. Und der nährstoffreiche Kürbiskern-Parmesan-Crunch, der die Croûtons ersetzt, macht jeden einzelnen Bissen besonders knusprig!

**FÜR DAS CASHEW-CAESAR-DRESSING**

4 Sardellen in Öl, abgetropft
25 g Parmesan, gerieben
2 EL Cashewkerne, am besten über Nacht in Wasser eingeweicht
3 Paranüsse
1 großes Eigelb, bei Raumtemperatur
Saft von 1 großen Zitrone (etwa 3 EL)
1 TL Dijonsenf
½ TL Knoblauchpulver
ca. 120 ml Olivenöl
Salz

**FÜR DEN KÜRBISKERN-PARMESAN-CRUNCH**

1½ EL Olivenöl
½ Tasse Semmelbrösel
ca. 70 g Kürbiskerne, fein gehackt
2 EL Hanfsamen, geschält
25 g Parmesan, gerieben
¼ TL Knoblauchpulver
eine Prise Salz

**FÜR DEN SALAT**

2 große Bund Palmkohl (750 g)
¼ TL Salz

**Zubereitung Cashew-Caesar-Dressing**

Sardellen, Parmesan, Cashewkerne, Paranüsse, Eigelb, Senf, Zitronensaft und Knoblauchpulver in einen Mixer geben und pürieren.

Es macht nichts, wenn es nicht ganz glatt wird. Nun den Motor auf niedriger Stufe laufen lassen und ganz langsam das Olivenöl hineingießen und mixen, bis es emulgiert. Dies sollte etwa eine Minute dauern. Abschmecken und bei Bedarf mit Salz würzen. Das Dressing sollte etwa die Konsistenz von Mayonnaise haben. Bei Bedarf löffelweise mit Wasser verdünnen.

**Zubereitung Kürbiskern-Parmesan-Crunch**

Olivenöl in einer großen Pfanne auf mittlerer Stufe erhitzen. Semmelbrösel, Kürbiskerne und Hanfsamen hinzufügen und mit dem Öl vermischen. Unter häufigem Umrühren 4 bis 5 Minuten goldbraun rösten. Parmesan, Knoblauchpulver und Salz zufügen und 15 bis 20 Sekunden rühren, bis der Käse schmilzt und sich mit den Semmelbröseln verbindet. Vom Herd nehmen und komplett abkühlen lassen.

**Zubereitung Salat**

Die Rippen von den Grünkohlblättern entfernen, die Blätter übereinanderlegen und wie einen Burrito aufrollen. Dann die Blätter in feine Streifen schneiden. (Diese französische Schnitttechnik wird Chiffonade genannt.) Den Grünkohlschnitt in eine große Schüssel geben, mit Salz bestreuen und mit beiden Händen etwa 10 Sekunden lang richtig massieren, bis er sich leicht feucht anfühlt.

Die gewünschte Menge des Dressings über den Grünkohl geben. Den Kürbiskern-Parmesan-Crunch darüberstreuen, servieren und genießen.

**Nährwertangaben pro Portion:** 549 Kilokalorien, 16 g Eiweiß, 29 g Kohlenhydrate, 41 g Fett (7,5 g gesättigt), 60 mg Cholesterin, 1 g Zucker, 5 g Ballaststoffe, 690 mg Natrium

**Topnährstoffe:** Vitamin C = 281 %, Vitamin A = 194 %, Selen = 106 %, Eisen = 28 %, Vitamin $B_{12}$ = 21 % des Tagesbedarfs

# SALAT FÜRS GEHIRN

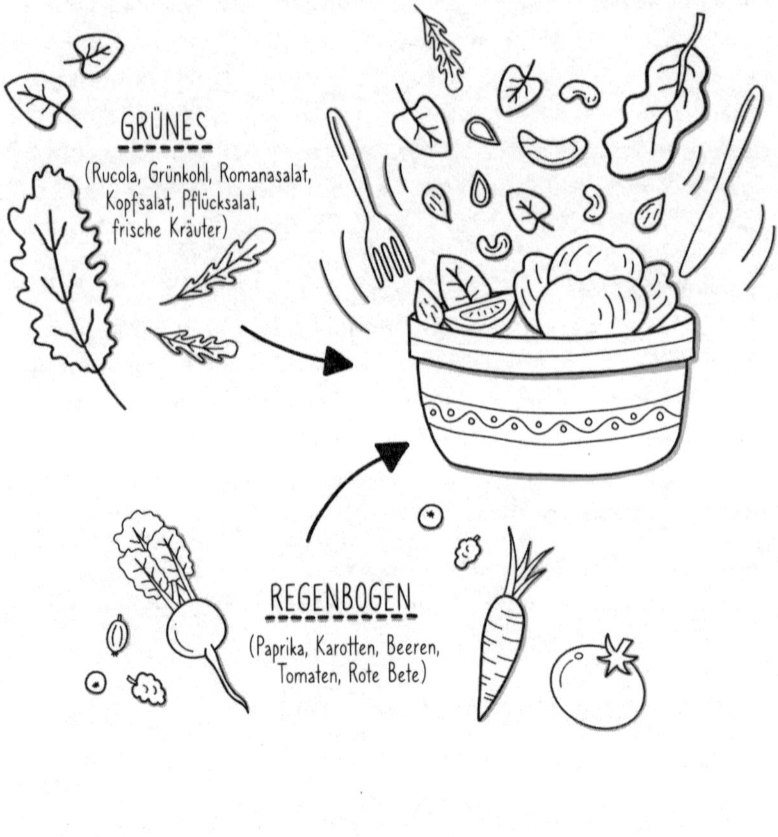

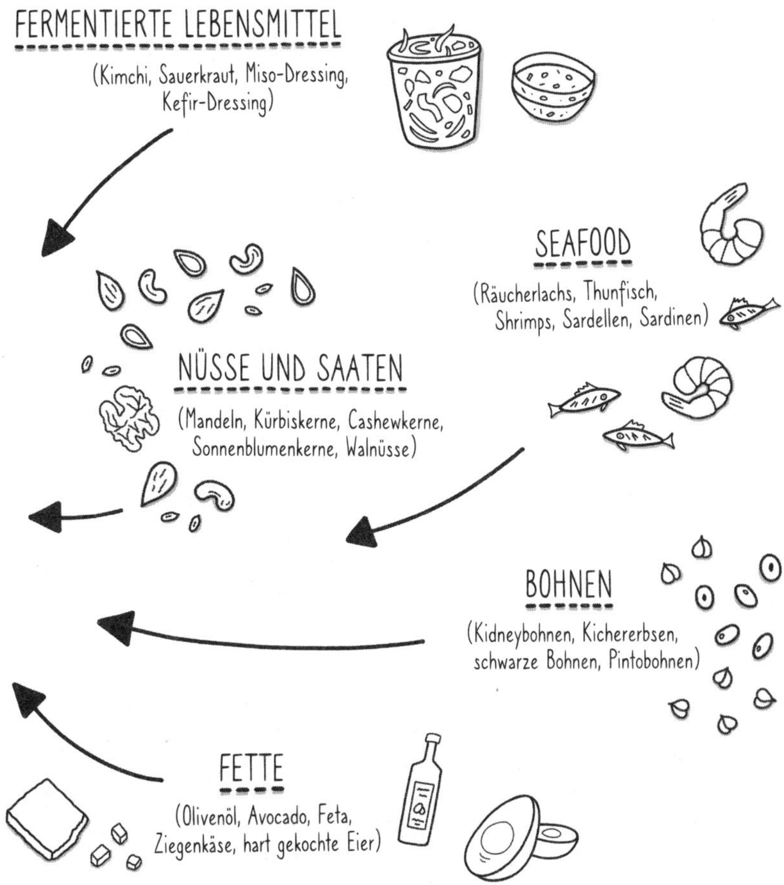

FERMENTIERTE LEBENSMITTEL
(Kimchi, Sauerkraut, Miso-Dressing, Kefir-Dressing)
SEAFOOD
(Räucherlachs, Thunfisch, Shrimps, Sardellen, Sardinen)
NÜSSE UND SAATEN
(Mandeln, Kürbiskerne, Cashewkerne, Sonnenblumenkerne, Walnüsse)
BOHNEN
(Kidneybohnen, Kichererbsen, schwarze Bohnen, Pintobohnen)
FETTE
(Olivenöl, Avocado, Feta, Ziegenkäse, hart gekochte Eier)

## Brain Food Cobb Salad

**FÜR 4 PERSONEN**

Dieser Salat ist ebenso nahrhaft wie schön. Er strotzt nur so vor Zitrusfrüchten, Avocado und zwei hervorragenden Eiweißquellen: Lachs und Eiern, beide Superfoods für dein Gehirn. Auf ganzen Romanablättern servieren (Gabel und Messer erforderlich) oder den Romanasalat vor dem Anrichten einfach in dünne Scheiben schneiden. Um Wildlachs ergänzt, klettert dieser Cobb Salad auf die nächste Stufe, ebenso wie eine Variante mit Seafood. Oder du ersetzt den Lachs durch gegrilltes Hühnchen oder Garnelen aus Wildfang. Weitere Möglichkeiten findest du in der »Salat fürs Gehirn«-Übersicht (Seite 250 f.).

**FÜR DIE ZITRUSVINAIGRETTE**

- ca. 80 ml Grapefruitsaft (von 1 mittelgroßen Grapefruit)
- ca. 60 ml Orangensaft (von 1 großen Orange)
- 3 EL frischer Zitronensaft (von 1 großen Zitrone)
- 2 EL Dijonsenf
- 2 EL Schalotten, gehackt
- ½ TL Salz, nach Bedarf auch mehr
- ca. 80 ml kalt gepresstes Olivenöl

**FÜR DEN SALAT**

- 200 g Romanasalat, Blätter getrennt
- Salz und frisch gemahlener schwarzer Pfeffer
- 1 große Orange, geschält und in dünne Scheiben geschnitten
- 1 große Grapefruit, geschält und in dünne Scheiben geschnitten
- 1 große Avocado, gewürfelt
- 2 hart gekochte Eier, geschält und gewürfelt
- 225 g Kirschtomaten, geviertelt
- 100–150 g Wildlachsfilet, gekocht
- 50 g Cashewkerne, gehackt
- 3 EL frische Petersilienblätter, fein gehackt

**Zubereitung Zitrusvinaigrette**

Grapefruitsaft, Orangensaft, Zitronensaft, Senf, Schalotte und Salz in einer großen Schüssel verrühren. Unter ständigem Rühren langsam das Olivenöl einfließen lassen, bis das Dressing emulgiert. Abschmecken und bei Bedarf nachsalzen.

**Zubereitung Cobb Salad**

Die Romanablätter auf einer großen flachen Platte oder Schüssel verteilen. Mit Salz und Pfeffer würzen. Die Orange, die Grapefruit, die Avocado, die hart gekochten Eier und Kirschtomaten portionsweise auf den Salatblättern anrichten, sodass sich jeder nach Belieben bei jeder Zutat bedienen kann. Das Lachsfilet obendrauf anrichten. Cashewkerne und die Petersilie drüberstreuen. Dazu die Zitrusvinaigrette servieren.

**Nährwertangaben pro Portion:** 578 Kilokalorien, 50 g Eiweiß, 27 g Kohlenhydrate, 30 g Fett (4,5 g gesättigt), 203 mg Cholesterin, 15 g Zucker, 8 g Ballaststoffe, 510 mg Natrium

**Topnährstoffe:** Vitamin C = 128 %, Vitamin $B_6$ = 120 %, Folat = 50 %, Vitamin A = 43 %, Kalium = 40 %, Omega-3-Fettsäuren (DHA + EPA) = 513 % (2566 mg) des Tagesbedarfs

## Grünkohl- und Basilikumpesto

**FÜR 4 PERSONEN**

Neben Salaten und Pfannengemüse kann man grünes Blattgemüse wunderbar in Form von Pesto zu sich nehmen. Mit Hilfe der Übersicht auf Seite 256 f. findest du heraus, welche Kombination dir am meisten zusagt. Für das klassische Pesto nehmen wir Basilikum und Pinienkerne, aber viele andere Nüsse, grüne Blattgemüse und Kräuter sind nahrhafte Alternativen. Auf unserer Farm haben wir das Grundrezept um 100 Gramm Grünkohl ergänzt und die

Pinienkerne gegen Cashew- und Kürbiskerne ausgetauscht, die mehr Eisen und Magnesium liefern. Verwende rohe, ungesalzene Nüsse und Saaten, so vermeidest du übermäßigen Salzkonsum und zugesetzte Fette, und das Pesto schmeckt wunderbar frisch. Wenn du die Nüsse vor der Weiterverarbeitung röstest, wird das Pesto besonders geschmacksintensiv. Zum Rösten legst du die Nüsse auf ein Backblech und schiebst sie 7 bis 10 Minuten bei 180 °C in den Ofen, bis sie eine schöne Bräune bekommen haben. Dabei regelmäßig kontrollieren und wenden.

Wenn wir Pesto machen, frieren wir immer einen Teil ein, weil es so vielseitig einsetzbar ist. Für eine supercremige Soße, die hervorragend zu gegrilltem Gemüse und Fleisch passt, nimmst du statt Olivenöl ca. 150 Gramm Vollfettjoghurt oder saure Sahne. Und für eine vegane Variante ersetzt du den Parmesan durch ca. 90 Gramm Nährhefe (Hefeflocken) oder Miso.

**GRÜNKOHLPESTO**

**22 große Palmkohlblätter**
**Salz**
**50 g frische Basilikumblätter**
**50 g Parmesan, gerieben**
**ca. 60 ml kalt gepresstes Olivenöl**
**30 g ungesalzene, rohe Cashewkerne (oder selbst geröstet – siehe oben)**
**ca. 30 g Kürbiskerne, ungesalzen**
**2 Paranüsse**
**2 Knoblauchzehen, geschält und zerdrückt**
**ca. 3 EL Zitronensaft (von 1 großen Zitrone), nach Bedarf auch mehr**
**Salz**

Die harten Rippen von den Grünkohlblättern entfernen. Den Grünkohl grob hacken, mit Salz bestreuen und die Blätter 15 bis 20 Sekunden lang mit den Händen massieren, bis sie sich feucht und weich anfühlen. Dann in den Mixer geben.

Die restlichen Zutaten hinzufügen und zu einer glatten Masse verarbeiten. Möglicherweise musst du die Seitenwände des Mixers ein paarmal abkratzen. Abschmecken und bei Bedarf mit Salz und Zitronensaft nachwürzen.

**Nährwertangaben pro Portion:** 153 Kilokalorien, 6 g Eiweiß, 9 g Kohlenhydrate, 10,5 g Fett (3,1 g gesättigt), 10 mg Cholesterin, 1 g Zucker, 2 g Ballaststoffe, 473 mg Natrium

**Topnährstoffe:** Selen = 149 %, Vitamin C = 36 %, Vitamin A = 28 %, Zink = 13 %, Magnesium = 7 % des Tagesbedarfs

## Pesto-Grundrezept für 4 Personen

Jedes Mal wenn ich denke, dass ich alle Pestorezepte kenne, erfahre ich von einer neuen Variante: mit Pistazien und Sonnenblumenkernen oder Koriander und Radicchio. Die unendlichen Variationen und Geschmacksrichtungen von Pesto tragen zu deiner mentalen Gesundheit bei. Das folgende Grundrezept lässt sich frei variieren.

**3 Bund frisches Basilikum oder ca. 120 g grünes Blattgemüse**
**50 g Parmesan, gerieben**
**ca. 60 ml kalt gepresstes Olivenöl**
**30–40 g ungesalzene Nüsse (geröstet oder roh)**
**2 Knoblauchzehen, geschält und zerdrückt**
**1–2 EL Zitronen- oder Limettensaft (oder ein heller Essig), nach Bedarf auch mehr**
**½ TL Salz, nach Bedarf auch mehr**

Alle Zutaten in eine Küchenmaschine oder einen Mixer geben und zu einer glatten Masse verarbeiten, wenn nötig, die Seitenwände abkratzen. Abschmecken und bei Bedarf mit Salz und Zitrone / Limette nachwürzen.

# PESTO

## Zutaten

- 100 g frische Kräuter oder grünes Blattgemüse
- 50 g Parmesankäse, gerieben
- 4 EL Olivenöl Virgin extra
- 35 g Nüsse
- 2 Knoblauchzehen
- 1-2 TL Essig oder Zitronensaft
- ½ TL Salz

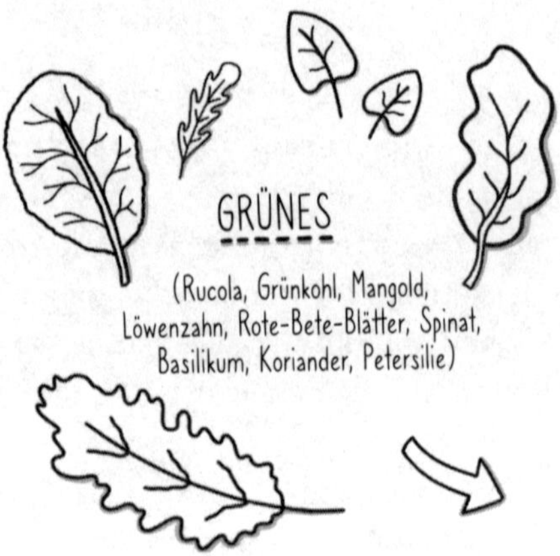

**GRÜNES**

(Rucola, Grünkohl, Mangold, Löwenzahn, Rote-Bete-Blätter, Spinat, Basilikum, Koriander, Petersilie)

1. Alle Zutaten in einen Mixer geben und pürieren
2. Abschmecken und nach Bedarf mit Salz und Essig nachwürzen

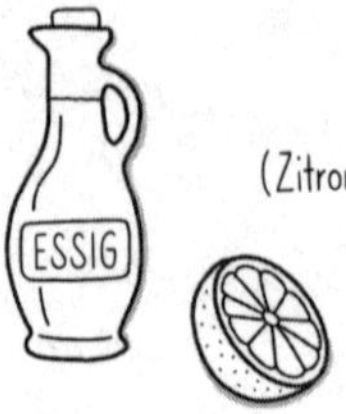


**ESSIG**

(Zitronensaft, Limettensaft, ein heller Essig)

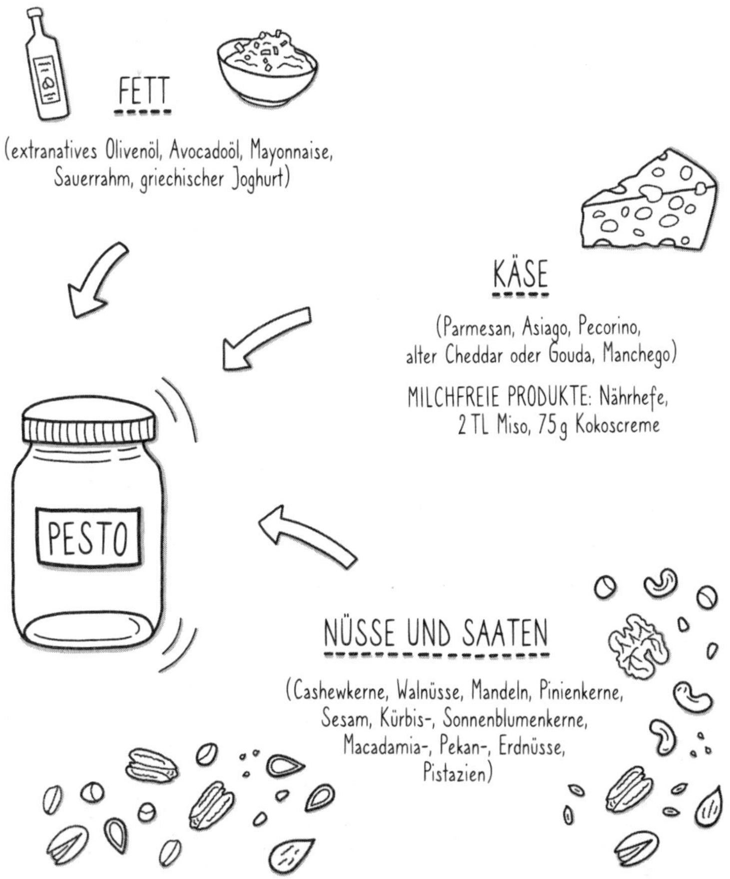
FETT
(extranatives Olivenöl, Avocadoöl, Mayonnaise, Sauerrahm, griechischer Joghurt)
KÄSE
(Parmesan, Asiago, Pecorino, alter Cheddar oder Gouda, Manchego)
MILCHFREIE PRODUKTE: Nährhefe, 2 TL Miso, 75 g Kokoscreme
PESTO
NÜSSE UND SAATEN
(Cashewkerne, Walnüsse, Mandeln, Pinienkerne, Sesam, Kürbis-, Sonnenblumenkerne, Macadamia-, Pekan-, Erdnüsse, Pistazien)

## Caldo Verde

**FÜR 4 PERSONEN**

Diese klassische, einfache Suppe ist wunderbar wohltuend und sättigend. Suppen lassen sich ganz einfach mit zerkleinertem grünem Blattgemüse aufpeppen. Gemüse wird dadurch noch vielseitiger und zugänglicher. Auch Blattkohl, Mangold oder grob gehackter Spinat eignen sich für dieses Rezept. Die Kichererbsen liefern Ballaststoffe, Eiweiß und Eisen. Nimm eine Wurst ohne Konservierungsstoffe, idealerweise mit Fleisch aus tiergerechter Haltung. Wenn du keinen Stabmixer besitzt, füllst du die Kartoffeln und Kichererbsen mit einem Schaumlöffel plus zwei Tassen Brühe zum Pürieren in einen Mixer. Vor dem Mixen unbedingt etwas abkühlen lassen, sonst kann die Masse leicht explodieren.

**2 EL Olivenöl**
**1 mittelgroße gelbe Zwiebel, grob gehackt**
**6 Knoblauchzehen, grob zerkleinert**
**ca. 1,2 l natriumarme Hühnerbrühe**
**250 g Kartoffeln, in mundgerechte Stücke gewürfelt**
**1 Dose oder Glas (425 g) Kichererbsen, abgetropft**
**1 Lorbeerblatt**
**Salz**
**1 großes Bund Grünkohl (etwa 1 Pfund), Rippen entfernt, in dünne Scheiben geschnitten**
**350 g vorgekochte milde italienische Geflügelwurst, leicht schräg in 0,5 cm dicke Scheiben geschnitten**
**ca. 3 EL Zitronensaft (von 1 großen Zitrone)**
**frisch gemahlener schwarzer Pfeffer**

Olivenöl in einem großen Topf mit schwerem Boden auf mittlerer Stufe erhitzen. Die Zwiebel hinzufügen und in 5 bis 7 Minuten glasig dünsten. Den Knoblauch hinzufügen und eine weitere Minute dünsten.

Hühnerbrühe, Kartoffeln, Kichererbsen, Lorbeerblatt und 1½ TL Salz dazugeben. Bei starker Hitze zum Kochen bringen, dann die Hitze reduzieren, abdecken und 20 Minuten köcheln lassen oder bis die Kartoffeln gabelzart sind.

Das Lorbeerblatt entfernen, dann die Suppe mit einem Stabmixer fein pürieren.

Hitze auf mittlere Stufe erhöhen, Grünkohl und Geflügelwurst unterrühren und weitere 3 bis 5 Minuten kochen, bis der Grünkohl zusammenfällt, aber noch leicht bissfest ist.

Vom Herd nehmen. Zitronensaft einrühren und mit Salz und Pfeffer abschmecken.

**Nährwertangaben pro Portion:** 436 Kilokalorien, 27,5 g Eiweiß, 43 g Kohlenhydrate, 19 g Fett (4 g gesättigt), 70 mg Cholesterin, 3 g Zucker, 9 g Ballaststoffe, 827 mg Natrium

**Topnährstoffe:** Vitamin C = 207 %, Vitamin A = 126 %, Vitamin $B_6$ = 46 %, Eisen = 50 %, Kalium 20 %, Zink = 11 % des Tagesbedarfs

## Schinkenhühnchen mit Kräutern und Pfannengemüse

**FÜR 4 PERSONEN**

Adieu, langweiliges Grünzeug – hallo, Saltimbocca-Hühnchen! Bei dieser Version des klassischen italienischen Gerichtes wird kein Mehl verwendet. Der Prosciutto hebt den Geschmack und wird schön knusprig. Kombiniere verschiedene Gemüse deiner Wahl – Mangold, Grünkohl, Rote-Rüben-Blätter, Spinat und Pak Choi eignen sich hervorragend für eine köstliche, schnell zubereitete Beilage. Hühnerbrüste variieren in Größe und Gewicht. Zwei größere Stücke werden der Länge nach halbiert, so entstehen vier Schnitzelchen von je ungefähr 170 Gramm. Du kannst auch den Metzger bitten, die Hühnerbrüste zu zerschneiden und zu klopfen – das spart Zeit.

**5 Knoblauchzehen**
**1 große Zitrone**
**3 EL frische Petersilienblätter, gehackt**
**3 EL frisches Basilikum, gehackt**
**Salz**
**¼ TL frisch gemahlener schwarzer Pfeffer**
**2 EL kalt gepresstes Olivenöl, nach Bedarf auch mehr**
**4 Hühnerbrustfilets (ca. 170 g jeweils), leicht geklopft, nicht dicker als maximal 1 cm**
**4 Scheiben Prosciutto (etwa 85 g)**
**2 Bund Mangold (ca. 600 g), Stiele abgeschnitten und in dünne Streifen geschnitten, Blätter grob zerkleinert**

Mit einer Raspel oder feinen Küchenreibe 3 Knoblauchzehen und die Schale der Zitrone in eine Schüssel reiben. Petersilie, Basilikum, 1 Teelöffel Salz, Pfeffer und 1 Esslöffel Olivenöl dazugeben.

Die restlichen 2 Knoblauchzehen in dünne Scheiben schneiden, die Zitrone halbieren und beiseitestellen.

Die Hühnchenschnitzel mit der Kräutermischung einreiben. Je 1 Scheibe Prosciutto auf die glatte Seite der Schnitzel legen und andrücken, damit sie gut haften.

Den zweiten Esslöffel Öl in einer großen Pfanne auf mittelhoher Stufe erhitzen. Die Hühnerbrustfilets mit der Schinkenseite nach unten, wenn nötig nacheinander, 4 bis 5 Minuten braten, bis die Prosciutto-Seite schön knusprig ist. Die Schnitzelchen wenden und noch einmal gut 3 Minuten braten, bis das Fleisch durch ist.

Die Hühnchenschnitzel auf Teller geben. Die Pfanne auf mittlerer Stufe lassen und bei Bedarf noch etwas Öl hinzufügen. Dann den in Scheiben geschnittenen Knoblauch und die Hälfte des Mangolds hineingeben. Unter gelegentlichem Rühren etwa 2 Minuten lang braten, bis der Mangold zusammenfällt. Restlichen Mangold, den Saft der Zitrone und ¼ Teelöffel Salz hinzufügen und weitere 2 bis 3 Minuten braten. Dann zum Hühnchen auf die Teller verteilen.

**Nährwertangaben pro Portion:** 308 Kilokalorien, 47 g Eiweiß, 6 g Kohlenhydrate, 11,5 g Fett (1,5 g gesättigt), 112 mg Cholesterin, 1 g Zucker, 2 g Ballaststoffe, 880 mg Natrium

**Topnährstoffe:** Vitamin C = 48 %, Vitamin A = 43 %, Magnesium = 26 %, Kalium = 19 %, Eisen = 17 % des Tagesbedarfs

## WOCHENRÜCKBLICK

Lass dir die folgenden Fragen durch den Kopf gehen, bevor du mit Woche 2 fortfährst:

1. Hast du dein Wochenziel erreicht und jeden Tag ein bis zwei Portionen grünes Blattgemüse gegessen?
2. Feiere deine Erfolge! Was hat dir geholfen, dieses Ziel zu erreichen? Welche Strategien könnten dir in der nächsten Woche dabei helfen?
3. Hast du neue Rezepte ausprobiert? Was könntest du noch lernen, um die Zubereitung von Gemüsegerichten zu vereinfachen?
4. Was könntest du noch tun, um deine Mahlzeiten auch in Zukunft mit mehr grünem (und anderem) Blattgemüse aufzupeppen?

# WOCHE 2:
## Regenbogen

Wenn ich Patienten bitte aufzumalen, wie ihr Essen normalerweise aussieht, kommt allzu oft ein Bild mit lauter langweiligen Beigetönen heraus. Mutter Natur hat eine Welt voller bunter Früchte und Gemüse geschaffen – sie alle enthalten einzigartige Phytonährstoffe, die unsere Gesundheit fördern. Dieses Regenbogenobst und -gemüse steckt voller Ballaststoffe und Phytonährstoffe. Violettes Obst und Gemüse wie Auberginen und Blaubeeren sind reich an Anthocyanen, jenen Phytonährstoffen, die bemerkenswert viele entzündungshemmende Eigenschaften besitzen. Orangefarbene Gemüse wie Karotten und Süßkartoffeln erhalten ihre sonnige Farbe durch Carotinoide, die sich in das gehirngesunde Vitamin A umwandeln. Rotes Obst und Gemüse, von Erdbeeren bis hin zu Tomaten, enthalten Lycopin, einen antioxidativ wirkenden Turbonährstoff. Warum sich also mit Beige zufriedengeben, wenn es so viele unglaubliche Farben und Geschmacksrichtungen gibt?

Das Regenbogenobst und -gemüse sollte ebenso wie grünes Blattgemüse den Großteil deiner Mahlzeiten ausmachen. Dein Ziel in dieser Woche lautet, **jeder Mahlzeit mindestens ½ Portion Regenbogen hinzuzufügen.**

### So legst du los

Welches Regenbogenobst und -gemüse kam bei deiner Ernährungseinschätzung in Kapitel 7 bereits regelmäßig vor? Wo könntest du noch etwas hinzufügen?

Für manche Menschen ist Gemüse eine echte Herausforderung. Sie mögen weder den Geschmack noch die Konsistenz von Gemüse und beschränken sich am liebsten auf bekannte Sorten wie Karotten und Brokkoli. Deshalb haben wir eine Übung entwickelt, mit deren Hilfe du deinen Regenbogenkonsum verbessern sollst. Wir nennen sie »Den Regenbogen bauen«. Führe dir die Farben des Regenbogens vor Augen: Lila, Blau, Grün, Gelb, Orange und Rot. Liste als Erstes die Obst- und Gemüsesorten in jeder Farbe auf, die du gerne isst. Dann überlege dir, wie du einen Regenbogen in deine Gemüsemahlzeit oder deinen Obstsalat einbauen könntest. Gelingt es dir, alle sechs Farben zu integrieren? Wie wäre es mit einem gehirngesunden Gericht wie dem Bunten Bratreis mit Kimchi von Seite 270? Das ultimative Ziel ist es, zu jeder Mahlzeit einen Regenbogen zu bauen – oder zumindest Obst und/oder Gemüse in verschiedenen Farben zu essen.

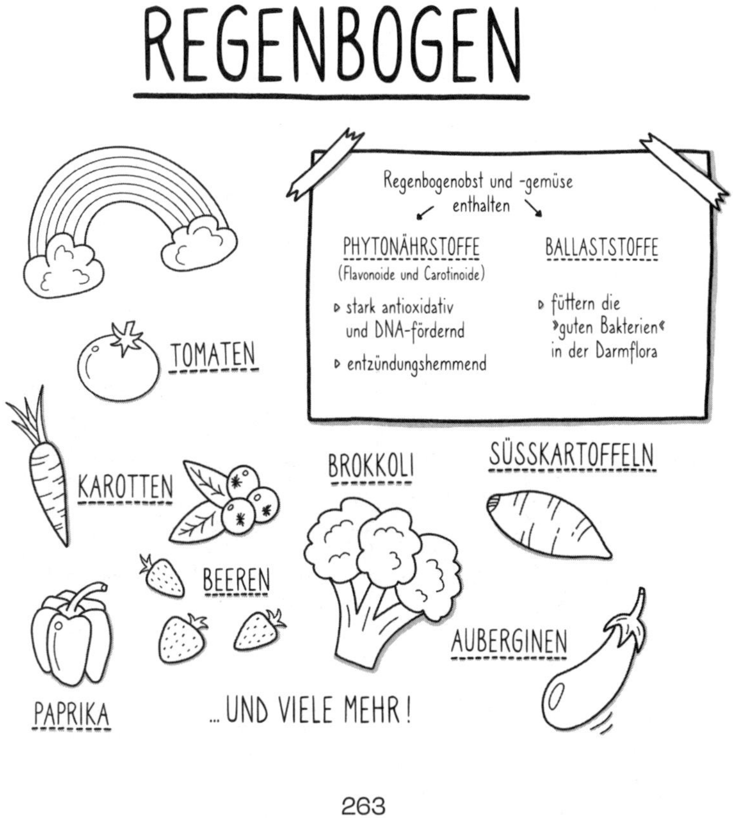
REGENBOGEN
Regenbogenobst und -gemüse enthalten
PHYTONÄHRSTOFFE
(Flavonoide und Carotinoide)
stark antioxidativ und DNA-fördernd
entzündungshemmend
BALLASTSTOFFE
füttern die »guten Bakterien« in der Darmflora
TOMATEN
KAROTTEN
BEEREN
BROKKOLI
SÜSSKARTOFFELN
AUBERGINEN
PAPRIKA
... UND VIELE MEHR!

### Tipps und Tricks

Planvolles Einkaufen stellt sicher, dass du genug Regenbogenobst und -gemüse zu dir nimmst. Schau dich beim nächsten Einkauf gut in der Gemüseabteilung um. Es gibt eine so große, aufregende, bunte Auswahl, halte dich also bloß nicht zurück! Probier doch mal ein paar lila Süßkartoffeln aus dem Rezept mit den Kross gebratenen Süßkartoffeln (Seite 266)! Oder du versuchst es mit Wassermelonenrettich oder Radicchio. Oder du holst dir eine frische Avocado für einen Knusprigen Avocado-Körner-Toast (Seite 265). Es gibt so viele köstliche Möglichkeiten.

Ich empfehle auch, etwas buntes Tiefkühlgemüse vorrätig zu halten, dann hat man zum Beispiel Zwiebeln, Erbsen, Paprika und Brokkoli immer zur Hand und holt sich vor dem Kochen einfach ein paar Farben aus dem Gefrierschrank.

### Herausforderungen

Wenn es darum geht, mehr Regenbogenobst und -gemüse zu essen, haben die meisten Menschen das Problem, nicht zu wissen, wie man diese Lebensmittel schmackhaft zubereitet. Zu viele von uns sind mit matschigem Dosengemüse oder verkochtem Gemüse aufgewachsen. Aber du bist nicht dazu verdonnert, den Rest deines Lebens gekochte Erbsen zu essen. Wenn du die Fähigkeit entwickelst, Gemüse so zuzubereiten, dass es möglichst wenig Nährstoffe verliert und geschmacklich dazugewinnt, bringst du Farbe in dein Leben. Versuch doch mal, eine Gemüsepfanne zuzubereiten, die alle Regenbogenfarben enthält, die du finden kannst. Oder pepp deine Mahlzeit mit gebratenem Rosenkohl oder Blumenkohl auf. Und vergiss nicht die leckeren Soßen oder Dips, die die Regenbögen zu einem echten Genuss und nicht zu einer lästigen Pflicht machen.

## Knuspriger Avocado-Körner-Toast

**FÜR 2 PERSONEN**

Menschen mit Angststörungen und Depressionen empfinden oft eine Gier nach Lebensmitteln wie Toast oder Nudeln. Anstatt voller Schuldgefühle Kohlenhydrate in sich hineinzustopfen, iss lieber einen Mood-Food-Toast mit einem Regenbogen aus Phytonährstoffen und den vielen weiteren Pluspunkten der Avocado, einem phantastischen Lieferanten einfach ungesättigter Fettsäuren. Mit einem pochierten Ei oder einem Stück Räucherlachs (oder beidem!) ergibt das ein schnelles, vollwertiges Frühstück. Röste Saaten auf Vorrat, dann hast du immer etwas zum Drüberstreuen zur Hand. Oder besorge dir, wenn möglich, im Supermarkt ein »Everything Bagel Seasoning« (eine Mischung aus geröstetem weißem und schwarzem Sesam, Mohn, getrocknetem gehacktem Knoblauch, getrockneten gehackten Zwiebeln und Meersalz o. Ä.).

**2 große Scheiben Sauerteigbrot**
**2 EL Mayonnaise auf Olivenölbasis oder weiche ungesalzene Butter**
**1 TL Mohnsamen**
**1 TL Sesamsamen**
**2 TL Kürbiskerne**
**1 Hass-Avocado, in dünne Scheiben geschnitten**
**½ Serrano-Chili, in dünne Streifen geschnitten (oder eine Prise rote Paprikaflocken)**
**1 großes Radieschen, in dünne Scheiben geschnitten**
**2 EL Sprossen, Microgreens (ganz junge Keimpflanzen wie Rote Bete, Mangold, Amaranth u. v. m.) oder fein gehackte frische Kräuter**
**½ große Zitrone**
**2 TL Sonnenblumenkerne**
**Meersalz**

Beide Seiten des Brotes mit der Mayonnaise bestreichen. Dann beide Seiten mit Mohnsamen, Sesamsamen und Kürbiskernen bestreuen und diese mit den Fingern oder einem Löffel in die Mayonnaise drücken.

Eine große Pfanne auf mittlerer Stufe erhitzen. Die mit den Samen bedeckten Brotscheiben hineinlegen und 3 bis 5 Minuten lang rösten, bis sie goldbraun sind. Wenden und die zweite Seite rösten.

Avocadoscheiben, Chilistreifen, Radieschenscheiben und Sprossen auf den zwei Brotscheiben verteilen und die Zitrone darüber auspressen. Mit Sonnenblumenkernen garnieren und mit Meersalz bestreuen.

**Nährwertangaben pro Portion:** 408 Kilokalorien, 9 g Eiweiß, 34 g Kohlenhydrate, 28 g Fett (3,5 g gesättigt), 6 mg Cholesterin, 3 g Zucker, 8 g Ballaststoffe, 416 mg Natrium

**Topnährstoffe:** Thiamin = 41 %, Folat = 39 %, Vitamin $B_6$ = 24 %, Zink = 24 %, Selen = 23 % des Tagesbedarfs

## Kross gebratene Süßkartoffeln

**FÜR 6 PERSONEN**

Oft gehen Depressionen mit einem Heißhunger auf Kohlenhydrate einher. Wie können wir diesen Heißhunger stillen und gleichzeitig dem Gehirn die Nährstoffe zuführen, die es braucht, um Depressionen und Angststörungen zu bekämpfen? Regenbogenobst und -gemüse enthalten in der Regel gesündere »langsame Kohlenhydrate« sowie in großem Umfang entzündungshemmende Phytonährstoffe. Die Kombination von krossen Bratkartoffeln und Saaten, cremigem Tahin (Sesammus) und Feta sowie einer Prise Kräuter ergeben ein köstliches Regenbogengericht. Ich liebe lila Süßkartoffeln, sie eignen sich phantastisch für dieses Gericht – probier sie aus, wenn du sie das nächste Mal auf dem Markt siehst!

**3 Pfund Süßkartoffeln (das sind 4 mittelgroße Kartoffeln, idealerweise nicht mehr als 5 bis 6 cm dick)**
**ca. 120 ml Olivenöl, nach Bedarf auch mehr**
**Salz**
**125 g Tahin**
**2 EL frisch gepresster Zitronensaft**
**2 EL warmes Wasser, nach Bedarf auch mehr**
**1 Knoblauchzehe, gerieben**
**2 EL gehackte Kräuter wie Koriander, Petersilie und Basilikum**
**3 EL Saaten, z. B. Sesam, Kürbiskerne und Sonnenblumenkerne**
**1 Prise rote Paprikaflocken**
**optional: 100 g Feta, zerbröckelt**

Backofen auf 220 °C vorheizen.

Süßkartoffeln auf ein Backblech mit hohem Rand legen, mit einer Gabel anstechen, mit der Hälfte des Olivenöls einreiben und mit Salz bestreuen.

45 Minuten bis 1 Stunde backen. Mit dem Küchenmesser eine Garprobe machen, es sollte leicht hinein- und wieder herausgleiten. Sind die Süßkartoffeln unterschiedlich groß, jede einzelne prüfen.

Inzwischen in einer mittelgroßen Schüssel Tahin, Zitronensaft, warmes Wasser, Knoblauch und ½ Teelöffel Salz glatt rühren. Am Anfang wird die Masse sehr dickflüssig sein, einfach weiterrühren und bei Bedarf einen oder mehrere Esslöffel warmes Wasser hinzufügen, bis die Konsistenz träufelbar ist.

Die Süßkartoffeln mindestens 20 Minuten abkühlen lassen. Dann jede Süßkartoffel vertikal halbieren und das Fruchtfleisch mit einer Gabel auflockern. Es macht nichts, wenn die Schale ein wenig reißt.

Das restliche Öl in einer großen Pfanne (am besten gusseisern) auf mittlerer Stufe erhitzen. Die Süßkartoffeln mit der Fruchtfleischseite nach unten in die Pfanne geben – am besten portionsweise, damit die Pfanne nicht zu voll ist und das aufgelockerte Fruchtfleisch schön kross wird.

Die Kartoffeln 3 bis 4 Minuten braten, bis sie goldbraun sind. Mit einem Pfannenwender vorsichtig umdrehen und noch 1 bis 2 Minuten auf der Schalenseite braten.

Auf eine Servierplatte geben und nach und nach die übrigen Süßkartoffeln auf dieselbe Weise braten. Zwischen einzelnen Runden musst du mehr Öl in die Pfanne geben.

Die Süßkartoffeln mit der Tahinsoße beträufeln, dann mit Kräutern, Saaten und roten Paprikaflocken anrichten. Am Schluss den Käse drüberstreuen.

**Nährwertangaben pro Portion:** 550 Kilokalorien, 12 g Eiweiß, 53 g Kohlenhydrate, 34,5 g Fett (7 g gesättigt), 15 mg Cholesterin, 16 g Zucker, 9 g Ballaststoffe, 241 mg Natrium

**Topnährstoffe:** Vitamin A = 315 %, Vitamin C = 64 %, Vitamin $B_6$ = 58 %, Thiamin = 54 %, Kalium = 26 % des Tagesbedarfs

## Getreidesalat mit Spinat und Shiitake

**FÜR 4 PERSONEN**

Über Getreidesalate und andere gesunde »Slow Carb«-Gerichte kann man eine Menge Gemüse zu sich nehmen. Ergänze deine Mahlzeiten mit zusätzlichen frischen Kräutern, das verbessert die Nährstoffdichte und bringt Glanz in deine Küche. Die Shiitake-Pilze liefern zusätzlich Ballaststoffe und Phytonährstoffe. Bei diesem Rezept wird das Getreide nach der Nudelmethode gekocht. Es kommt also nicht auf das perfekte Verhältnis von Wasser zu Getreide an, du bringst einfach wie bei Pasta einen großen Topf gesalzenes Wasser zum Kochen und seihst die Körner ab, sobald sie gar sind. Mit dieser Methode lassen sich verschiedene Getreidesorten zusammen kochen – du musst nur auf die richtige Zeit achten!

Dieses Gericht lässt sich gut auf Vorrat kochen, da es sich im Kühlschrank bis zu fünf Tage hält.

**1 Pfund Shiitake-Pilze, Stiele entfernt und in ca. 0,5–1 cm breite Scheiben geschnitten**
**2 Knoblauchzehen, gehackt**
**5 EL kalt gepresstes Olivenöl**
**Salz und frisch gemahlener schwarzer Pfeffer**
**175 g Farro (Emmer) oder Dinkel, grob geschrotet und abgespült**
**90 g Quinoa, abgespült**
**ca. 3 EL Zitronensaft (von 1 großen Zitrone)**
**1 EL Balsamico-Essig**
**60 g frischer Blattspinat, grob zerkleinert**
**1 Bund grob gehackte frische Basilikumblätter**
**85 g geröstete Kürbiskerne**
**optional:** gehobelter Parmesan

Den Backofen auf 160 °C vorheizen. Ein Backblech mit Backpapier auslegen.

Pilze und Knoblauch auf dem Backblech mit 2 Esslöffeln Olivenöl, ½ Teelöffel Salz und etwas Pfeffer vermengen, dann gleichmäßig auf dem Blech verteilen und etwa 30 Minuten garen, bis sie weich sind, nach 20 Minuten umrühren.

Inzwischen den Farro (Emmer)/Dinkel und die Quinoa kochen. Einen großen Topf mit Salzwasser zum Kochen bringen. Farro hinzufügen und 5 Minuten lang kochen. Dann Quinoa hinzufügen und weitere 10 bis 12 Minuten kochen, bis beide Getreide weich sind.

Gründlich abseihen. Zum schnelleren Abkühlen die gegarten Körner gleichmäßig auf ein Backblech streichen und in den Kühlschrank stellen. Ansonsten einfach im Sieb abkühlen lassen.

In der Zwischenzeit 3 Esslöffel Olivenöl, den Zitronensaft und den Essig miteinander verquirlen. Mit einer kleinen Prise Salz und Pfeffer abschmecken.

Pilze, Körner, Zitronenvinaigrette, Spinat und Basilikum in einer großen Schüssel vermengen. Mit Salz und Pfeffer nachwürzen.

Die Hälfte der Kürbiskerne unter den Salat mischen. Den Salat mit der anderen Hälfte der Kürbiskerne und gegebenenfalls etwas Käse garnieren.

**Nährwertangaben pro Portion:** 490 Kilokalorien, 17 g Eiweiß, 48 g Kohlenhydrate, 29 g Fett (4,3 g gesättigt), 0 Cholesterin, 4 g Zucker, 8 g Ballaststoffe, 100 mg Natrium

**Topnährstoffe:** Vitamin B6 = 33 %, Zink = 25 %, Eisen = 23 %, Magnesium = 18 %, Folat 16 % des Tagesbedarfs

## Bunter Bratreis mit Kimchi und Erdnusssoße

**FÜR 4 PERSONEN**

Jede Mahlzeit lässt sich mit Regenbogenobst und -gemüse aufpeppen! Das ist eine grundlegende Lektion in der Ernährungspsychiatrie. Dieses Rezept verwandelt Bratreis von einem einfachen Fastfood in ein All-Star-Mood-Food. Es ist ein phantastisches Gericht für Menschen, die Gemüse langweilig finden. Es enthält nicht nur viel buntes Gemüse und Pak Choi, sondern auch Kimchi, den traditionell fermentierten Kohl mit probiotischer Power. Du kannst dieses Gericht ganz nach deinen Wünschen variieren und eine Vielzahl von Gemüsesorten verwenden: Nimm zum Beispiel Möhren, Sellerie, Fenchel, Spargel oder ein anderes Gemüse mit hoher Nährwertdichte anstelle von Paprika und Pak Choi oder ersetze Letzteren durch Spinat und Mangold. Anstelle von Reis kannst du auch andere vollwertige Körner verwenden, zum Beispiel Gerste, Farro (Emmer) oder Dinkel. Und wie wäre es mit einer würzigen Erdnusssoße zum Drüberträufeln?

**ca. 85 ml natriumarme Sojasoße**
**ca. 60 ml Reisweinessig**
**2 EL Srirachasoße**
**2 EL Erdnussmus (ungesüßt), cremig**
**3 EL Wasser**
**2 TL Honig**
**2 EL Olivenöl**
**1 große rote Paprikaschote, fein gehackt**
**1 große Karotte, fein gehackt**
**ca. 225 g Pak Choi, Blätter grob gehackt, Stiele fein gehackt**
**1 mittelgroße gelbe Zwiebel, fein gewürfelt**
**3 Knoblauchzehen, gehackt**
**1 Stück (ca. 2,5 cm) frischer Ingwer, gerieben oder gehackt**
**ca. 500 g gekochter brauner Reis oder anderes Getreide (vorzugsweise einen Tag alt)**
**2 große Eier**
**75 g Kimchi, gehackt**
**optional zum Anrichten:** **Sriracha, Sesamsamen, Koriander, Schnittlauch, Limettenspalten**

Sojasoße, Essig, Srirachasoße, Erdnussmus, 2 Esslöffel Wasser und Honig in einer kleinen Schüssel verquirlen und beiseitestellen.

Olivenöl in einer großen Pfanne auf mittlerer bis hoher Stufe erhitzen. Paprika, Karotte, Pak-Choi-Stiele, Zwiebel und 1 Esslöffel Wasser hinzugeben und 4 bis 5 Minuten anbraten, bis alles fast weich ist. Dabei mit einem Holzlöffel regelmäßig rühren. Knoblauch und Ingwer unterrühren und weitere 30 Sekunden schmoren.

Nun den Reis, die Pak-Choi-Blätter und die Erdnusssoße dazugeben und umrühren, bis alles mit der Soße überzogen ist und die Blätter zusammengefallen sind.

Den Reis zur Seite schieben, damit in der Pfanne eine freie Fläche entsteht. Die Eier in die Pfanne schlagen und mit dem Holzlöffel kräftig rühren, bis sie krümelig sind. Dann unter den Reis mischen.

Zum Schluss das Kimchi hinzugeben, um die lebenden probiotischen Bakterien zu erhalten. Sofort servieren.

**Nährwertangaben pro Portion:** 421 Kilokalorien, 13 g Eiweiß, 60 g Kohlenhydrate, 15,5 g Fett (3 g gesättigt), 108 mg Cholesterin, 12 g Zucker, 7 g Ballaststoffe, 1145 mg Natrium

**Topnährstoffe:** Vitamin C = 107 %, Vitamin $B_6$ = 56 %, Vitamin A = 73 %, Vitamin $B_1$ = 37 %, Magnesium = 37 % des Tagesbedarfs

## Puten-Zucchini-Pfannenlasagne

**FÜR 8 PERSONEN**

Auch Lasagne gehört zu unseren Lieblingsgerichten. Bei diesem Rezept erhöhen wir die Nährstoffdichte, indem wir die Nudeln gegen Zucchini austauschen. Das Salzen der Zucchini verhindert, dass die Lasagne wässrig wird. Du kannst diesen Schritt aber auch überspringen und das Gericht mit einem Schaumlöffel herausschöpfen.

**1 kg Zucchini**
**Salz**
**1 EL Olivenöl**
**1 kleine gelbe Zwiebel, gewürfelt**
**1 Pfund Putenhackfleisch**
**4 Knoblauchzehen, gehackt**
**2 Dosen (à 400 g) Tomaten, gestückelt**
**1 TL Oregano, getrocknet**
**1 TL Thymian, getrocknet**
**frisch gemahlener schwarzer Pfeffer**
**60 g frischer Spinat**
**450 g Hüttenkäse, abgetropft**
**120 g Mozzarella, in kleine Stücke geschnitten**
**120 g Parmesan, gerieben**
**1 Ei**
**2 EL frisches Basilikum, fein gehackt, plus mehr zum Garnieren**

Die Zucchini längs halbieren und dann in dünne Streifen schneiden. Die Zucchininudeln auf mehreren sauberen Geschirrtüchern oder Papiertüchern auslegen und beide Seiten mit Salz bestreuen. Bis zur Weiterverarbeitung stehen lassen, dann vollständig trocken tupfen.

Backofen auf 190 °C vorheizen.

Das Olivenöl in einer ofenfesten großen Pfanne (Durchmesser ca. 30 cm) auf mittlerer Stufe erhitzen. Zwiebel hineingeben und in 4 bis 5 Minuten glasig dünsten. Putenhackfleisch und Knoblauch hinzugeben und bei hoher Hitze 4 bis 5 Minuten lang braten, bis es nicht mehr rosa ist, dabei das Fleisch mit einem Löffel zerpflücken.

Dosentomaten, Oregano und Thymian unterrühren. Mit ½ Teelöffel Salz und ¼ Teelöffel Pfeffer würzen. Die Hitze auf mittlere Stufe reduzieren und 10 bis 15 Minuten köcheln lassen, dabei häufig umrühren, bis die Soße richtig eingedickt ist und keine wässrige Flüssigkeit an der Oberfläche bleibt. Nun nach und nach den Spinat unterrühren.

In der Zwischenzeit in einer großen Schüssel die Käsemischung herstellen. Hüttenkäse, die Hälfte des Mozzarellas und Parmesans, das Ei, Basilikum und etwas Pfeffer vermengen.

Zum Anrichten der Lasagne die gesamte Soße bis auf eine dünne Schicht aus der Pfanne nehmen und in eine Schüssel geben. Die Zucchininudeln so darüberschichten, dass der Boden der Pfanne vollständig bedeckt ist. Nun mit einem Drittel der Käsemischung und einem Viertel der restlichen Tomatenmischung bedecken. Dann wieder Zucchininudeln darüberschichten und nach Bedarf überlappen lassen. Auf diese Weise weiterverfahren und die oberste Schicht der Zucchininudeln vollständig mit der restlichen Tomatensoße bedecken.

In den Backofen schieben und 40 Minuten ohne Deckel backen, dann den Ofen auf Grillstufe schalten. Den restlichen Mozzarella und Parmesan über die Lasagne streuen, noch einmal unter den Grill stellen und weitere 3 bis 4 Minuten überbacken, bis der Käse leicht gebräunt ist.

Mit Basilikum und Pfeffer anrichten.

**Nährwertangaben pro Portion:** 379 Kilokalorien, 28 g Eiweiß, 21 g Kohlenhydrate, 20 g Fett (8 g gesättigt), 96 mg Cholesterin, 10 g Zucker, 5 g Ballaststoffe, 781 mg Natrium

**Topnährstoffe:** Vitamin C = 67 %, Vitamin $B_6$ = 23 %, Kalium = 21 %, Selen 20 %, Vitamin $B_{12}$ = 18 % des Tagesbedarfs

## WOCHENRÜCKBLICK

Lass dir die folgenden Fragen durch den Kopf gehen, bevor du mit Woche 3 fortfährst:

1. Hast du dein Wochenziel erreicht und zu jeder Mahlzeit eine halbe Portion Regenbogengemüse gegessen?
2. Feiere deine Erfolge! Was hat dir geholfen, dieses Ziel zu erreichen? Welche Strategien könnten dir in der nächsten Woche dabei helfen?
3. Hast du neue Rezepte ausprobiert? Was könntest du noch lernen, um die Zubereitung von Regenbogengemüse zu vereinfachen?
4. Was könntest du noch tun, um deine Mahlzeiten auch in Zukunft mit mehr Regenbogenobst und -gemüse aufzupeppen?

# WOCHE 3:

## Seafood

Zweifellos sind Fisch und Meeresfrüchte für viele Menschen eine besondere Herausforderung. Auf mich traf das auf jeden Fall zu! Aber nur mit diesen Lebensmitteln kommst du an phantastische Omega-3-Fettsäuren wie Eicosapentaensäure (EPA) und Docosahexaensäure (DHA) – es lohnt sich also, sich mit dieser Lebensmittelkategorie anzufreunden. Diese lebenswichtigen langkettigen mehrfach ungesättigten Fettsäuren sind phantastische Gehirnbooster und stimulieren die Produktion wichtiger Nervenwachstumsfaktoren wie BDNF. Gleichzeitig haben sie im Körper und im Gehirn eine entzündungshemmende Wirkung. Fisch und Meeresfrüchte sind auch reich an anderen gehirngesunden Nährstoffen wie Eisen, Vitamin $B_{12}$, Zink und Selen. Wenn es um Lebensmittel mit einer besonders hohen Nährstoffdichte geht, bist du mit einem frischen Stück Fisch oder einer Schüssel Miesmuscheln bestens bedient.

Als jemand, der als Kind nicht über gefrorene Fischstäbchen hinausgekommen ist, verstehe ich nur zu gut, warum **zwei bis fünf Portionen Seafood pro Woche** etwas abschreckend klingen mögen. Aber sobald du herausgefunden hast, wie du die köstlichen *fruits de mer* in deinen wöchentlichen Speiseplan einbeziehen kannst, wirst du dich bald fragen, warum du so skeptisch gewesen bist. Es gibt kaum etwas Köstlicheres als eine Schüssel Miesmuscheln mit pikant gewürzter Pasta oder einen einfachen Kartoffelpuffer mit geräuchertem Lachs und ein wenig Crème fraîche.

### So legst du los

Wenn du dir deine Ernährungseinschätzung ansiehst, wo liegst du da auf der Skala für Fisch und Meeresfrüchte? Isst du Fisch sowieso schon gern? Und wie sieht es mit der Zubereitung aus? Vielleicht fängst du damit an, in deinem Lieblingsrestaurant eine Fischspezialität zu bestellen oder ein paar frische Garnelen unter deinen gehirngesunden Regenbogensalat zu mischen. Fang doch einfach damit an, ein paarmal pro Woche Hühnchen oder Rindfleisch gegen Fisch zu tauschen.

### Tipps und Tricks

Am besten kaufst du Fisch und Meeresfrüchte frisch und bereitest sie am selben oder nächsten Tag zu. Auch tiefgefrorener Fisch ist eine gute Option und günstiger als Fisch aus frischem Fang, aber er schmeckt oder riecht auch manchmal etwas »fischiger«. Gefrorenen Fisch taust du am besten über Nacht im Kühlschrank auf. Wenn es einen Fischhändler in der Nähe gibt, frag ihn doch, welchen frischen Fisch er empfiehlt, der dir schmecken könnte.

Denk an die vielen Zubereitungsmöglichkeiten für Fisch und Meeresfrüchte. Du musst nicht wie damals deine Großmutter eine große Portion Weißfisch zubereiten. Probier stattdessen einen leckeren Fisch-Taco (Seite 284) oder Nudeln in Dashi (Seite 286), einer würzigen Fischbrühe, die in der traditionellen japanischen Küche verwendet wird. Sobald du etwas herumprobierst, wirst du feststellen, dass es viel einfacher ist, als du dachtest, dieses phänomenale Mood Food in deine wöchentliche Menüplanung aufzunehmen.

### Herausforderungen

Viele Menschen sind nach wie vor besorgt über Quecksilber und Mikroplastik im Fisch – und das aus gutem Grund. Aber diese Verunreinigungen sind ein viel geringeres Risiko, wenn man kleinere Fische wie Sardinen und Sardellen verwendet. Miesmuscheln, Venusmuscheln und Austern sind eine gute Alternative, um Meeresfrüchte sorglos zu genießen. Es gibt unzählige köstliche Zubereitungsarten für Fisch und Meeresfrüchte – von traditionellen Ceviches bis hin zu einem einfachen gegrillten Fischsteak. Nimm dir etwas Zeit, um herauszufinden, welche Zubereitungsarten für dich am besten geeignet sind.

## Kartoffelpuffer mit Räucherlachs und Crème fraîche

**FÜR 4 PERSONEN**

Bei Lox (Räucherlachs) und anderen geräucherten und gesalzenen Fischen handelt es sich um traditionelle Gerichte, die heutzutage hauptsächlich als Belag auf Bagels serviert werden. Räucherlachs versorgt dich ohne komplizierte Rezepte mit langkettigen Omega-3-Fettsäuren. Halte nach Lox Ausschau, der aus Wildfang stammt und keine Farbstoffe enthält. Und obwohl vielfach verteufelt, sind Kartoffeln in Wahrheit eine ausgezeichnete Kalium- und Folatquelle und bilden eine gute Grundlage für den Fisch. Alles in allem ein hervorragendes Frühstücksgericht oder Appetizer.

**2 EL geschrotete Leinsamen**
**5 EL Wasser**
**750 g Kartoffeln**
**2 EL Mehl Typ 405**
**2 EL frischer Schnittlauch, gehackt, plus ein wenig zum Anrichten**
**2 TL frische Thymianblätter**
**Salz**
**frisch gemahlener schwarzer Pfeffer**
**8 TL Olivenöl**
**ca. 230 g Räucherlachs (rund 8 Scheiben)**
**4 EL Crème fraîche**

Die Leinsamen in einer großen Schüssel mit Wasser vermischen und mindestens 5 Minuten lang stehen lassen, damit sie eindicken.

Die Kartoffeln mit der gröbsten Seite einer Vierkantreibe in die Mitte eines dünnen Küchenhandtuchs reiben. Dann die geriebenen Kartoffeln, so fest du kannst, im Tuch über dem Waschbecken ausdrücken, bis sie keine Flüssigkeit mehr abgeben.

Kartoffeln, Mehl, Schnittlauch, Thymian, Salz und Pfeffer in die Schüssel mit den Leinsamen geben und alles gut verrühren.

2 Teelöffel Olivenöl auf mittlerer Stufe in einer Pfanne (Durchmesser ca. 25 cm) erhitzen. Portionsweise vorgehen. Teile den Teig und forme insgesamt 4 Kartoffelpuffer, indem du 4 gleich große Kleckse in die Pfanne legst. Drücke sie platt, bis jeder etwa 20 Zentimeter breit ist. Jeden Puffer 5 bis 6 Minuten von jeder Seite anbraten, bis er goldbraun ist. Wiederhole das Ganze mit jeder Teigportion und jeweils 2 Teelöffeln Olivenöl.

Die Kartoffelpuffer auf vier Teller verteilen und jeden mit 60 Gramm Räucherlachs und 1 Esslöffel Crème fraîche anrichten. Zu guter Letzt mit Schnittlauch garnieren.

**Nährwertangaben pro Portion:** 328 Kilokalorien, 10 g Eiweiß, 35 g Kohlenhydrate, 17 g Fett (5 g gesättigt), 27 mg Cholesterin, 2 g Zucker, 5 g Ballaststoffe, 407 g Natrium

**Topnährstoffe:** Vitamin $B_6$ = 77 %, Vitamin C = 53 %, Vitamin $B_{12}$ = 42 %, Kalium und Omega-3-Fettsäuren (DHA + EPA) = 30 % des Tagesbedarfs

## Wildlachsburger

Der Powerplayer Lachs taugt auch für richtig gute Burger, die langkettige Omega-3-Fettsäuren, Vitamin $B_{12}$ und Protein für unseren Geist und unsere Stimmung liefern. Du kannst auch Wildlachs aus der Dose nehmen. Auf diese Weise fällt der Druck weg, den perfekten Fisch zu kaufen, und du musst dir keine Sorgen um seine Haltbarkeit machen. Wildlachsburger können klassische Rindfleischburger ersetzen und sind somit ein tolles und leicht in deinen Speiseplan integrierbares Essen gegen Depressionen und Angststörungen. Mit Dill, Koriander, grünen Zwiebeln, Ingwer und Knoblauch wird das Ganze sogar zu einem noch nährstoffreicheren Gehirnbooster. Einmal gebraten, halten sich diese Burger über mehrere Tage im Kühlschrank und sind somit auch ein tolles Gericht zum Vorkochen.

### Wildlachsburger mit Dill

**FÜR 4 PERSONEN**

**2 große Eier**
**3 Dosen Wildlachs (à ca. 140 g), abgetropft**
**50 g Mandelmehl, fein gemahlen**
**1 Biozitrone (Saft und geriebene Schale)**
**5–6 EL frischer Dill, fein gehackt**
**2 EL frischer Schnittlauch, fein geschnitten**
**Salz und frisch gemahlener schwarzer Pfeffer**
**¼ TL Knoblauchpulver**
**75 g griechischer Joghurt**
**2 EL natives Olivenöl extra**
**Zum Servieren:** 4 Burgerbrötchen, Tomatenscheiben, Salatblätter, dünn geschnittene rote Zwiebelringe

Die Eier in eine große Schüssel schlagen. Den Lachs hinzufügen und alles mit einer Gabel klein drücken, bis keine großen Stücke mehr übrig sind.

Das Mandelmehl, die geriebene Zitronenschale, 3–4 Esslöffel Dill, den Schnittlauch, ½ Teelöffel Salz, etwas Pfeffer und das Knoblauchpulver hinzugeben und alles zu einer gleichmäßigen Masse vermischen. Vier etwa 1,2 Zentimeter dicke Burgerpatties formen. Solltest du vorkochen, lassen sie sich so auch gut einfrieren.

In einer anderen Schüssel Joghurt, Zitronensaft, die verbleibenden 2 Esslöffel Dill, 1 Esslöffel Olivenöl, ¼ Teelöffel Salz und eine Prise Pfeffer verrühren.

Den verbleibenden Esslöffel Olivenöl in einer großen Pfanne (Durchmesser ca. 25 cm) auf mittlerer Stufe erhitzen. Die Patties etwa 4 Minuten anbraten, bis sie von beiden Seiten gleichmäßig goldbraun sind.

Die Dillsoße auf der unteren Hälfte des Burgerbrötchens verteilen, obendrauf den Lachsburger und weitere Dillsoße, Tomaten, Salatblätter und Zwiebeln. Die obere Brötchenhälfte auf den Burger legen und servieren.

**Nährwertangaben pro Portion:** 354 Kilokalorien, 30 g Eiweiß, 5 g Kohlenhydrate, 24 g Fett (4,5 g gesättigte), 180 mg Cholesterin, 1 g Zucker, 2 g Ballaststoffe, 446 mg Natrium

**Topnährstoffe:** Selen = 367 %, Omega-3-Fettsäuren (DHA + EPA) = 340 % (1707 mg), Vitamin $B_{12}$ = 122 %, Vitamin $B_6$ = 112 %, Vitamin A = 59 % des Tagesbedarfs

## Soja-Wildlachs-Burger mit Honig

**FÜR 4 STÜCK**

Mjamm! Das beschreibt dieses Rezept ziemlich treffend. Belegt mit Krautsalat und Mayonnaise ist dieser Burger ebenfalls gigantisch, wahlweise auch als Krönung eines Gemüse- oder Reisgerichts.

- 2 große Eier
- 3 Dosen Wildlachs (à ca. 140 g), abgetropft
- ca. 80 g Panko-Semmelbrösel
- 2 EL frischer Koriander, fein gehackt
- 2 Frühlingszwiebeln, gewürfelt
- 1 Stück frischer Ingwer (ca. 2,5 cm), gerieben
- 3 Knoblauchzehen, gerieben
- ca. 2 EL Limettensaft (von 1 großen Limette)
- 2 EL natriumarme Sojasoße
- 1 EL natives Olivenöl extra
- **Zum Anrichten:** 4 Burgerbrötchen, Mayonnaise, 1 große, in dünne Streifen geschnittene Avocado, Salatblätter

Die Eier in eine große Schüssel schlagen. Den Lachs hinzufügen und alles mit einer Gabel klein drücken, bis keine großen Stücke mehr verbleiben.

Panko-Semmelbrösel, Koriander, Frühlingszwiebeln, Ingwer, Knoblauch, Limettensaft und Sojasoße hinzufügen und alles zu einer gleichmäßigen Masse vermischen. Vier etwa 1,2 Zentimeter dicke Burgerpatties formen. Solltest du vorkochen, lassen sie sich so auch gut einfrieren.

Das Olivenöl in einer ca. 25 Zentimeter breiten Pfanne auf mittlerer Stufe erhitzen. Die Patties etwa vier Minuten anbraten, bis sie von beiden Seiten gleichmäßig goldbraun sind.

Beide Brötchenhälften mit Mayonnaise bestreichen und jedes Brötchen mit einem Patty belegen. Das Ganze mit Avocadostreifen und Salatblättern krönen. Die obere Brötchenhälfte auf den Burger legen und servieren.

**Nährwertangaben pro Portion:** 235 Kilokalorien, 28 g Eiweiß, 10 g Kohlenhydrate, 8 g Fett (1,5 g gesättigt), 174 mg Cholesterin, 1 g Zucker, 1 g Ballaststoffe, 298 mg Natrium

**Topnährstoffe:** Selen = 367 %, Omega-3-Fettsäuren (DHA + EPA) = 340 % (1707 mg), Vitamin $B_{12}$ = 122 %, Vitamin $B_6$ = 112 %, Vitamin A = 59 % des Tagesbedarfs

## Garnelenceviche mit Mango und Ingwer

**FÜR 4 PERSONEN**

Hast du Angst, Seafood nicht auf den Punkt genau hinzubekommen? Mit diesem Rezept gelingt es dir garantiert. Ceviche ist ein traditionelles südamerikanisches Gericht, bei dem Fisch mit der Säure von Limettensaft »gekocht« wird. Es kursieren zahlreiche verschiedene Variationen dieser Spezialität. Wenn dich die Vorstellung, ein Fischfilet zubereiten zu müssen, einschüchtert und du Ceviche bereits erfolgreich probiert, aber noch nicht zu Hause zubereitet hast, dann ist dies dein Rezept. Die Anleitung ist auf rohe Garnelen zugeschnitten, doch stattdessen kann man mit vorgekochten wilden Garnelen auch eine Sache von Sekunden daraus machen. Kinder lieben es, und binnen Minuten hast du ein gesundes Fischgericht auf den Tisch gezaubert.

**ca. 180 ml frisch gepresster Limettensaft**
**ca. 60 ml Grapefruitsaft**
**500 g Garnelen aus Wildfang, gehäutet und ausgenommen**
**1 Stück (ca. 2,5 cm) frischer Ingwer, gerieben**
**1 große Mango, gewürfelt**
**1 kleine Paprika, gewürfelt**
**½ Jalapeño, in dünne Ringe geschnitten**

**½ kleine rote Zwiebel, fein gehackt**
**2–3 EL frischer Koriander, fein gehackt**
**Salz**
**1 große Avocado, gewürfelt**
**1 EL natives Olivenöl extra**
**Zum Servieren:** **Kopfsalatblätter, Tortillachips**

Den Limettensaft mit dem Grapefruitsaft mischen und die Saftmischung auf zwei große Schüsseln aufteilen.

Die Garnelen in ca. 0,5 Zentimeter große Stücke schneiden, in eine der Schüsseln geben, darin schwenken und das Ganze anschließend für 20 Minuten in den Kühlschrank stellen. Aber nicht länger. Wenn die Garnelen zu lange »kochen«, werden sie zäh.

Ingwer, Mango, Paprika, Jalapeño, rote Zwiebel, Koriander und ½ Teelöffel Salz in die andere Schüssel geben und alles gut verrühren.

Nach 20 Minuten die Garnelen samt Saft in die andere vorbereitete Schüssel gießen, gut verrühren und mit Salz abschmecken.

Die Ceviche mit den Avocadowürfeln und Olivenöl garnieren. Die Avocado mit einer Prise Salz würzen. Das Ganze mit Kopfsalatblättern und/oder Tortillachips servieren.

**Nährwertangaben pro Portion:** 244 Kilokalorien, 17 g Eiweiß, 24 g Kohlenhydrate, 10,5 g Fett (1,5 g gesättigt), 143 mg Cholesterin, 14 g Zucker, 5 g Ballaststoffe, 348 mg Natrium

**Topnährstoffe:** Vitamin C = 108 %, Vitamin $B_{12}$ = 63 %, Selen = 62 %, Vitamin $B_6$ = 38 %, Omega-3-Fettsäuren (DHA + EPA) = 34 % des Tagesbedarfs

## Fisch-Tacos mit Avocadocreme

**FÜR 4 PERSONEN**

Seafood und Blattgemüse werden oft mit Bohnen als Beilage gegessen. Das komplette Paket erhält man mit Fisch-Tacos. Dieses Gericht wird deinen Fischkonsum von Grund auf revolutionieren. Am Ende ist es dein Taco, und wie du ihn belegst, liegt ganz bei dir. In diesem Rezept wird die klassische Kombination aus Kohl und frittiertem Fisch mit einer köstlichen Avocadocreme aufgepeppt und mit Rucola, Mais, Koriander und Tomaten zu einem sommerlichen Regenbogen-Taco-Traum kombiniert. Weitere schnelle Topping-Alternativen sind Paprikascheiben, Pico de Gallo (eine Salsa aus Tomaten, Zwiebeln und Chilis), eingelegte Jalapeños und Rettich.

**FISCH-TACOS**

240 ml Mineralwasser mit Kohlensäure
ca. 100 g Maniokmehl
2 EL Tapiokamehl oder Maisstärke
Salz
1 TL geräucherte Paprika
1 TL Zwiebelpulver
½ TL Knoblauchpulver
ca. 60 ml neutrales Bratöl, zum Beispiel Avocado-, Traubenkern- oder raffiniertes Kokosöl
ca. 700 g gehäuteter Kabeljau, in ca. 8 cm breite Streifen geschnitten
8 Maismehltortillas
ca. 30 g Babyrucola
Körner von 2 gekochten Maiskolben
1 große Romatomate, gewürfelt
½ kleine weiße Zwiebel, gewürfelt
2–3 EL frischer Koriander, gehackt

**AVOCADOCREME**

1 große Hass-Avocado
75 g griechischer Joghurt
ca. 2 EL Limettensaft (von 1 großen Limette)
Salz
Knoblauchpulver

**Zubereitung Fisch-Tacos**

Mineralwasser, Maniokmehl, Tapiokamehl, Salz, geräucherte Paprika, Zwiebelpulver und etwas Knoblauchpulver in einer großen Schüssel schlagen, bis es sämig ist. Am Ende soll ein lockerer, dünner Teig entstehen, der einen Hauch dicker als Sahne ist.

Das neutrale Öl in einer großen Pfanne auf mittlerer Stufe erhitzen. Wenn du einen Tropfen Wasser hineingibst und es zischt, ist es heiß genug. Nun rund ein Drittel des Fisches in den Teig geben und vorsichtig mit einer Gabel wenden, bis er von allen Seiten ummantelt ist.

Jedes Fischstück mit einer Gabel anheben, überschüssigen Mantelteig abtropfen lassen und in die Pfanne legen. Nicht zu viele gleichzeitig anbraten. Jeden Taco 2 bis 3 Minuten pro Seite anbraten, bis er gleichmäßig goldbraun ist. Dann auf einen mit Papiertüchern ausgelegten Teller legen, Salz darüberstreuen und mit den restlichen Tacos ebenso verfahren.

**Zubereitung Avocadocreme**

Die Avocado, Joghurt, Limettensaft, Salz und Knoblauchpulver in eine Schüssel geben und alles zu einer gleichförmigen Masse zerdrücken. Ein paar Stückchen dürfen ruhig bleiben.

**Zum Anrichten**

Zum Aufwärmen die Tortillas entweder für rund 20 Sekunden pro Seite auf mittlerer Stufe über die offene Flamme eines Gasherdes halten oder den ganzen Stapel mit feuchten Papiertüchern umwickeln und für 25 Sekunden in die Mikrowelle stellen.

Jede Tortilla in der Mitte mit Rucola belegen, dann kommen der frittierte Fisch, die Avocadocreme, Mais, Tomaten, Zwiebeln und Koriander. Und sofort reinbeißen.

**Nährwertangaben pro Portion:** 575 Kilokalorien, 36 g Eiweiß, 53 g Kohlenhydrate, 25,5 g Fett (5 g gesättigt), 83 mg Cholesterin, 5 g Zucker, 8 g Ballaststoffe, 974 mg Natrium

**Topnährstoffe:** Selen = 105 %, Vitamin $B_6$ = 77 %, Omega-3-Fettsäuren (DHA + EPA) = 66 %, Vitamin $B_{12}$ = 63 %, Kalium = 46 % des Tagesbedarfs

## Soba Dashi mit pochiertem Ei

**FÜR 4 PERSONEN**

Bei Dashi handelt es sich um einen traditionellen japanischen Heilsud aus der Kombu-Alge und geräucherten, fermentierten und getrockneten Bonito-Flocken (von der gleichnamigen Thunfischart). Die einfache Brühe kann um eine Reihe pflanzlicher oder fermentierter Lebensmittel und Seafood ergänzt werden. Das macht sie zu einem idealen Mood Food, insbesondere wenn du das Gericht wie im vorliegenden Rezept mit einer Extradosis Cholin und wertvollen Proteinen in Form von Eiern krönst. Ergänze das Dashi mit frischem, knackigem Gemüse oder mische eine große Handvoll Spinat, klein geschnittenen Pak Choi oder Zucchininudeln unter, die du erst in den letzten Minuten mitkochst. Die Eier können einfach in der Brühe pochiert werden, doch du kannst sie natürlich auch extrahart oder weich kochen.

**ca. 1,9 l Wasser**
**2 Blätter Kombu-Algen (à 10 cm)**
**3 EL Bonito-Flocken**
**3 EL natriumarme Sojasoße**
**2 EL Sesamöl**
**2 EL Reisweinessig**
**2 TL Sriracha oder eine andere scharfe Soße**
**ca. 230 g getrocknete Soba-Nudeln**
**4 große Eier**
**ca. 130 g klein geschnittene Karotten**
**ca. 50 g in feine Ringe geschnittene Frühlingszwiebeln**
**ca. 60 g dünn geschnittener Rettich**
**2 TL Sesamsamen**

Wasser, Kombu und Bonito-Flocken in einen großen Suppentopf geben und auf hoher Stufe zum Kochen bringen. Den Topf dann von der Flamme nehmen und die Kombu-Algen und die Bonito-Flocken für 20 bis 30 Minuten einweichen lassen.

Die Brühe durch ein feinmaschiges Sieb über einer großen Schüssel abseihen. Bei Bedarf den Topf ausspülen und die Brühe wieder in den Topf geben.

Die Brühe bei starker Hitze zum Kochen bringen, dann Sojasoße, Sesamöl, Essig und Sriracha einrühren und die Hitze auf mittlere bis niedrige Stufe reduzieren.

Die Nudeln in den Sud rühren und für 1 Minute kochen lassen. Dann beiseitestellen. Die Eier nacheinander in eine kleine Extraschüssel schlagen und dann vorsichtig in die Brühe geben. Den Topf mit einem Deckel schließen und alles für 4 bis 5 Minuten einkochen lassen, bis das Eiweiß verdickt ist, das Eigelb jedoch noch weich.

Eier, Nudeln und Brühe auf 4 Schalen verteilen. Das Soba Dashi mit Karotten, Frühlingszwiebeln, Rettich und Sesam anrichten.

**Nährwertangaben pro Portion:** 371 Kilokalorien, 15 g Eiweiß, 52 g Kohlenhydrate, 12 g Fett (2 g gesättigt), 175 mg Cholesterin, 6 g Zucker, 2 g Ballaststoffe, 423 mg Natrium

**Topnährstoffe:** Vitamin $B_{12}$ = 63 %, Thiamin = 45 %, Vitamin A = 40 %, Cholin = 28 %, Folat = 22 % des Tagesbedarfs

## Gedämpfte Venusmuscheln mit frischen Kräutern und Zitrone

**FÜR 4 PERSONEN**

Venusmuscheln sind ein echtes Superfood und die hochprozentigste Vitamin-$B_{12}$-Quelle überhaupt. Schon seit Jahren kursieren Berichte von einer Art Rauschzustand, nachdem Menschen diese althergebrachte Gehirnnahrung gegessen haben. Ob es nun an den Mineralstoffen oder den B-Vitaminen liegt, das Gehirn jedenfalls scheint sofort auf Venusmuscheln zu reagieren. Ärzte empfehlen für gewöhnlich, sie mit einem guten Baguette zu servieren, das man in die Soße tunkt. Für eine größere Runde kannst du ein kleines Strandpicknick veranstalten, indem du zusätzlich zwei Maiskolben in sechs Stücke aufteilst und 500 Gramm Andouille (eine geräucherte französische Wurst) in dicke Scheiben schneidest und zusammen mit den Venusmuscheln in den Topf wirfst.

**2 EL natives Olivenöl extra**
**1 große Schalotte, gewürfelt**
**4 Knoblauchzehen, in dünne Scheiben geschnitten**
**ca. 2,3 kg Venusmuscheln, am besten die Größe »Littleneck«**
**2 EL ungesalzene Butter**
**Schale und Saft 1 großen Zitrone (rund 3 EL)**
**2 EL frisches Basilikum, fein gehackt**
**2 EL frische Petersilie, fein gehackt**
**2 EL frischer Schnittlauch, fein gehackt**
**rote Paprikaflocken**
**Salz**

Das Olivenöl in einem großen gusseisernen Topf oder irgendeinem anderen großen Topf auf mittlerer Stufe erhitzen. Die Schalottenwürfel und den Knoblauch für 3 bis 4 Minuten anbraten, bis sie weich sind.

Die Venusmuscheln hinzufügen und den Topf mit einem Deckel abdecken. Alles 6 bis 10 Minuten lang kochen lassen, bis die meisten Muscheln sich geöffnet haben. Die offenen Muscheln mit einem Schöpflöffel herausnehmen und in eine Servierschüssel legen, die geschlossenen wegwerfen.

Noch immer auf mittlerer Stufe die Butter, die geriebene Zitronenschale und den Zitronensaft sowie Basilikum, Petersilie, Schnittlauch und etwas rote Paprikaflocken in den Topf geben (der nun voller Muschelsaft ist) und alles für etwa 1 Minute einrühren. Mit Salz abschmecken.

Die Soße über die Muscheln gießen und sofort servieren.

**Nährwertangaben pro Portion:** 335 Kilokalorien, 37 g Eiweiß, 11 g Kohlenhydrate, 15 g Fett (4,5 g gesättigt), 90 mg Cholesterin, 1 g Zucker, 568 mg Natrium

**Topnährstoffe:** Vitamin $B_{12}$ = 1750 %, Vitamin A = 72 %, Eisen = 66 %, Omega-3-Fettsäuren (DHA + EPA) = 40 % (200 mg), Selen = 38 % des Tagesbedarfs

# SEAFOOD

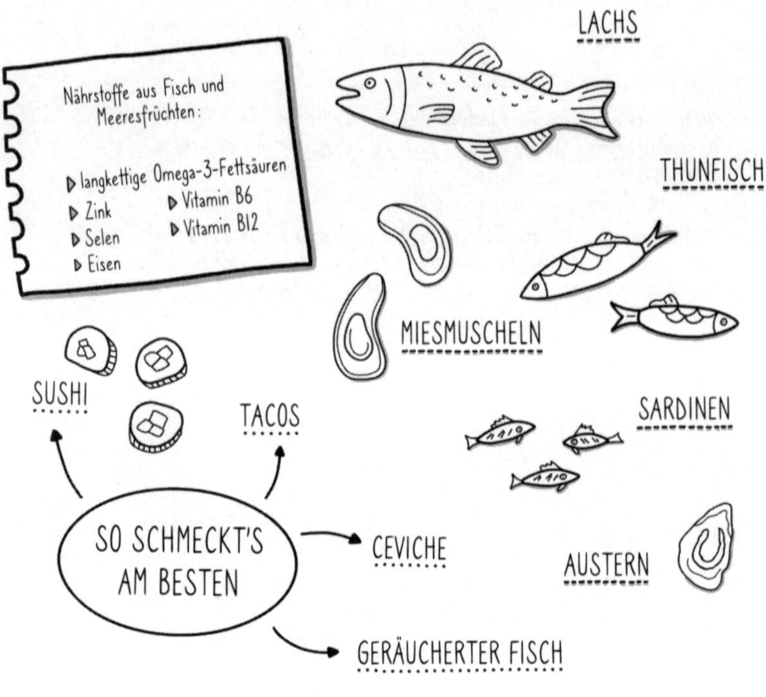
LACHS
Nährstoffe aus Fisch und Meeresfrüchten:
▶ langkettige Omega-3-Fettsäuren
▶ Zink
▶ Selen
▶ Eisen
▶ Vitamin B6
▶ Vitamin B12
THUNFISCH
MIESMUSCHELN
SUSHI
TACOS
SARDINEN
SO SCHMECKT'S AM BESTEN
CEVICHE
AUSTERN
GERÄUCHERTER FISCH

# WOCHENRÜCKBLICK

Lass dir die folgenden Fragen durch den Kopf gehen, bevor du mit Woche 4 fortfährst:

1. Hast du dein Wochenziel erreicht und mindestens zwei bis drei Mahlzeiten mit Seafood gegessen?
2. Feiere deine Erfolge! Was hat dir geholfen, dieses Ziel zu erreichen? Welche Strategien könnten dir in der nächsten Woche dabei helfen?
3. Hast du einige der Rezepte ausprobiert? Was könntest du noch lernen, damit die Zubereitung von Seafood einfacher für dich wird?
4. Was könntest du noch tun, um auch in Zukunft mehr Fisch und Meeresfrüchte zu essen?

# WOCHE 4:

## Nüsse, Bohnen und Saaten

Diese Gehirnnahrungskategorie ist in der durchschnittlichen Ernährung für gewöhnlich unterrepräsentiert. Zu schade, denn diese Lebensmittel sind nicht nur tolle Lieferanten ein paar zusätzlicher Ballaststoffe, sondern versorgen dich auch mit wichtigen Phytonährstoffen und pflanzlichen Proteinen. Was hat diese Kategorie noch zu bieten? Man kann sie kinderleicht in die Ernährung integrieren. Ersetze deine üblichen zuckerhaltigen oder salzigen Nachmittagssnacks durch eine Handvoll naturbelassener Mandeln. Auf diese Weise stillst du nicht nur deinen Hunger, sondern bringst auch dein Gehirn auf Hochtouren. Gib außerdem eine Handvoll Bohnen oder Kürbiskerne in deine Lieblingssalate oder -suppen. Versuch's mit einer Portion Walnüsse oder Cashewkerne in deinen Smoothies für ein unerwartet cremiges Erlebnis – und einen Extrashot pflanzliches Protein. Wenn es darum geht, wie du diese Lebensmittelkategorie für mehr Nährstoffdichte in deinen Mahlzeiten einsetzen kannst, sind deiner Phantasie keine Grenzen gesetzt.

Wenn du dir vor Augen führst, welche Möglichkeiten es gibt, Nüsse, Saaten und Hülsenfrüchte in Mahlzeiten unterzubringen, wird dir möglicherweise auffallen, dass du bereits zwischen mehreren Lieblingsgerichten wählen kannst. Wer genießt an einem kalten Wintertag nicht eine heiße, nahrhafte Linsensuppe? Oder einen leckeren Hummusdip mit frischem Gemüse oder Vollkornkräckern? Genau wie Blattgemüse können Nüsse, Bohnen und Saaten deinen Leibspeisen das gewisse Etwas verleihen. Versuche **täglich mindestens eine kleine Handvoll Nüsse, Bohnen und Saaten** zu deinen Mahlzeiten hinzuzufügen oder als kleinen Snack zwischendurch zu genießen.

### So legst du los

Wenn du dir deine Ernährungseinschätzung noch einmal ansiehst, fällt dir vielleicht auf, dass du nicht viele Nüsse, Bohnen und Saaten verzehrst. Damit stehst du nicht alleine da. Doch wie schon gesagt sind diese Lebensmittel mit Leichtigkeit als kleiner Snack oder Zusatz zu deinen Lieblingsgerichten in deinen Alltag zu integrieren. Außerdem lässt sich damit auch aufkommender Heißhunger auf Süßes stillen. Probier doch mal die Buchweizen-Kakao-Pancakes (Seite 294) oder die Schoko-Gehirntrüffel (Seite 301). Auf diese Weise nimmst du gehirngesunde Lebensmittel aus dieser Kategorie zu dir und belohnst dich zugleich mit einer leckeren Süßspeise.

### Tipps und Tricks

Wahrscheinlich hast du ohnehin schon dein Lieblingsrezept für eine Suppe oder ein Chili, das nur so nach Bohnen schreit. Statt lediglich bei einer Sorte zu bleiben, versuch's mal mit einer größeren Auswahl: Allein aus Bohnen lässt sich problemlos ein Regenbogen bilden.

Nüsse sind ein toller Snack für zwischendurch. Es ist ratsam, am Nachmittag stets eine Auswahl an unbehandelten Nüssen in Reichweite zu haben, um kleine Hungergefühle zwischen den Mahlzeiten zu überbrücken. Außerdem machen sie sich gut in Salaten, Suppen und anderen Gerichten. Bevor du dichs versiehst, wirst du sie nach Lust und Laune in deine Lieblingsgerichte werfen.

### Herausforderungen

Viele Leute haben wegen des hohen Fett- und Kaloriengehalts von Nüssen Bedenken. Doch vergiss nicht: Kleine Dinge können viel bewirken – und unbehandelte Cashewkerne, Mandeln oder Walnüsse im Haus zu haben ist der beste Weg, um das Energielevel ohne zu viel Fett oder Salz den ganzen Tag über hoch zu halten.

## Buchweizen-Kakao-Pancakes mit Himbeerkompott

**ERGIBT 12 PANCAKES**

Pancakes sind ein simples Gericht, und dieses Rezept gibt auch noch Energie und regt deine Stimmung an. Mit vielen Ballaststoffen und Magnesium fördern die Pancakes die Darmflora und sind gut für deine mentale Gesundheit. Indem du Kakaonibs verwendest, bekommst du alle Vorteile von Schokolade, nicht aber die Probleme des Zuckers. Stattdessen liefert die Banane Süße und Kalium. Buchweizenmehl ist glutenfrei und enthält zehnmal mehr Magnesium als Weißmehl. Für eine vegane Version dieses Rezepts nimm einfach deine Lieblingsmilchalternative und statt des echten ein »Leinsamen-Ei«: einfach einen Teelöffel geschrotete Leinsamen mit 2½ Esslöffeln Wasser verquirlen und 5 Minuten eindicken lassen.

**KOMPOTT**

**250 g frische oder gefrorene Himbeeren**
**1 EL Zitronensaft**
**1 EL Ahornsirup**
**¼ TL reines Vanilleextrakt**
**2 TL Chiasamen**

**PANCAKES**

**1 reife Banane**
**240 ml Vollmilch**
**1 EL Zitronensaft**
**1 EL Ahornsirup plus etwas zum Anrichten**
**1 EL Avocado- oder Kokosöl plus etwas zum Kochen**
**1 großes Ei, geschlagen**
**1 TL reines Vanilleextrakt**
**170 g Buchweizenmehl**
**1 TL Backpulver**
**Salz**
**60 g Kakaonibs**
**optional: Weidelandbutter**

Mach dich zunächst an das Kompott. Dafür Himbeeren, Zitronensaft, Ahornsirup und Vanilleextrakt in einen kleinen Topf geben und auf mittlerer bis hoher Stufe zum Kochen bringen. Oft umrühren. Die Herdplatte auf mittlere bis niedrige Stufe herunterschalten und weiterhin mit einem Schneebesen umrühren. Wenn das Kompott etwa die Hälfte an Flüssigkeit verloren hat und relativ dickflüssig ist, die Chiasamen unterrühren und zum Abkühlen beiseitestellen.

Die Banane gründlich in einer mittelgroßen Schüssel zerdrücken. Die Milch und den Zitronensaft hineinrühren und das Ganze für mindestens 10 Minuten eindicken lassen. So entsteht deine ganz persönliche Buttermilch. (Alternativ einfach 240 ml Buttermilch verwenden und den Zitronensaft weglassen.)

Ahornsirup, Avocadoöl, das geschlagene Ei und den Vanilleextrakt unter die Milchmixtur rühren.

In einer Extraschüssel Buchweizenmehl, Backpulver und Salz vermischen.

Dann die flüssigen in die trockenen Zutaten einarbeiten, bis ein Teig entsteht. Doch Vorsicht: nicht zu lange kneten, sonst werden die Pancakes zäh! Den Teig für mindestens 5 Minuten ruhen lassen.

Eine große Pfanne auf mittlerer Stufe erhitzen. Einen Esslöffel Avocadoöl hineingeben und die Pfanne schwenken, bis der gesamte Boden mit Öl bedeckt ist. Eine Kelle Pancaketeig hineingießen und Kakaonibs darüberstreuen.

Die Pancakes wenden, wenn sie nach 3 bis 4 Minuten Blasen werfen und platzen. Die zweite Seite rund 1 bis 2 Minuten backen, bis sie ebenfalls goldbraun ist. Den Vorgang wiederholen, bis der gesamte Teig aufgebraucht ist.

Die Pancakes mit Himbeerkompott garnieren und nach Belieben mit Ahornsirup und Butter servieren.

**Nährwertangaben pro Portion:** 350 Kilokalorien, 8 g Eiweiß, 41 g Kohlenhydrate, 16,5 g Fett (8 g gesättigt), 51 mg Cholesterin, 10 g Zucker, 11 g Ballaststoffe, 286 mg Natrium

**Topnährstoffe:** Magnesium = 34 %, Vitamin $B_{12}$ = 21 %, Vitamin A = 8 %, Eisen = 6 %, Vitamin C = 6 % des Tagesbedarfs

## Kokos-Ingwer-Linsensuppe

**FÜR 4 PERSONEN**

Als ausgezeichnete Quelle für Folat, Ballaststoffe und pflanzliches Eiweiß sind Linsen ein Eckpfeiler deiner Ernährung für mehr innere Balance. Die Kombination verschiedener wichtiger Lebensmittelkategorien wie Linsen mit Spinat im vorliegenden Rezept verspricht stets eine hohe Nährstoffdichte. Ingwer und Kurkuma sind eng verwandte Pflanzen mit einer ganzen Reihe entzündungshemmender Phytonährstoffe, einschließlich des in Kurkuma enthaltenen Curcumins. Bei meiner Familie steht Linsensuppe jede Woche auf dem Speiseplan, oft als vegetarisches Rezept mit Gemüsebrühe oder sogar einfach nur auf Wasserbasis zubereitet.

**1 EL Kokosöl**
**1 große rote Paprika, gewürfelt**
**1 mittelgroße gelbe Zwiebel, gewürfelt**
**200 g Linsen, ungekocht**
**4 Knoblauchzehen, gerieben**
**1 Stück Ingwer (ca. 5 cm), geschält und gerieben**
**½ TL Kurkuma, gemahlen**
**½ TL Paprikapulver**
**¼ TL rote Paprikaflocken**
**ca. 700 ml Hühner- oder Fleischbrühe**
**1 Dose Tomaten (400 g), gestückelt**
**1 Dose ungesüßte Kokosmilch (400 ml)**
**Salz**
**100–115 g Spinat, geschnitten**
**2 EL frisches Basilikum, fein gehackt, zusätzliche Blätter zum Garnieren**
**ca. 3 EL Zitronensaft (von 1 großen Zitrone)**
**Optional: Naturjoghurt als Topping**

Das Kokosöl in einem großen, schweren Topf auf mittlerer Stufe erhitzen. Die Paprika und die Zwiebel hinzufügen und etwa 3 bis 4 Minuten anbraten, bis sie weich sind. Dann Linsen, Knoblauch, Ingwer, Kurkuma und rote Paprikaflocken hinzugeben und 1 weitere Minute köcheln lassen.

Brühe, Tomaten, Kokosmilch und einen Teelöffel Salz hineinrühren und alles aufkochen lassen. Die Hitze dann wieder auf mittlere bis niedrige Stufe herunterschalten und die Suppe 20 bis 25 Minuten köcheln lassen, bis die Linsen gar sind.

Spinat und Basilikum hineinrühren, bis die Blätter zusammenfallen. Abschließend die Suppe nach Belieben mit Salz abschmecken, den Zitronensaft erst kurz vor dem Servieren dazugeben. Mit Basilikumblättern und Joghurt anrichten.

**Nährwertangaben pro Portion:** 303 Kilokalorien, 15 g Eiweiß, 47 g Kohlenhydrate, 7 g Fett (4,5 g gesättigt), 4 mg Cholesterin, 7 g Zucker, 10 g Ballaststoffe, 931 mg Natrium

**Topnährstoffe:** Vitamin C = 111 %, Folat = 46 %, Vitamin $B_6$ = 36 %, Zink = 31 %, Thiamin = 31 %, Eisen = 28 % des Tagesbedarfs

## Cassoulet mit Pilzen und Hähnchen

**FÜR 6 PERSONEN**

Cassoulet ist super zum Vorkochen geeignet und zudem eine Mahlzeit, die ohne viel Abwasch reichlich Gehirnnahrung liefert. Dieses französische Eintopfgericht mit Bohnen, Hähnchen und Pilzen ist dank der in den Bohnen und Pilzen enthaltenen Ballaststoffe besonders wohltuend und sättigend. Genau wie Bohnen sind Pilze ein viel zu wenig geschätztes gehirngesundes Lebensmittel, das große Mengen an Ballaststoffen, Kalium und einzigartige Phytonährstoffe liefert, von denen einige bereits ins Blickfeld der Forschung gerückt sind. Die Kürbiskern-Pecorino-Croûtons verleihen dem Gericht eine köstlich pikante Note und eine zusätzliche Prise Zink und Magnesium. (Wenn die Croûtons deinen Geschmack treffen, versuche sie auch zu dem Caesar's Salad mit Grünkohl, Seite 248). Für einen vegetarischen Cassoulet kannst du anstelle des Hähnchens einfach die Menge an Bohnen und Pilzen verdoppeln. Für eine noch reichhaltigere Variante empfehle ich, die Suppe mit einem halben Pfund italienischer Wurst zuzubereiten.

**1 EL Olivenöl**
**500 g Hähnchenfleisch ohne Haut und Knochen, in ca. 2,5 cm große Würfel geschnitten**
**Salz und frisch gemahlener schwarzer Pfeffer**
**1 Schalotte, gewürfelt**
**ca. 230 g Austernpilze, grob geschnitten**
**2 große Karotten, gewürfelt**
**6 Knoblauchzehen, klein geschnitten**
**2 Dosen Tomaten (à 400 g), gestückelt**
**1 Dose oder Glas dicke weiße Bohnen (425 g), abgetropft und abgespült**
**4 Thymianzweige**
**1 Lorbeerblatt**
**½ TL getrockneter Oregano**
**¼ TL rote Paprikaflocken**
**2–3 EL Petersilienblätter, fein gehackt**
**4 EL ungesalzene Butter**
**ca. 160 g Panko-Semmelbrösel**
**60 g Kürbiskerne, fein gehackt**
**50 g Pecorino, gerieben**

Das Olivenöl in einer ofenfesten Pfanne (am besten gusseisern, Durchmesser ca. 25 cm) auf mittlerer Stufe erhitzen.

Die Hähnchenwürfel mit 1 Teelöffel Salz und ¼ Teelöffel Pfeffer würzen. Von jeder Seite für 3 Minuten anbraten und dann auf einen Teller legen. Es macht nichts, wenn die Hähnchenwürfel noch nicht vollkommen durch sind.

Schalottenwürfel, Pilze und Karotten in die Pfanne geben und alles 7 bis 9 Minuten anbraten, bis die Pilze keine Flüssigkeit mehr abgeben. Den Knoblauch hinzugeben und alles unter ständigem Wenden weitere 30 Sekunden braten.

Tomaten, Bohnen, das vorgebratene Hähnchen, Thymianzweige, das Lorbeerblatt, Oregano, rote Paprikaflocken und ½ Teelöffel Salz unterheben. Die Herdplatte auf mittlere bis niedrige Stufe herunterschalten und den Cassoulet 10 Minuten unter vielem Rühren vor sich hin köcheln lassen, bis alle überschüssige Flüssigkeit verdampft ist. Die Petersilie untermischen und dann die Pfanne von der Herdplatte nehmen. Mit einem Pfannenwender die Oberfläche glätten.

Unterdessen die Butter in einem kleinen Topf auf mittlerer Stufe schmelzen. Die Semmelbrösel, Kürbiskerne und ¼ Teelöffel Salz hinzufügen und alles vermengen. Dann den Käse einrühren, bis er geschmolzen ist und sich mit den Croûtons verbunden hat.

Die Croûtons über den Cassoulet streuen und die Pfanne in den Ofen stellen. 20 bis 25 Minuten backen, bis die Croûtons goldbraun sind.

Den Cassoulet zunächst mehrere Minuten abkühlen lassen. Zuletzt die Thymianzweige und das Lorbeerblatt entfernen. Nun ist er bereit zum Servieren.

**Nährwertgehalt pro Portion:** 619 Kilokalorien, 48 g Eiweiß, 53 g Kohlenhydrate, 25 g Fett (11,5 g gesättigt), 110 mg Cholesterin, 7 g Zucker, 11 g Ballaststoffe, 746 mg Natrium

**Topnährstoffe:** Vitamin A = 65 %, Vitamin C = 39 %, Folat = 32 %, Thiamin = 25 %, Vitamin $B_6$ = 25 %, Kalium = 22 % des Tagesbedarfs

## Hummus aus roten Bohnen

**FÜR 4 PERSONEN**

Bohnen sind gut für deinen Geldbeutel und aufgrund einer Kombination aus B-Vitaminen, Eiweiß, Magnesium und die Darmflora nährenden Ballaststoffen zudem ausgezeichnet für deine Gehirngesundheit. Du kannst entweder getrocknete Bohnen kochen, indem du sie einweichst und dann auf den Herd stellst, oder aber mit einem Dampfkochtopf arbeiten, oder du greifst zu Biobohnen aus der Dose. In diesem Rezept werden rote Kidneybohnen verwendet, doch hinsichtlich der Bohnenart sind dir keine Grenzen gesetzt – das Rezept funktioniert auch mit schwarzen Bohnen, weißen Cannellini oder ganz klassisch mit Kichererbsen. Den rohen Knoblauch während der Vorbereitung in Zitronensaft einlegen, das nimmt ihm etwas Biss. Für den Extrakick füge noch etwas Cayennepfeffer hinzu.

**60 ml frischer Zitronensaft**
**1 Knoblauchzehe, geschält**
**ca. 340 g Kidneybohnen, gekocht**
**ca. 60 g Tahin**
**1 TL geriebene Zitronenschale**
**Salz**
**¼ TL Kurkuma, gemahlen**
**1 EL natives Olivenöl extra**
**1 EL Kürbiskerne, gehackt**

Den Zitronensaft und den Knoblauch mit einer Küchenmaschine mixen und anschließend 10 Minuten ruhen lassen.

Kidneybohnen, Tahin, Zitronenschale, Salz und Kurkuma hinzufügen und alles rund 20 Sekunden lang zu einer gleichmäßigen Masse mixen. Wenn nötig, hin und wieder einen Esslöffel Wasser hinzufügen, bis der Hummus die bevorzugte Konsistenz erreicht.

Den Hummus in eine Schale geben und mit Olivenöl beträufeln. Dann Kürbiskerne darüberstreuen und mit knackigen Gemüsestreifen wie Sellerie und Karotten oder deinen Lieblingsvollkornkräckern mit Körnern genießen.

**Nährwertangabe pro Portion:** 227 Kilokalorien, 9 g Eiweiß, 19 g Kohlenhydrate, 14 g Fett (2 g gesättigt), 0 Cholesterin, 2 g Zucker, 8 g Ballaststoffe, 254 mg Natrium

**Topnährstoffe:** Folat = 34 %, Magnesium = 26 %, Zink = 25 %, Eisen = 21 %, Kalium = 11 % des Tagesbedarfs

## Schoko-Trüffel-Turbos fürs Gehirn

**ERGIBT 24 STÜCK**

Um Süßigkeiten und Mogeleien rund um deinen Heißhunger auf Zucker hinter dir zu lassen, ist es wichtig, dass du deine Beziehung zu dunkler Schokolade pflegst. Wie du auf Seite 161 gelernt hast, ist dunkle Schokolade aufgrund ihrer Flavanole, Ballaststoffe und Mineralstoffe ein wahres Wundermittel fürs Gehirn. Diese Trüffeln fördern deine Gehirngesundheit noch zusätzlich durch Nüsse, Saaten und Vollkorngetreide – echte Turbos eben. Für welche Mischung aus Nussmus und Saaten du dich entscheidest, liegt ganz bei dir. Ich persönlich mag gern Mandelmus und gehackte Pistazien oder Erdnussmus und Pekannüsse. Wenn dein Gehirn nach mehr Kakao verlangt, kannst du die Trüffeln in geschmolzene Schokolade tauchen oder in Kakaopulver wälzen. Menschen mit Nussallergien können statt Nussmus Sonnenblumenmus verwenden.

**ca. 40 g Haferflocken**
**ca. 40 g ungesüßte Kokosflocken**
**2 EL Hanfsamen**
**2 EL Chiasamen**
**Salz**
**340 g Medjoul-Datteln (ca. 20 Stück), entkernt**
**225 g Cashewmus**
**1 TL Vanilleextrakt**
**ca. 40 g dunkle Schokolade**
**60 g Kakaonibs**

Haferflocken, Kokosflocken, Hanfsamen, Chiasamen und eine Prise Salz in eine Küchenmaschine geben und alles mixen, bis es fein gemahlen ist. Dann Datteln, Cashewmus und Vanilleextrakt hinzufügen und alles vermengen, bis der Inhalt einen Klumpen zu formen beginnt.

Nun die Schokolade und die Kakaonibs hinzufügen und 15- bis 20-mal Vollgas geben, bis die Schokolade zerkleinert ist und sich gut im Teig verteilt hat.

Aus dem Teig esslöffelgroße Kugeln formen.

Die Teigkugeln auf ein mit Backpapier ausgelegtes Backblech geben und einfrieren, bis sie hart sind (rund 1 Stunde). Dann in einen Aufbewahrungsbehälter legen und in den Kühlschrank stellen.

Vor dem Verzehr für einige Minuten bei Raumtemperatur aufwärmen.

**Nährwertangaben pro Portion (2 Trüffeln):** 284 Kilokalorien, 4 g Eiweiß, 34 g Kohlenhydrate, 16 g Fett (6 g gesättigt), 0 Cholesterin, 22 g Zucker, 6 g Ballaststoffe, 70 mg Natrium

**Topnährstoffe:** Magnesium = 37 %, Zink = 19 %, Eisen = 16 %, Kalium = 9 %, Selen = 6 % des Tagesbedarfs

# NÜSSE, BOHNEN UND SAATEN

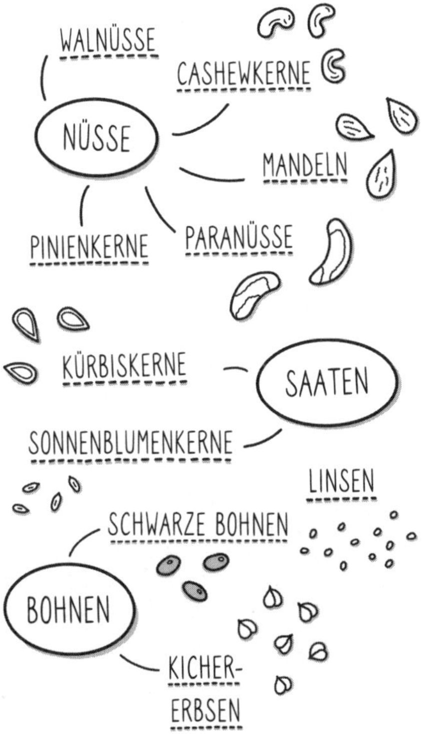


Nährstoffe in Nüssen, Bohnen und Saaten:

- ☐ Magnesium
- ☐ Ballaststoffe
- ☐ Ölsäure
- ☐ Phytonährstoffe
- ☐ Zink
- ☐ Eisen
- ☐ Vitamin B6

Nüsse und Saaten peppen Smoothies und Salate auf.

*

Nüsse sind ein toller Snack für unterwegs.

*

Bohnen passen perfekt zu Suppen und Eintöpfen.

# WOCHENRÜCKBLICK

Lass dir die folgenden Fragen durch den Kopf gehen, bevor du mit Woche 5 fortfährst:

1. Hast du dein Wochenziel erreicht und jeden Tag mindestens eine Portion Nüsse, Bohnen oder Saaten gegessen?
2. Feiere deine Erfolge! Was hat dir geholfen, dieses Ziel zu erreichen? Welche Strategien könnten dir in der nächsten Woche dabei helfen?
3. Hast du einige der Rezepte ausprobiert? Was könntest du noch lernen, um in Zukunft regelmäßiger Nüsse, Bohnen und Saaten zu essen?
4. Was könntest du noch tun, um deine Mahlzeiten auch in Zukunft mit mehr Nüssen, Bohnen und Saaten aufzupeppen?

# WOCHE 5:
## Gute Darmbakterien

In den vergangenen vier Wochen hast du mehr Lebensmittel in deinen Speiseplan eingebaut, die deine Darmflora durch wichtige Ballaststoffe unterstützen. Doch um den Darm kontinuierlich mit guten Bakterien zu bevölkern, sollten auch fermentierte Lebensmittel nicht fehlen. Das gelingt am besten mit Lebendkulturen wie Kefir, Naturjoghurt, Miso, Kombucha und Sauerkraut.

Während viele Lebendkulturen in anderen Kulturkreisen zu den Grundnahrungsmitteln zählen, finden fermentierte Lebensmittel in der traditionellen westlichen Ernährung wenig Beachtung. Gut möglich, dass du bisher kaum mit ihnen in Berührung gekommen bist. Das macht nichts. Nun hast du die Chance, leckere Wege zu finden, um **jede Woche drei bis fünf Portionen fermentierte Lebensmittel** für deine Darmflora zu verzehren – und natürlich für dein Gehirn.

### So legst du los

Gibt es bereits fermentierte Lebensmittel, die du gern magst? Wenn ja, welche? Welche Möglichkeiten gibt es, deine klassischen Milchprodukte durch natürlichen Vollfettkefir oder Naturjoghurt zu ersetzen? Der Schoko-Erdnussmus-Smoothie (Seite 306) ist ein sehr leckerer Anfang. Und wer könnte zu einem schön gegrillten Käsesandwich mit Schinken schon nein sagen? Einfach ein bisschen Sauerkraut mit hineinlegen, schon hast du es in eine gehirngesunde Mahlzeit verwandelt.

**Tipps und Tricks**

Kefir und Joghurt lassen sich mit Leichtigkeit unter Frühstückssmoothies mischen. Aber Misosuppe, wie die Variante mit Butternusskürbis auf Seite 309, oder gebratene Schweinekoteletts mit Sauerkraut (Seite 311) sind ebenfalls gute Wege, sich dieser Lebensmittelkategorie hinzugeben.

**Herausforderungen**

Gewohnheiten stellen gewöhnlich das größte Hindernis dar, um in dieser Lebensmittelkategorie Fuß zu fassen. Du solltest sicherstellen, dass du dich nicht aus Versehen mit fermentierten Lebensmitteln eindeckst, die voller Zucker und anderer Zusatzstoffe sowie Konservierungsmittel stecken. Und achte darauf, auch wirklich fermentierte Lebensmittel mit Lebendkulturen zu kaufen. Die findest du nur im Kühlregal, ganz im Gegensatz zu den eingelegten Produkten im Glas, die lediglich durch Essig haltbar gemacht werden.

Achte außerdem darauf, dass Kefir und Joghurt keine Zuckerzusätze und den vollen Fettgehalt aufweisen. Du kannst immer noch nach eigenem Belieben mit Honig, Beeren oder ein wenig dunkler Schokolade nachsüßen.

## Schoko-Erdnussmus-Smoothie

**ERGIBT 1 SMOOTHIE**

Gegen Depressionen und Angststörungen zu essen bedeutet, mehr Bohnen und Hülsenfrüchte zu verzehren – zum Beispiel Kakaobohnen und Erdnussmus. Smoothies sind hervorragende Hirnnahrung, wenn man wenig Appetit hat oder die Motivation zum Kochen fehlt. Wenn dir die Säure des Kefirs trotz der Banane noch zu dominant ist, kannst du zusätzlich eine Dattel oder ein bisschen Honig hineingeben. Dieses Rezept funktioniert übrigens

# HEALTHY-BRAIN-SMOOTHIE

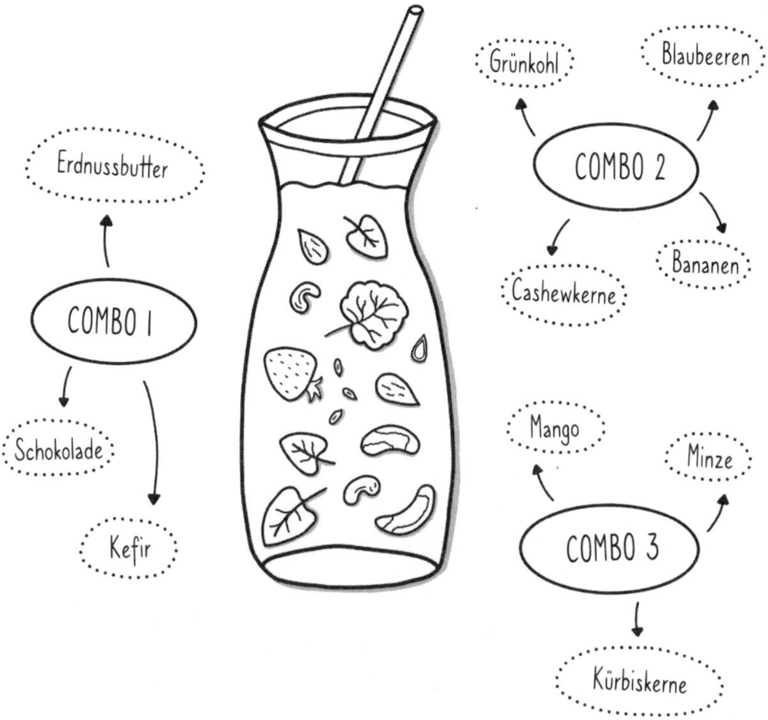

auch wunderbar mit Joghurt – gieße in diesem Fall etwas Flüssigkeit hinzu, um die gewünschte Konsistenz zu erhalten. Wenn du vergessen hast, eine Banane einzufrieren, mische einfach eine Handvoll Eiswürfel darunter.

**180 g Kefir**
**60 ml Wasser**
**30 g frischer Spinat**
**1 gefrorene Banane in Scheiben**
**2 EL Kakaopulver**
**2 EL Erdnussmus**
**2 Paranüsse**
**¼ TL Mandelextrakt**
**1 TL Kakaonibs zum Anrichten**

Die Zutaten in folgender Reihenfolge in einen starken Mixer geben: Kefir, Wasser, Spinat, Banane, Kakaopulver, Erdnussmus, Paranüsse und Mandelextrakt. 30 bis 45 Sekunden lang mixen, bis alle Zutaten im Smoothie aufgegangen sind. Den Inhalt in ein Glas gießen, mit Kakaonibs anrichten und sofort verzehren.

**Nährwertangaben pro Portion:** 515 Kilokalorien, 19 g Eiweiß, 56 g Kohlenhydrate, 24,5 g Fett (5 g gesättigt), 9 mg Cholesterin, 30 g Zucker, 9 g Ballaststoffe, 229 mg Natrium

**Topnährstoffe:** Selen = 283 %, Magnesium = 64 %, Kalium = 27 %, Vitamin A = 65 %, Vitamin $B_{12}$ = 23 % des Tagesbedarfs

## Kefir-Beeren-Smoothie

**ERGIBT 1 SMOOTHIE**

Beeren haben nicht umsonst den Ruf, eine hervorragende Hirnnahrung zu sein. Diese Früchte weisen einen niedrigen glykämischen Index auf (d. h. sie erhöhen den Blutzuckerspiegel nur wenig) und stecken voller Phytonährstoffe, die im Zusammenhang mit einer verbesserten Gehirngesundheit stehen. Und während den Beeren an dieser Stelle der Titel gewidmet ist, sind die Nüsse und Saaten die geheimen All-Stars dieses Smoothies. Sie liefern Ballaststoffe und langsame Kohlenhydrate, die den Fruchtzucker der Beeren ausbalancieren. Kefir enthält viele KBEs (koloniebildende Einheiten) guter Bakterien, die wichtig für eine gesunde Darmflora sind, Entzündungen hemmen und die mentale Fitness steigern.

**180 g Kefir**
**ca. 90 g weiße Bohnen**
**80 ml Wasser**
**260 g gefrorene Beeren**
**½ große Banane**
**15 g geschnittener Spinat**
**2 EL ungesalzene Mandeln**
**2 EL ungesalzene Kürbiskerne**

Die Zutaten in folgender Reihenfolge in einen starken Mixer geben: Kefir, Bohnen, Wasser, Beeren, Banane, Spinat, Mandeln und Kürbiskerne. 30 bis 45 Sekunden lang mixen, bis alle Zutaten im Smoothie aufgegangen sind. Den Inhalt in ein Glas gießen und sofort verzehren.

**Nährwertangaben pro Portion:** 461 Kilokalorien, 19 g Eiweiß, 64 g Kohlenhydrate, 18 g Fett (3 g gesättigt), 9 mg Cholesterin, 36 g Zucker, 14 g Ballaststoffe, 96 mg Natrium

**Topnährstoffe:** Magnesium = 96 %, Vitamin A = 70 %, Folat = 45 %, Kalium = 32 %, Vitamin C = 25 % des Tagesbedarfs

## Miso-Butternusskürbis-Suppe

**FÜR 4 PERSONEN**

Suppen bilden einen zentralen Bestandteil von Mood Food. An sich bereits nährstoffreich, wohltuend und beruhigend, peppen wir diese Kürbissuppe zusätzlich noch mit Miso, einer fermentierten Sojabohnenpaste auf, die das Gericht um zusätzliches Protein, Ballaststoffe und gute Bakterien erweitert. Du hast keinen

Pürierstab? Kein Problem. Warte einfach ab, bis die Suppe gut abgekühlt ist, fülle sie dann portionsweise in deinen Mixer um und püriere sie auf diese Weise.

**2 EL Kokosöl oder Olivenöl**
**1 mittelgroße gelbe Zwiebel, grob gehackt**
**4 Knoblauchzehen, klein gehackt**
**1,25 kg Butternusskürbis (entspricht etwa einem mittelgroßen Kürbis), grob geschnitten**
**1,2–1,4 l natriumarme Gemüsebrühe**
**40 g Cashewkerne**
**2 EL Sojasoße**
**Salz**
**70 g weiße Misopaste**
**ca. 2 EL Limettensaft (von 1 großen Limette)**

Das Öl in einem großen, schweren Topf auf mittlerer Stufe erhitzen. Die Zwiebel hinzufügen und 3 bis 4 Minuten anbraten, bis sie weich ist. Dann den Knoblauch hinzufügen und alles 1 weitere Minute anbraten.

Nun die Kürbisstücke, rund 1,2 Liter Gemüsebrühe, Cashewkerne, Sojasoße und ½ Teelöffel Salz hineingeben. Auf höchster Stufe aufkochen lassen, dann wieder auf mittlere bis niedrige Stufe herunterschalten und unter einem Deckel 20 bis 30 Minuten köcheln lassen, bis der Kürbis weich ist.

Den Topf vom Herd nehmen, die Misopaste und den Limettensaft hineinrühren und die Suppe mit einem Pürierstab bearbeiten, bis keine Stückchen mehr übrig sind. Um die gewünschte Konsistenz zu erhalten, nach Belieben mehr Brühe hinzufügen.

**Nährwertangaben pro Portion:** 284 Kilokalorien, 6 g Eiweiß, 46 g Kohlenhydrate, 10,5 g Fett (6 g gesättigt), 0 Cholesterin, 12 g Zucker, 7 g Ballaststoffe, 1064 mg Natrium

**Topnährstoffe:** Vitamin A = 215 %, Vitamin C = 87 %, Kalium = 23 %, Thiamin = 27 %, Vitamin $B_6$ = 39 % des Tagesbedarfs

## Schweinekoteletts auf Pflaumen und roten Zwiebeln in einer Pfanne

**FÜR 4 PERSONEN**

Schweinefleisch und Sauerkraut sind ein klassisches Paar, und dieses Gericht, das mit lediglich einer Pfanne auskommt, stellt eine wohltuende Geschmacksexplosion voll Thiamin, Zink und Vitamin $B_{12}$ dar. Dabei werden die Pflaumen und roten Zwiebeln zu einer köstlichen Grundlage eingekocht. Solltest du eines Abends besonders hungrig sein, kannst du die Koteletts um eine Beilage aus braunem Reis oder Farro ergänzen. Dieses Rezept ist lediglich ein Vorschlag – benutze einfach, was du gerade im Haus hast. Gelbe Zwiebeln funktionieren ebenso gut wie rote, und statt der Pflaumen kannst du auch eine beliebige andere Steinfrucht nehmen. Vergiss nur nicht das Sauerkraut, denn es gleicht die Süße der Pflaumenmischung aus und liefert jede Menge guter Bakterien. Halte nach regionalem Weidelandfleisch Ausschau.

**4 Schweinekoteletts ohne Knochen (ca. 4 cm dick)**
**Salz und frisch gemahlener schwarzer Pfeffer**
**2 EL Olivenöl**
**1 große rote Zwiebel, in breite Ringe geschnitten**
**4 große Knoblauchzehen, dünn geschnitten**
**4 große Pflaumen, breit geschnitten**
**1 EL Apfelessig**
**1 EL ungesalzene Butter**
**2 TL Dijonsenf, plus etwas mehr zum Anrichten**
**70 g Sauerkraut**

Die Schweinekoteletts großzügig (viel mehr, als man denken würde!) mit Salz und Pfeffer würzen und 30 Minuten bei Raumtemperatur ruhen lassen.

Eine Pfanne (am besten gusseisern, Durchmesser ca. 25 cm) mehrere Minuten erhitzen. 1 Esslöffel Olivenöl hineingeben und

30 Sekunden warten. Die Dunstabzugshaube einschalten, denn Schweinekoteletts sind eine rauchige Angelegenheit. Die Koteletts von jeder Seite 3 Minuten lang anbraten oder bis dein Thermometer 57 °C anzeigt. Wenn beide Seiten rosig sind, das Kotelett erneut wenden und jede Seite weitere 30 Sekunden anbraten. Dann die Koteletts auf eine Anrichteplatte legen und die Hitze auf mittlere Stufe herunterschalten.

Wenn die Pfanne ein paar Minuten lang abgekühlt ist, den zweiten Esslöffel Olivenöl hinzufügen, dann die rote Zwiebel und den Knoblauch. Mit Salz und Pfeffer würzen und unter regelmäßigem Umrühren 5 Minuten anbraten, bis die Zwiebeln weich, aber noch nicht völlig formlos sind. Nun die Pflaumen in die Pfanne geben und 3 bis 4 Minuten anbraten, bis sie weich, aber noch nicht matschig sind. Die Pfanne vom Herd nehmen und Essig, Butter und Senf unterheben, bis alles gut verbunden ist.

Die Schweinekoteletts zum Aufwärmen zwischen die warmen Pflaumen legen.

Die Schweinekoteletts auf ihrem Pflaumen-Zwiebel-Bett mit einem Klecks Senf und 2 Esslöffeln Sauerkraut servieren.

**Nährwertangaben pro Portion:** 551 Kilokalorien, 56 g Eiweiß, 12 g Kohlenhydrate, 31 g Fett (8 g gesättigt), 178 mg Cholesterin, 2 g Ballaststoffe, 409 mg Natrium

**Topnährstoffe:** Selen = 155 %, Thiamin = 106 %, Zink = 94 %, Vitamin $B_{12}$ = 60 % des Tagesbedarfs

## Kimchi-Pfannkuchen

**ERGIBT 8 PFANNKUCHEN**

Diese salzigen Pfannkuchen tun deiner Stimmung und deiner Darmflora gut und sind insgesamt ein toller Weg, mehr pflanzliche Lebensmittel zu essen. Kimchi ist ein traditionelles koreanisches Gericht aus fermentiertem Kohl, den du in etlichen Varianten im Supermarkt kaufen kannst. Mit diesen Pfannkuchen erhalten fermentierte Lebensmittel mit Leichtigkeit Einzug in deinen Speiseplan.

**PFANNKUCHEN**

**1 großes Ei**
**150 g Mehl**
**80 ml Wasser**
**1 EL Kimchi-Salzlake**
**2 EL Reisweinessig**
**1 EL natriumarme Sojasoße**
**160 g Kimchi, fein geschnitten**
**150 g rote Paprika, in ca. 4 cm lange dünne Streifen geschnitten**
**1 TL Sesamsamen**
**Salz**
**2–3 EL Avocadoöl**

**DIP**

**2 EL Sojasoße**
**2 EL Reisweinessig**
**1 TL Honig**
**¼ TL Sesamsamen**

Das Ei in einer großen Schüssel schlagen. Dann Mehl, Wasser, Kimchi-Salzlake, Reisweinessig, Sojasoße, den geschnittenen Kimchi, die Paprika, Sesam und Salz unterrühren, bis ein Teig entsteht. Wenn nötig, einen weiteren Esslöffel Wasser hineinrühren, bis der Teig eine dicke, aber noch gießbare Konsistenz erreicht.

Den Teig 5 Minuten lang ruhen lassen.

1 Esslöffel Avocadoöl in deiner größten Pfanne auf mittlerer Stufe erhitzen.

2–3 Schöpfkellen Teig, jeweils für einen Pfannkuchen, zugleich in die Pfanne geben, am Ende sollen es insgesamt 8 Stück werden. Auf jeder Seite 2 bis 3 Minuten anbacken, bis sie gleichmäßig goldbraun sind.

Das Ganze mit dem verbleibenden Öl und Teig wiederholen, bis alle Pfannkuchen fertig sind.

In der Zwischenzeit den Dip zubereiten, indem du die Sojasoße mit Essig, Honig und Sesamsamen in einer mittelgroßen Schüssel schlägst.

Die Pfannkuchen mit dem Dip servieren.

**Nährwertangaben pro Portion (2 Pfannkuchen):** 258 Kilokalorien, 7 g Eiweiß, 37 g Kohlenhydrate, 9 g Fett (1,5 g gesättigt), 44 mg Cholesterin, 6 g Zucker, 2 g Ballaststoffe, 734 mg Natrium

**Topnährstoffe:** Vitamin C = 39 %, Folat = 23 %, Vitamin $B_1$ = 19 %, Eisen = 17 %, Vitamin $B_{12}$ = 13 % des Tagesbedarfs

## Hirnnahrung Reuben-Sandwich

**ERGIBT 1 SANDWICH**

Ja, du kannst einen probiotischen Grillkäse-Reuben zubereiten. Fermentierter Kohl und Sauerteigbrot liefern bei diesem Regentagsklassiker zusätzliche gute Bakterien. Iss dazu einen einfachen Salat oder die Miso-Butternusskürbis-Suppe von Seite 309. Ein Klacks Mayonnaise eignet sich außerdem toll zum Toasten des Sandwiches. Dann benötigst du auch nicht zusätzlich Öl oder Butter – einfach das mit Mayo bestrichene Sandwich in die trockene Pfanne legen.

**2 Scheiben Schinken, dick geschnitten**
**2 Scheiben Sauerteigbrot**
**1 EL Mayonnaise**
**30 g Mozzarella, gerieben**
**50 g Sauerkraut, fein geschnitten**
**10 g Babyrucola**
**50 g weißer Cheddar, gerieben**

Den Ofen auf 200 °C vorheizen.

Die Schinkenstreifen auf ein mit Backpapier ausgelegtes Blech legen und 15 bis 18 Minuten backen, bis er die gewünschte Knusprigkeit hat. Dann zum Abtropfen auf ein Papiertuch legen.

Eine mittelgroße Pfanne auf mittlerer Stufe erhitzen.

Beide Brotscheiben auf ein Schneidebrett legen und mit Mayonnaise bestreichen. Dann zunächst den Mozzarella auf eine Scheibe geben. Überschüssige Flüssigkeit aus dem Sauerkraut drücken, bevor du es auf den Mozzarella legst. Die Schinkenstreifen hinzufügen, indem du sie auf die gewünschte Größe brichst, um das Sandwich zu bedecken. Dann folgt der Rucola und zum Schluss der Cheddar. Das Sandwich mit der zweiten Brotscheibe bedecken.

Nun das Sandwich in die erhitzte Pfanne legen, sanft mit einem Pfannenwender andrücken und 5 bis 7 Minuten lang rösten, bis die untere Seite goldbraun ist. Dann vorsichtig wenden und die andere Seite ebenfalls für 5 bis 7 Minuten anrösten, bis sie goldbraun ist.

Das Sandwich zurück auf das Schneidebrett legen und einige Minuten abkühlen lassen. Zum Anrichten in der Mitte durchschneiden.

**Nährwertangaben pro Portion:** 721 Kilokalorien, 49 g Eiweiß, 55 g Kohlenhydrate, 37,5 g Fett (17 g gesättigt), 122 mg Cholesterin, 5 g Zucker, 4 g Ballaststoffe, 1643 mg Natrium

**Topnährstoffe:** Selen = 126 %, Thiamin = 64 %, Vitamin $B_{12}$ = 50 %, Folat = 43 %, Eisen = 28 % des Tagesbedarfs

# GUTE DARMBAKTERIEN

Fermentierte Lebensmittel liefern deinem Darm nützliche Bakterien, die die Gehirngesundheit unterstützen.

Iss Kimchi zum Frühstücksei.

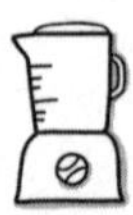

Mache deine Smoothies auf Kefirbasis.

Mische Sauerkraut unter deine Salate.

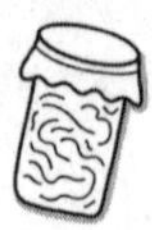

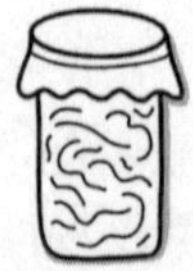

SAUERKRAUT

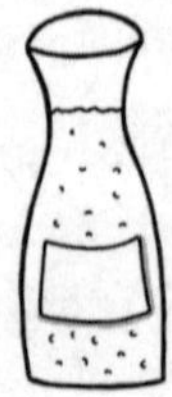

KEFIR

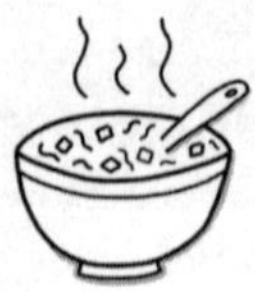

MISO

JOGHURT

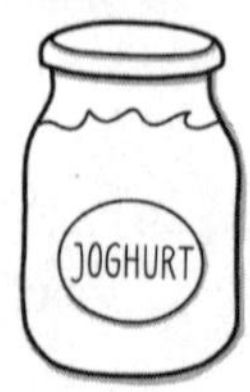


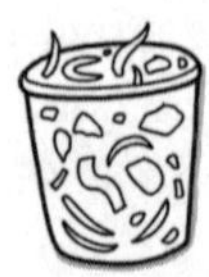

KIMCHI

# WOCHENRÜCKBLICK

Lass dir die folgenden Fragen durch den Kopf gehen, bevor du mit Woche 6 fortfährst:

1. Hast du dein Wochenziel erreicht und jeden Tag mindestens drei bis fünf Portionen fermentierte Lebensmittel gegessen?
2. Feiere deine Erfolge! Was hat dir geholfen, dieses Ziel zu erreichen? Welche Strategien könnten dir in der nächsten Woche dabei helfen?
3. Hast du einige der Rezepte ausprobiert? Was könntest du noch lernen, um in Zukunft regelmäßiger fermentierte Lebensmittel zu dir zu nehmen?
4. Was könntest du noch tun, um deine Mahlzeiten auch in Zukunft mit mehr fermentierten Lebensmitteln aufzupeppen?

# WOCHE 6:

## Wissen, was du isst

Während jeder von uns Lebensmittel aus einer anderen Perspektive betrachtet, haben viele von uns gemeinsam, dass wir uns immer mehr von den Ursprüngen unserer Nahrung entfernen. Wir gehen zum Supermarkt und kaufen vorverpackte Nahrungsmittel, ohne einen Gedanken daran zu verschwenden, wo sie herkommen oder wie wir uns besser mit unserem regionalen Nahrungssystem und unserer Gemeinschaft im Allgemeinen verbinden könnten. Während du mit Hilfe von Mood Food zu innerer Balance findest, ist es auch wichtig, diese verloren gegangenen Verbindungen neu zu knüpfen – sei es durch regelmäßige gemeinsame Abendessen, Mitarbeit auf dem regionalen Wochenmarkt oder einen Anteil an einer Solidarischen Landwirtschaft, um an frisches Gemüse zu kommen. Wissen, was du isst – und in der Konsequenz auch die starken Verbindungen, die du mit deiner Umwelt knüpfst –, ist ebenso wichtig für deine mentale Gesundheit wie die Nährstoffe in deinem Essen.

Menschen sind von Natur aus soziale Wesen. Da ist es nicht weiter verwunderlich, dass Isolation und Einsamkeit das Risiko, an Depressionen zu erkranken, steigern und unsere Lebensqualität und Lebensdauer beeinträchtigen. Teil einer Gemeinschaft zu sein, die dabei hilft, Freude und Zufriedenheit in das Thema Essen zu bringen, ist ein Schlüsselfaktor, um dein Gehirn zu ernähren und deine mentale Gesundheit noch lange nach Ende des Sechs-Wochen-Plans zu fördern. Darum bitte ich dich, **jede Woche eine bewusste Handlung** vorzunehmen, die dazu beiträgt, dein Nahrungsnetzwerk wiederaufzubauen.

Mit den Jahren spürte ich, wie die Verbindungen, die ich mit Food-Communitys im ganzen Land eingegangen bin, wuchsen und nun gemeinsam mit dem Boden, den Farmen und den Menschen ein großes Nahrungsnetz bilden. Für mich fing alles an, als meine Eltern zurück auf eine Farm zogen, doch jeder Schritt als Esser, von der Lebensmittelkooperative an meinem College bis hin zum Abingdon Square Greenmarket in New York City, wo ich meine Liebe zu Grünkohl und frischen Produkten wieder aufleben ließ, hat mir dabei geholfen, meine mentale Gesundheit mit einem starken Gefühl der Verbundenheit zu festigen.

**So legst du los**

In welcher Form besteht bereits eine Verbindung zu deiner Food-Community? Wer sind die Menschen und welche regionalen Organisationen sind Teil davon? Hat deine Gemeinde eine Lebensmittelkooperative oder einen Wochenmarkt? Hast du Zugang zu einer SoLaWi oder einem Gemeinschaftsgarten? Welche Aktivitäten oder Veranstaltungen tun dir gut und geben dir ein Gefühl der Zugehörigkeit?

**Tipps und Tricks**

Verbindungen brauchen Zeit, um stark und kräftig zu werden. Habe Geduld, vor allem wenn du gerade erst angefangen hast, die Märkte und Kooperativen um dich herum zu entdecken. Und vielleicht war deine bisherige Erfahrung mit Lebensmitteln vor allem durch Effizienzdenken geprägt statt durch das Ansinnen, deine Beziehung zu deinem regionalen Nahrungsnetz zu stärken. Die Wochenmärkte der Region zu besuchen ist ein toller Weg, um diese Dinge nachzuholen und mit regionalen Bauern und Lieferanten in Kontakt zu treten. Wenn du noch dabei bist, dich an eine Ernährung aus mehr frischen Produkten zu gewöhnen, beginne mit einer kleinen Gemüsekiste oder einem Anteil an einer SoLaWi. Lerne deinen Fischhändler und deinen Fleischer kennen und frag an der Theke nach ihren Spezialitäten. Informiere dich, ob ein Bauernhof in der Nähe einen Freiwilligentag veranstaltet. Nimm an einem Kochkurs in einem benachbarten Restaurant oder einer Schule teil. Melde dich freiwillig bei deiner Kirchengemeinde, um bei der Essensausgabe zu helfen. Es gibt unzählige kreative Wege, um die Beziehung zu deiner Food-Community zu stärken – und zugleich ein sachkundiger und zuversichtlicher Esser zu werden.

**Herausforderungen**

Neue Gruppen kennenzulernen und neue Erfahrungen zu machen kann beängstigend sein, vor allem wenn du dich gerade nicht gut fühlst. So eine persönliche Food-Community aufzubauen kann nach einer idealistischen, überwältigenden Aufgabe klingen, wenn wir uns nicht auf die kleinen, einfachen Dinge konzentrieren, die wir Tag für Tag, Woche für Woche dazu beitragen können. Genau wie die schrittweise Veränderung deines Speiseplans hin zu mehr Nährstoffen beginnt alles Mahlzeit für Mahlzeit und Bissen für Bissen. Mach es nicht unnötig kompliziert. Und vergiss nicht: Mehr gesellige Abendessen mit Freunden sind ein Zeichen von Fortschritt.

## WOCHENRÜCKBLICK UND AUSBLICK

1. Hast du dein Wochenziel erreicht und eine bewusste Handlung für eine bessere Verbindung zu deiner Nahrung unternommen?
2. Feiere deine Erfolge! Was hat dir geholfen, dieses Ziel zu erreichen? Welche Strategien könnten dir in den nächsten Wochen dabei helfen?
3. Hast du Rezepte oder bedeutende Mahlzeiten mit jemandem geteilt?
4. Was könntest du noch tun, um dein Nahrungsnetzwerk auch in Zukunft wachsen zu lassen und dein Gefühl der Verbundenheit mit deiner Food-Community zu stärken?

# WISSEN, WAS DU ISST

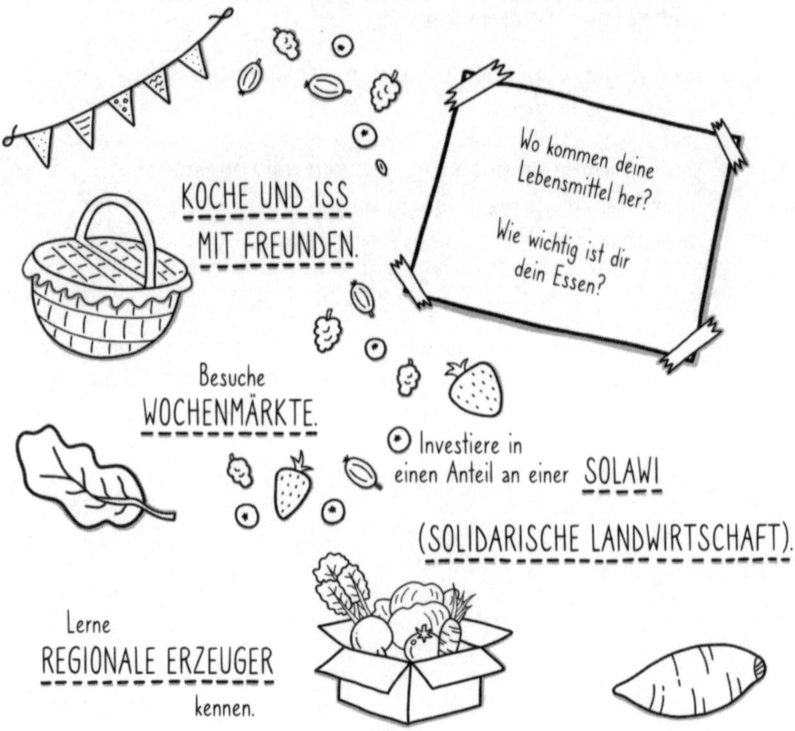

KOCHE UND ISS MIT FREUNDEN.
Wo kommen deine Lebensmittel her?
Wie wichtig ist dir dein Essen?
Besuche WOCHENMÄRKTE.
Investiere in einen Anteil an einer SOLAWI (SOLIDARISCHE LANDWIRTSCHAFT).
Lerne REGIONALE ERZEUGER kennen.

## Eine starke Basis für Wachstum

Wie ich bereits erwähnt habe, haben sich meine Behandlungsmethoden von Depressionen und Angststörungen in den vergangenen zehn Jahren radikal gewandelt. Mit phänomenalen Ergebnissen. Essen ist tatsächlich Medizin. Und ich hoffe, dass du, während du den Sechs-Wochen-Plan absolvierst, ebenfalls Veränderungen zum Positiven an dir wahrnimmst. Und zwar nicht nur eine bessere Stimmung und weniger Ängste, sondern auch mehr Zuversicht. Du hast nun ein hilfreiches Werkzeugset, um besser für deinen Körper, dein Gehirn und deine mentale Gesundheit zu sorgen – mit der Gabel in die Hand. Indem du nährstoffreiche Lebensmittel isst, die Mutter Natur entworfen hat, um dein Gehirn zu ernähren, hast du nun einen Aktionsplan, um die Reise für den Rest deines Lebens fortzusetzen.

Nicht vergessen: Jedes Mal wenn du dich zum Essen hinsetzt, hast du die Möglichkeit, dein Gehirn in den »Wachstumsmodus« zu versetzen, deine Darmflora zu ernähren und eine optimale Gehirngesundheit zu fördern. Wenn du weiterhin auf Mood Food setzt, wirst du dich stetig besser fühlen. Nicht nur weil dein Gehirn nun die Bausteine zur Verfügung hat, die es für seine volle Funktionsfähigkeit benötigt, sondern auch weil dir bewusst ist, dass du deine Gesundheit und dein Wohlbefinden förderst. Du verfügst über das Wissen und die Zuversicht, um ein wahrer Meister der »Selbsternährung« zu werden.

Ich hoffe, dass du in einem Jahr und dann noch einmal in einem Jahrzehnt auf diesen Plan zurückblickst und verstehst, warum es so zentral für deine mentale Gesundheit ist, mit Verstand zu essen. Indem du dein Gehirn ernährst, schützt du dein wertvollstes Anlagevermögen. Du kennst nun die Wissenschaft dahinter. Du hast Zeit aufgewendet, um deine Stärken rund um das Thema Ernährung besser zu verstehen – und einige Herausforderungen, die womöglich auch noch in Zukunft auf dich warten. Du hast dich durch die sechs Lebensmittelkategorien gearbeitet, um die Expertise zu erlangen, die es braucht, um mit Freude und Entschlossenheit zu essen. Du verfügst über alle Mittel, die nötig sind, um erfolgreich gegen Depressionen und Angststörungen zu essen und mit jeder Mahlzeit deinen Geist, deinen Körper und deine Seele zu ernähren.

## ABSCHLIESSENDER RÜCKBLICK

Lass dir folgende Fragen durch den Kopf gehen:

1. Wie fühlst du dich, nachdem du den Sechs-Wochen-Plan in die Tat umgesetzt hast?
2. Hast du deine Ziele erreicht?
3. Feiere deine Erfolge! Was hat dir dabei geholfen, dich mehr mit der Herkunft deiner Nahrung zu verbinden? Was hat nicht so gut geklappt?
4. Hast du einige der Rezepte ausprobiert? Was könntest du noch lernen, damit dir einige dieser Gerichte leichter von der Hand gehen?
5. Wie könntest du eine noch stärkere Verbundenheit mit deiner Food-Community schaffen?
6. Wie kann es dir gelingen, weiterhin nährstoffreiche Lebensmittel in deinen Speiseplan aufzunehmen, um Körper, Geist und Seele zu ernähren?

# KAPITEL 9 – ZUSAMMENFASSUNG

- Jede Woche des Sechs-Wochen-Plans ist einer besonderen Lebensmittelkategorie gewidmet, die du in deinen Speiseplan einbinden solltest: Blattgemüse; Regenbogenobst und -gemüse; Seafood; Nüsse, Bohnen und Saaten; gute Darmbakterien und das Wissen um die Herkunft deiner Nahrung.
- Überlege dir zu Beginn und am Ende jeder Woche des Plans, wie du die empfohlene Anzahl an Portionen dieser speziellen Lebensmittelkategorie in deine wöchentlichen Mahlzeiten einbinden kannst. Bei welchen fällt dir der Anfang leicht? Welche stellen eine Herausforderung dar? Welche SMART-Ziele können helfen? Wo kannst du noch etwas verbessern?
- Mach nach den sechs Wochen eine Bestandsaufnahme, was du erreicht hast. Welche Anläufe haben dir dabei geholfen, nährstoffreichere Mahlzeiten zu essen? Wie kannst du diesen Weg fortsetzen und damit Körper, Geist und Seele ernähren?

# Dank

Ich möchte meinen jetzigen und ehemaligen Patientinnen und Patienten danken, von denen ich so viel über mentale Gesundheit gelernt habe. Es ist mir eine große Ehre, sie zu betreuen und zu behandeln. Ich möchte den vielen Forscherinnen und Gelehrten auf der ganzen Welt danken, die zu den wissenschaftlichen Grundlagen dieses Buches beigetragen haben. Grundlegende Forschungen über den Zusammenhang von mentaler Gesundheit und Ernährung sind sehr anspruchsvoll. Wir sind ihnen für immer zu Dank verpflichtet. Es gibt viele unterschiedliche Meinungen darüber, was man essen sollte, aber man ist sich heute zum ersten Mal darüber einig, dass sich die Wahl unserer Lebensmittel auf die mentale Gesundheit und die Gesundheit des Gehirns auswirkt. Mein besonderer Dank gilt Felice Jacka für ihre wegweisenden Studien, John Cryan und Robert McIntyre für ihre Interviews und den vielen in den Anmerkungen zitierten Wissenschaftlern. Ich danke Laura LaChance für die gemeinsame Arbeit bei der Erstellung der Antidepressiven Lebensmittelskala und Emily Deans für ihre Freundschaft, ihre Überlegungen zu Ernährungsfragen und ihren öffentlichkeitswirksamen Blog. Ich bin *allen* meinen Kolleginnen und Kollegen dankbar, die sich für Ernährungspsychiatrie interessieren, insbesondere Capt. Joseph Hibbeln, Phil Muskin, Georgia Edes, Lisa Masconi und Uma Naidoo.

In den vergangenen Jahren habe ich mich in zunehmendem

Maße mit der Auswirkung von Lebensmitteln auf die mentale Gesundheit beschäftigt. Ich bin viel gereist und habe im ganzen Land Vorträge gehalten und Workshops durchgeführt. Dabei wurde ich von einem kleinen, aber schlagkräftigen Team unterstützt. Vielen Dank an Samantha Elkrief für ihre Herzlichkeit, ihr fachliches Können und ihre Freundschaft. Vielen Dank an Andrew Luer, Xiaojue Hu und Jennie West für die gemeinsame Arbeit und die persönliche Unterstützung.

Vielen Dank an Karen Rinaldi, die meine Bücher verlegt, an die medizinische Wirksamkeit von Ernährung geglaubt und so einvernehmlich mit mir zusammengearbeitet hat. Ich danke Haley Swanson für ihr sorgfältiges Lektorat und Rebecca Raskin, Leda, Penny, Sophia und dem gesamten HarperWave-Team für all seine Bemühungen, dieses Buch zu realisieren und zu einem Erfolg zu machen.

Ich danke Caroline Chambers für die Entwicklung der Rezepte in diesem Buch und Christine Locascio und Lindy Speakman für ihre Hilfe bei den Nährwertangaben. Dank an Kayt Sukel für ihre große Unterstützung bei der Verwirklichung dieses Buchprojekts. Katrin Wietek und ich lernten uns auf Instagram kennen, als sie von einem Podcast, an dem ich teilnahm, eine Zeichnung anfertigte und postete. Es war eine eigenwillige, informative und überzeugende Zeichnung – ich bewundere solche Kompositionen. Seitdem hat Katrin Dutzende von Zeichnungen über die Gesundheit und Ernährung des Gehirns erstellt, viele davon für dieses Buch. Ein Hoch auf ihre Kreativität!

Meine Agentin Joy Tutela und die David Black Agency haben mich unterstützt und angespornt. Ich danke ihnen dafür, dass sie immer den Preis im Auge behalten haben.

Ich möchte mich bei den Therapeutinnen und Freunden bedanken, die mich über viele Jahre hinweg psychisch unterstützt haben. Insbesondere danke ich meinem Psychoanalytiker Ron Puddu für sein einzigartiges ärztliches Können.

Meine Kolleginnen und Kollegen aus dem Gebiet der mentalen Gesundheit waren eine unglaubliche Hilfe bei meiner Arbeit. Vielen Dank an die Kollegen der Columbia Psychiatry, insbesondere Lloyd Sederer, Deborah Cabaniss und unseren Vorsitzenden Jeff Lieberman. Es war mir eine Ehre, mit dem American Psychiatric Association Council on Communications zusammenzuarbeiten, und ich danke meinen Kolleginnen und Kollegen im Council für alles. Dieses Buch entstand, als mehrere meiner Kolleginnen und Freunde bedeutende Forschungsergebnisse erzielten. Ich habe mich von vielen hervorragenden Ärztinnen und Ärzten für mentale Gesundheit inspirieren lassen, insbesondere von Greg Scott Brown, Pooja Lakshmin und Jessi Gold, die jetzt mit großem Engagement selbst veröffentlichen. Sie haben mich so ermutigt, und ich bin unglaublich stolz auf ihre Arbeit.

Nichts entwickelt sich im Alleingang. Ich bin den vielen Medien zu Dank verpflichtet, die meine Arbeit fördern. Ihre kreative Schaffensweise liegt mir sehr, und ich lerne mit jedem Projekt mehr über moderne Medien dazu. Vielen Dank an Rich Dorment, Spencer Dukoff, Marty Muson, Nojan Aminosharei und das Team von *Men's Health*, wo ich als Berater tätig bin. Ich danke meiner Medscape-Familie, insbesondere meinem Redakteur Bret Stetka, John Rodriguez und Liz Neporent. Ich kann mich glücklich schätzen, so viele gute Ratschläge und Unterstützung von wichtigen Akteuren aus dem Wellnessbereich bekommen zu haben: Melisse Gelula, Mark Hyman, Dhru Purohit, Jason und Colleen Wacob, Küchenchef David Bouley, Jim Gordon, Kathie Swift, das Center for Mind Body Medicine, das Omega Institute, Kripalu und TEDx, um nur einige zu nennen. Ich danke Maria Shriver, Annie Fenn und dem Women's Alzheimer's Movement. Der Aufschwung bei der Behandlung mentaler Gesundheit und der Bekämpfung von Stigmatisierung ist Inspiration und Ermutigung für mich. Ich danke ihnen allen, dass sie der

Behandlung mentaler Gesundheit, Wellness und Fitness neue Impulse geben.

Danke, Marcia Lux sowie Jerret, Emmet und Hanna Matter, für die gemeinsamen guten Zeiten, Ian McSpadden für seine brüderliche Zugewandtheit und Dan Chrzanowski für seine Freundschaft und seine Trainingseinheiten. Vielen Dank an meine NYC-Crew. Irgendwann werden wir uns wiedersehen. Im ländlichen Crawford County, Indiana, sind wir gesegnet mit einer fürsorglichen Gemeinde, Natur im Überfluss und einer Gruppe fortschrittlicher Homeschooler: vielen Dank den Familien McSpadden, Howard und Timberlake für alles, was sie für die Ausbildung unserer Kinder tun. Vielen Dank an Nikola Alford und die Maelstrom-Farm-Familie, die mir helfen, im Gleichgewicht zu bleiben.

Schließlich möchte ich mich bei meiner Familie bedanken für die Opfer, die sie für mich und diese Arbeit gebracht haben. Bücherschreiben ist anstrengend, die Autoren sind oft nervös und geistesabwesend. Dieses Buch entstand während der COVID-19-Pandemie, als wir uns auf unserer Familienfarm in Süd-Indiana in Quarantäne befanden. Das Leben mit meinen Eltern, meiner Frau, unseren beiden Kindern und unserer Hühnerschar gab mir Raum und Kraft, meine Arbeit fortzusetzen, sowohl als plötzlich telemedizinisch praktizierender Arzt als auch als Mensch, der sich ständig weiterentwickelt. Manchmal war es eine holprige Fahrt, und ich bin dankbar für ihr Verständnis und ihr Vertrauen. Ich danke dir, Lucy, für deine Energie, dein Lachen, deine planvolle Begleitung und deine unerschütterliche Unterstützung für mich und meine seltsamen Ideen. Und danke an euch, Greta und Forrest, dass ihr dafür sorgt, dass ich dem Besten, was es im Leben gibt, den Vorrang gebe. Das seid ihr zwei und die tägliche Freude, das Leben mit euch zu teilen. Dies ist das erste Buch von mir, das ihr selbst lesen könnt, und ich hoffe, es erklärt all den Wildlachs, den Rucola und die Bohnen auf unserem Tisch und was mich in den vergangenen Monaten beschäftigt hat. Ich liebe euch.

# Anmerkungen

Die Nährwertangaben sowie die auf Nährstoffe bezogenen Mengenberechnungen und -empfehlungen in diesem Buch beziehen sich, wo nicht anders angegeben, auf die Empfehlungen des United States Department of Agriculture (USDA) und dessen Datenbank *Food Data Central* (https://fdc.nal.usda.gov/ ).

## Kapitel 1

1 D. S. Baldwin et al., »Efficacy of Drug Treatments for Generalized Anxiety Disorder: Systematic Review and Meta-Analysis«, in: *British Medical Journal* 342 (2011): https://doi.org/10.1136/bmj.d1199.
2 J. C. Felger et al., »Inflammation Is Associated with Decreased Functional Connectivity within Corticostriatal Reward Circuitry in Depression«, in: *Molecular Psychiatry* 21 (2016): S. 1358–65, https://www.nature.com/articles/mp2015168.
3 S. J. Leu et al., »Immune-Inflammatory Markers in Patients with Seasonal Affective Disorder: Effects of Light Therapy«, in: *Journal of Affective Disorders 63*, Nr. 1–3 (2001): S. 27–34, https://www.sciencedirect.com/science/article/abs/pii/S0165032700001658.

## Kapitel 2

4 A. Sánchez-Villegas et al., »Association of the Mediterranean Dietary Pattern with the Incidence of Depression: The Seguimiento Universidad de Navarra / University of Navarra Follow-up (SUN) cohort«, in: *Arch Gen Psychiatry*, 66 Nr. 10 (Oktober 2009): doi: 10.1001/archgenpsychiatry.2009.129.
5 C. T. McEvoy et al., »Neuroprotective Diets Are Associated with Better Cognitive Function: The Health and Retirement Study«, in:

*Journal of the American Geriatric Society* 65, Nr. (2017): S. 1857–62, https://www.ncbi.nlm.nih.gov/pmc/articles/PMC5633651.

6 P. Khanna et al., »Nutritional Aspects of Depression in Adolescents – A Systematic Review«, in: *International Journal of Preventative Medicine* (3. April 2019): doi: 10.4103/ijpvm.IJPVM_400_18, https://www.ncbi.nlm.nih.gov/pmc/articles/PMC6484557.

7 H. M. Francis et al., »A Brief Diet Intervention Can Reduce Symptoms of Depression in Young Adults – A Randomized Controlled Trial«, in: *PLoS One* (9. Oktober 2019): https://doi.org/10.1371/journal.pone.0222768.

8 Ebd.

9 S. J. Torres et al., »Dietary Electrolytes Are Related to Mood«, in: *British Journal of Nutrition* 100, Nr. 5 (2008): S. 1038–45, https://www.ncbi.nlm.nih.gov/pubmed/18466657.

**Kapitel 3**

10 M. Zhao et al., »BDNF Val66Met Polymorphism, Life Stress and Depression: A Meta-Analysis of Gene-Environment Interaction«, in: *Journal of Affective Disorders* 227 (2018): S. 226–35, https://www.ncbi.nlm.nih.gov/pubmed/29102837.

11 J. C. Felger et al., »Inflammation Is Associated with Decreased Functional Connectivity within Corticostriatal Reward Circuitry in Depression«, in: *Molecular Psychiatry* 21 (2016): S. 1358–65, https://www.nature.com/articles/mp2015168.

12 G. Addolorato et al., »Anxiety but Not Depression Decreases in Coeliac Patients after One-Year Gluten-Free Diet: A Longitudinal Study«, in: *Scandinavian Journal of Gastroenterology* 36, Nr. 5 (2001): S. 502–06, doi: 10.1080/00365520119754.

13 Y. Liao et al., »Efficacy of Omega-3 PUFAs in Depression: A Meta-Analysis«, in: *Translational Psychiatry* 9 (2019): S. 190, https://www.ncbi.nlm.nih.gov/pmc/articles/PMC6683166.

**Kapitel 4**

14 Sudo, N. et al., »Postnatal Microbial Colonization Programs the Hypothalamic-Pituitary-Adrenal System for Stress Response in Mice«, in: *Journal of Physiology* 558, Nr. 1 (2004), S. 263–75, https://www.ncbi.nlm.nih.gov/pubmed/15133062.

15 Madan, A. et al., »The Gut Microbiota Is Associated with Psychiatric Symptom Severity and Treatment Outcome among Individuals with Serious Mental Illness«, in: *Journal of Affective Disorders* 264 (2020), S. 98–106. https://www.sciencedirect.com/science/article/abs/pii/S0165032719323523.
16 Winter, G. et al., »Gut Microbiome and Depression: What We Know and What We Need to Know«, in: *Reviews in the Neurosciences* 29, Nr. 60 (28. August 2018): S. 629–43, https://www.ncbi.nlm.nih.gov/pubmed/29397391.
17 Allen, A. P. et al., *Bifidobacterium longum 1714* as a Translational Psychobiotic: Modulation of Stress, Electrophysiology, and Neurocognition in Healthy Volunteers«, in: *Translational Psychiatry* 6 (1. November 2016), Nr. 11 e939, https://www.ncbi.nlm.nih.gov/pubmed/27801892.
18 Wang, H. et al., »*Bifidobacterium longum 1714* Strain Modulates Brain Activity of Healthy Brains during Social Stress«, in: *American Journal of Gastroenterology* 114 (2019), S. 1152–62, doi: 10.14309/ajg.0000000000000203.
19 Bellano, N. W. et al., »Enterochromaffin Cells Are Gut Chemosensors That Couple to Sensory Neural Pathways«, in: *Cell* (2017), doi: 10.1016/j.cell.2017.05.034.
20 González-Arancibia, C. et al., »Do Your Gut Microbes Affect Your Brain Dopamine?«, in: *Psychopharmacology* 236, no. 5 (2019), S. 1611–22, https://www.ncbi.nlm.nih.gov/pubmed/31098656.
21 Fülling, C. et al., »Gut Microbe to Brain Signaling: What Happens in Vagus …«, in: *Neuron* 101 (2019), S. 998–1002,https://doi.org/10.1016/j.neuron.2019.02.008.
22 Pirbaglou, M. et al., »Probiotic Supplementation Can Positive Affect Anxiety and Depressive Symptoms: A Systematic Review of Randomized Controlled Trials«, in: *Nutrition Research* 36 (2016), no. 9, S. 889–98, https://www.ncbi.nlm.nih.gov/pubmed/27632908.
23 Pirbaglou, M. et al., »Probiotic Supplementation«.

## Kapitel 5

24 Marques, C. et al., »Gut Microbiota Modulation Accounts for the Neuroprotective Properties of Anthocyanins«, in: *Scientific Reports* 8 (2018), S. 11341, https://doi.org/10.1038/s41598-018-29744-5.

25 Jackson, S. E. et al., »Is There a Relationship Between Chocolate Consumption and Symptoms of Depression? A Cross-Sectional Survey of 13,626 US Adults«, in: *Depress Anxiety* 36 (2019), Nr. 10, S. 987–95, https://doi.org/10.1002/da.22950.

26 Brickman, A. M. et al., »Enhancing Dentate Gyrus Function with Dietary Flavanols Improves Cognition in Older Adults«, in: *Nature Neuroscience* 17, Nr. 12 (2014), S. 1798–1803.

27 Tsang, C. et al., »Effect of Polyphenol-Rich Dark Chocolate on Salivary Cortisol and Mood in Adults«, in: *Antioxidants* 8 (2019), Nr. 6, S. 149, https://doi.org/10.3390/antiox8060149.

## Kapitel 6

28 Bradbury, K. E., Murphy, N. und Key, T. J., »Diet and Colorectal Cancer in UK Biobank: A Prospective Study«, in: *International Journal of Epidemiology* 49, Nr. 1 (Februar 2019), S. 246–58, https://academic.oup.com/ije/advance-article/doi/10.1093/ije/dyz064/5470096.

29 Takenaka, S. et al., »Feeding Dried Purple Laver (Nori) to Vitamin B12-Deficient Rats Significantly Improves Vitamin B12 Status«, in: *British Journal of Nutrition* 85 (2001), Nr. 6, S. 699–703, doi: 10.1079/bjn2001352.

30 Watanabe, F. et al., »Vitamin B12-Containing Plant Food Sources for Vegetarians«, in: *Nutrients* 6 (2014), Nr. 5, S. 1861–73, https://doi.org/10.3390/nu6051861.

31 Harvard T. H. Chan School of Public Health, »Added Sugar in the Diet«, in: *The Nutrition Source*, https://www.hsph.harvard.edu/nutritionsource/carbohydrates/added-sugar-in-the-diet.

32 Knüppel, A. et al., »Sugar Intake from Sweet Food and Beverages, Common Mental Disorder and Depression: Prospective Findings from the Whitehall II Study«, in: *Scientific Reports* 7 (2017), Nr. 6287, https://www.nature.com/articles/s41598-017-05649-7.

## Kapitel 7

33 G. T. Doran, »There's a S. M. A.R.T. Way to Write Managements' Goals and Objectives«, in: *Management Review* 70 (1981), S. 35–36.

### Kapitel 9

34 Die Nährwerte wurden anhand von Daten des Landwirtschaftsministeriums der Vereinigten Staaten von Amerika (USDA) berechnet, und die Prozentsätze basieren auf den Ernährungsreferenzwerten für Frauen im Alter von 31 bis 50 Jahren. In den Vereinigten Staaten gibt es keine festgelegten Empfehlungen für Omega-3-Fettsäuren. 500 mg pro Tag an kombiniertem EPA und DHA wurden nach derselben Methode bemessen wie in meinem Buch *Eat Complete,* die auf internationalen Empfehlungen basiert. Weitere Informationen über Ernährungsrichtwerte unter https://health.gov/our-work/food-nutrition/2015-2020-dietary-guidelines/guidelines/appendix-7.